KB238887

한의사 손영기의 **음혈론**

건강해지는
9가지 방법

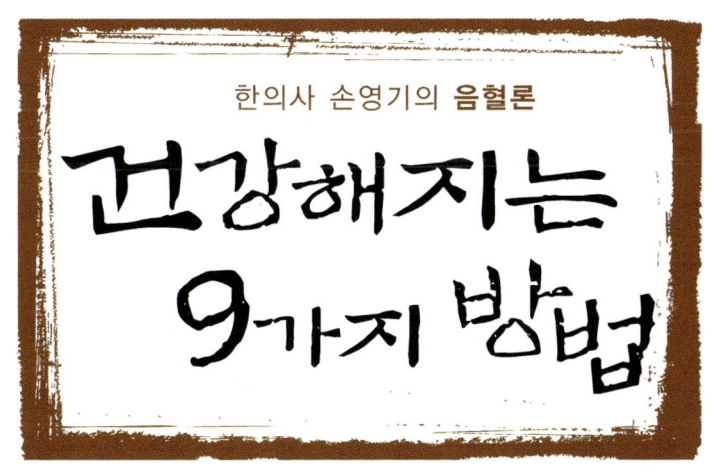

한의사 손영기의 **음혈론**

건강해지는 9가지 방법

손영기 지음

이담
Books

글머리에

한의학은 균형의학이다. 대조적인 것들 사이에서 안정된 통일을 목표 삼는다. 부족한 것을 보충하고[補], 넘친 것을 덜어내어[瀉] 균형을 이룬다. 때문에 한의학에서는 무엇이 부족하고[虛], 어떤 것이 넘치는지[實] 파악해야 한다. 허실(虛實) 진단이 없으면 균형 대상을 찾지 못한 것이다. 균형 대상의 허실은 상대적이다. 한쪽이 넘치면 다른 한쪽이 부족해진다. 이런 경우 보사(補瀉)를 동시에 행해야 균형을 빨리 잡을 수 있다.

균형의학에서는 음양관(陰陽觀)이 요긴하다. 상대적인 인식체계이기 때문이다. 음양 관점으로 인체를 보면 균형 대상이 쉽게 찾아진다. 아울러 허실(虛實) 진단과 보사(補瀉) 치료가 용이해진다. 과거의 인식체계인 음양관을 현대 한의사들이 여전히 고집하는 이유다. 과학이란 인식도구로는 상대적인 균형 대상 찾기가 호번하다. 이에 한의학은 과학이 아닌 음양을 통해서 균형 임무를 완수한다.

인체의 기본 물질은 음양관(陰陽觀)에 따라 기(氣)와 혈(血)로 분류된다. 기와 혈은 음양관으로 찾아진 균형 대상이다. 인체 기혈의 균형을 통해 한방 치료가 가능해지는데 균형 대상으로서의 기와 혈은 양기(陽氣)와 음혈(陰血)로 명칭 된다. 좌우 균형 잡는 저울 한쪽에 양기가 놓이고, 다른 쪽엔 음혈이 위치한다. 저울이 어느 방향으로 기울어지는지 보고, 균형을 잡아주는 것이 한의학이다.

음혈론(陰血論)은 현대인의 인체가 음혈(陰血)이 부족하고 양기(陽氣)가 넘쳐 저울이 양기 쪽으로 기울어진다고 주장한다. 반대 기울기도 있지만 현 시대 특성이 음혈 허(虛)와 양기 실(實)을 유도한다. 어떤 시대 특성이 인체 저울을 음혈 부족으로 기울게 하는지 9가지로 설명한 것이 이 책 내용이다. '건강해지는 9가지 방법'……. 이 책에서는 양기와 음혈을 올려놓은 저울의 무게중심이 양기 쪽으로 치우치는 것을 바로잡는 9가지 방법에 대해 설명한다.

음혈론은 트위터에 1년 넘게 연재되었다. 매일 2~4트윗씩 꾸준히 연재했다. 트윗 앞에 붙은 일련번호가 그 증거다. 001트윗으로 시작되어 1000트윗으로 마감되었다. 트위터로 공개 연재한 것은 동기부여를 위해서였다. 팔로워 응원도 큰 힘이 되었다. 이와 같은 동기부여와 응원이 없었더라면 음혈론은 한의원 진료실에서만 존재했을 것이다. 소셜 네트워크 서비스(SNS)는 학술(學術) 소통도 가능하게 만들어 주었다.

트위터 연재물을 책으로 출간하기가 쉽지 않았다. 종이 인쇄물에 인터넷 SNS를 접목하는 역사적인 작업임에도 도움을 주는 출판사가 없었다. 일반 건강 서적에 비해 내용이 어려워서일 텐데, 실은 어렵다기보다 낯선 것이라 할 수 있다. 양기(陽氣)는 익숙하지만 음혈(陰血)이란 표현이 낯설어서다. 낯선 용어로 대중에게 소외됨이 안타깝다. 낯선 어려움은 독자의 반복된 인식으로 해결될 수 있다.

양기보다 음혈이란 단어가 대중에게 낯선 것 자체가 음혈이 부족하고 양기가 넘쳐 저울의 무게 중심이 양기 쪽으로 많이 기울어져 있음을 증명한다. 이 책은 양기가 득세한 현 시대에 음혈 존재를 알리는 것뿐만 아니라, 양기로 기울어진 인체의 무게중심을 균형 있게 바로 잡는 데 가치가 있다.

대중 건강서적과 한의학 전문서적의 중간 형태로 저술되어 한의사가 아닌 일반 독자는 읽기 어려울 수 있다. 그러나 이는 낯선 용어 탓이니 반복해서 읽기 바란다. 용어가 익숙해지면 내용 파악이 어렵지 않다. 반복해서 읽을 만한 가치가 있는 책인지 묻는다면 '그렇다'고 답한다. 넘친 양기(陽氣)를 덜어내고, 부족한 음혈(陰血)을 보충해야 하는데, 반대로 양기가 북돋고 음혈을 말리는 환자가 엄청나게 많아서다. 그런 환자에게 이 책은 다독(多讀), 정독(精讀)을 권할 만한 가치가 있다.

이 책은 SNS 결과물이라는 점에서도 의미가 있다. 트위터, 페이스북 같은 SNS로 학술 소통이 가능함을 시사해서다. 특히 한의학처럼 폐쇄된 학문은 학술 소통이 절실하다. 자신의 이론과 경험을 투명하게 공개하는 소통 말이다. SNS로 한의사 간의 소통이 이루어지고, 낯선 한의학 용어와 인식체계가 대중에게 익숙해진다면 우리 한의학이 더욱 발전하리라 믿는다. 나의 트위터 연재물이 그 초석이길 소망한다.

음혈론(陰血論)의 트위터 연재는 현재도 계속되고 있으니 독자 여러분의 많은 관심 바란다.

http://twtkr.olleh.com/sonyoungki

2011년 7월

관자재 한의원에서

차 례

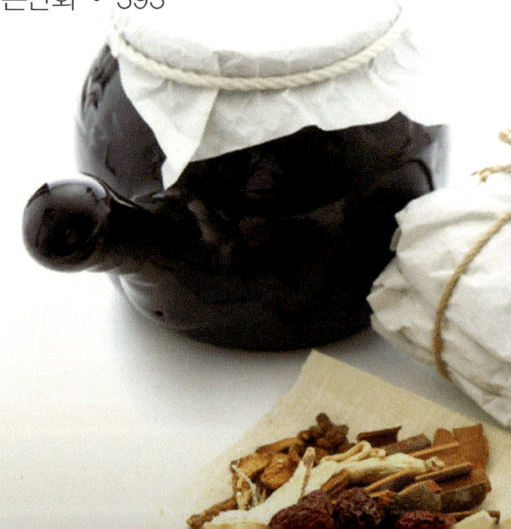

음혈론 소개: 한의학의 온고지신

001.

책상을 만들자. 설계도가 두 가지다. 하나는 센티미터(cm) 단위로 정밀하고, 다른 하나는 촌(寸) 단위로 간결하다. 이상의 설계도로 제작된 책상은 각각 장점이 있다. 전자의 책상은 '객관적인' 수치로 대량 생산이 가능하고, 후자의 책상은 '주관적인' 수치로 사용자 체격에 맞춤 생산이 가능하다. 여러분은 어떤 책상을 만들 것인가? 객관적으로 규격화된 책상과 주관적으로 사용하기 편한 책상 가운데 하나를 골라야 한다.

002.

나는 촌(寸) 단위의 책상을 만들 것이다. 왜냐하면 나는 촌(寸) 단위의 설계도 읽는 방법을 배웠기 때문에 사용 친화적인 책상을 제작할 수 있다. 적지 않은 세월 동안 책상을 만들면서 보람된 일도 많았지만 주위 시선이 곱지 않다. 센티미터(cm) 단위의 정밀한 책상을 만드는 사람과 그 책상을 사용하는 사람들의 시선이 그렇다. 촌(寸) 단위 설계도가 과학적이지 못하다고, 사용하기 편한 책상이 촌스럽다며 비판한다.

003.

그들은 단위를 문제 삼는다. 센티미터(cm)와 달리 촌(寸)은 과학적인 계량 단위가 아니라는 것이다. 손가락 마디 길이가 촌(寸)인데 사람마다 그 길이가 다르다. 그러나 여기에 묘미가 있다. 사용자의 손가락 마디에 맞추어 책상을 제작하면 사용자 체격에 적합한 책상이 만들어지기 때문이다. 따라서 촌(寸) 단위 책상들의 크기가 일률적이지 못하다고 비판치 마라. 사용자 체격에 맞춘 훌륭한 책상이다.

004.

센티미터(cm) 단위로 통일된 현실에서 내가 촌(寸)을 고집하는 것은 촌(寸) 단위 책상이 더 편한 사람도 많아서다. 지난 수백 년 동안 우리 조상들이 그려 놓은 촌(寸) 단위 설계도가 무궁하기 때문에 다양한 디자인과 기능의 책상들을 사용자 체격에 맞추어 만들 수 있다. 필요로 하는 사람에게 맞춤 책상을 만들어 주고 있는데 센티미터(cm) 단위를 사용하지 않는 이유만으로 비판 받음은 답답하다.

005.

촌(寸) 단위 책상을 만드는 목수가 줄고 있다. 관련 대학을 졸업하고, 제작 허가증을 받아도 촌(寸) 단위를 포기한 목수들이 많다. 센티미터(cm)를 진리로 여기는 사람들과 타협한 것이다. 1촌(寸)을 3.3센티미터(cm)로 단위 변화해서 사용하고 있다. 맞춤 책상을 제작한다고 간판을 걸었지만 실제는 다르다. 센티미터(cm) 단위의 줄자를 손에 들고 규격형 책상을 대량 생산한다. 촌(寸) 단위 설계도를 가지고 센티미터(cm) 단위 책상을 만들고 있다.

006.

촌(寸) 단위 책상은 한의학이고, 센티미터(cm) 단위 책상은 양의학이다. 한의사인 나는 촌(寸) 단위 책상을 만드는 목수이고, 한방 치료를 받고자 내원한 환자는 책상 사용자다. 한의학을 폄하하는 양의학에 반론하고자 한의학과 양의학을 책상으로 비유하고 있는데 한의학이 쓸모없다 주장하는 사람에게 묻겠다. 촌(寸)이 사물을 측정하는 단위로서 가치 없다고 보는가? 촌(寸) 단위 책상이 사용자에게 불편하다고 생각하는가?

007.

한의학은 종교, 철학과 같은 관념적인 학문이 아니다. 엄격한 실용학문이다. 실용학문은 실제 쓰임이 없으면 자연스레 소멸된다. 따라서 한의학은 수천 년의 세월을 거쳐 현재까지 연구되는 것으로 가치가 입증된다. 촌(寸) 단위 책상을 편하게 사용하는 사람이 적지 않은 현실에서 촌(寸) 단위를 부정해선 안 된다. 촌(寸) 역시 센티미터(cm)처럼 사물을 측정하는 단위로 인정해야 한다.

008.

센티미터(cm)는 객관적으로 통일된 수치지만 촌(寸)은 주관적이다. 손가락 마디 길이가 사람마다 다르기 때문이다. 동양의 촌(寸)과 비슷한 단위가 서양의 인치(inch)인데 인치는 엄지손가락의 폭 길이다.

촌(寸)과 인치를 센티미터(cm)로 대략 환산하면 3.3센티미터와 2.5센티미터로 차이가 난다. 따라서 손가락 길이는 규격화된 단위 기준이 아니다. 그렇다고 촌(寸) 단위가 비과학일까? 촌(寸) 단위를 3.3센티미터로 환산할 필요가 있을까?

009.

과학은 자연에서 '보편적' 법칙의 발견을 목적으로 하는 '체계적'인 지식이다. 여기서 보편적과 체계적이라는 단어가 중요하다. 보편, 체계의 기준에 따라 과학의 범주가 달라지기 때문이다. 모르는 사람에게 한의학은 보편, 체계적이지 않아 과학적이지 못할 수 있다. 그러나 한의학은 고유 언어를 통한 보편성과 체계성을 지닌다. 음양오행(陰陽五行)이라는 언어를 통해서 말이다.

010.

음양오행은 동양의 인식(認識) 도구다. 음(陰)과 양(陽), 목화토금수(木火土金水)의 오행(五行)으로 자연의 이치를 설명했다. 일곱 가지 인식 도구만 가지고 설명하려면 보편성과 체계성 없이 불가능하다. 모든 동양학에 음양오행이 사용된다는 점에서 보편성을 지니고, 현실에서 여전히 실용된다는 점에서 체계성이 인정된다. 한의학이 수천 년에 걸쳐 계승되고, 현대 의료의 한 축으로 자리 잡고 있음은 음양오행이 사용된 '과학'이기 때문이다.

011.

자연 현상을 인식하는 기준이 있고, 그 기준에 따라 실제 쓰이는 학문을 과학적이지 못하다고 매도해선 안 된다. 한의학은 음양오행이라는 훌륭한 인식 기준을 가지고 임상에서 폭넓게 활용되는 과학적인 학문이다. 음양오행 관(觀)을 지닌 사람에게는 과학이지만 그렇지 못한 사람에겐 비과학으로 여겨지는 것이 한의학이다. 촌(寸) 단위를 모르는 사람에게는 촌(寸) 단위 설계도가 추상화로 보이기 마련이다.

012.

한의학을 매도하는 것은 음양오행을 몰라서다. 센티미터(cm)가 아닌 촌(寸) 단위로도 책상을 만들 수 있다는 것을 모른다. 한의학의 과학화를 주장하는 사람 역시 그렇다. 이미 과학적인 학문을 가지고 무슨 과학화인가. 촌(寸)을 센티미터(cm)로 환산하는 것을 과학화로 여기면 오산이다. 1촌(寸)을 3.3센티미터로 환산하는 것은 한의학의 과학화가 아니라 한의학의 소멸이다. 음양오행을 버린 한의학은 한의학이 아니다.

013.

나는 음양오행을 진리라고 여기지 않는다. 자연과 인체를 인식하는 도구로 사용할 뿐이다. 객관적인 서양의 인식 도구가 있음에도 내가 음양오행을 사용하는 것은 과거를 고집하는 수구(守舊)주의자라서가 아니다. 철저한 실용주의자이기 때문이다. 센티미터(cm) 단위 책상보다 촌(寸) 단위 책상이 사용자에게 더 실용적이기 때문이다. 공장에서 대량 생산된 책상보다 사용자 손가락 마디 길이로 만들어진 책상이 더 실용적이다.

O14.

한의학의 체질론(體質論)이 맞춤 책상이다. 사용자 개인의 체격이 무시된 책상은 보편적일 순 있어도 실용적이진 못하다. 의료의 획일화된 틀에 환자를 끼워 넣어서야 되겠는가? 사용자의 손가락 길이를 보고 그 체격에 맞추어 만든 책상이 편하듯이 체질에 따라 치료 방법이 달라지는 한의학이 환자에게 더 친화적이다. 이것은 음양오행 덕분이니 촌(寸)을 센티미터(cm)로 환산하면 불가능하다.

O15.

인식 기준의 환산은 불가하다. 음양오행은 서양의 인식 기준에서 재해석할 수 없다. 음양오행으로 기록된 설계도를 서양 시선으로 다시 그리는 일은 불가능하다. 설사 그려도 각각의 설계도로 만들어진 제품이 동일치 않다. 인삼(人蔘) 효능이 사포닌(saponin)에 있다는 서양의 인식 기준에 따라 사포닌 추출물을 인삼과 동일하게 사용할 순 없다. 탄수화물 섭취를 위해 밥 먹는 것이라면 밥 대신 탄수화물만 추출해서 먹어도 되는 것인가?

O16.

인삼을 '사포닌'이라는 서양의 인식 도구로 재해석할 필요 없다. 음양오행으로 온전하게 해석되기 때문이다. 인삼은 음양(陰陽) 가운데 양(陽)에 해당되고, 오행(五行) 중에는 목화(木火)에 속한다. 서양 시선으로 실험실에서 복잡하게 성분을 분석하지 않아도 양(陽)과 목화(木火)라는 동양의 간단명료한 인식 도구로 훌륭하게 실용된다. 양(陽) 부족한 음(陰) 체질 환자에게, 목(木)과 화(火) 기운이 모자란 환자에게 사용하면 된다.

017.

이는 실용 문제로 국한되지 않는다. 안전을 위해서도 음양오행이 중요하다. 양(陽) 체질 환자, 음(陰) 체질이라도 양병(陽病) 지닌 환자, 목화(木火) 기운 넘치는 환자에게 인삼이 해로움은 음양오행을 통해서만 알 수 있다. 인삼을 사포닌으로 보는 서양 인식 탓에 인삼과 홍삼이 아무나 먹어도 좋은 건강식품으로 왜곡되었다. 체질과 병증에 맞지 않은 사람이 먹어서 생기는 심각한 부작용을 누가 책임질 것인가?

018.

임상에선 인삼, 홍삼 부작용에 시달리는 환자를 자주 접한다. 얼굴을 보고 진단하는 망진(望診)으로 열독(熱毒)이 감지되어 확인해 보면 인삼이나 홍삼을 먹는 경우가 적지 않다. 체질과 병증에 맞지 않게 인삼이나 홍삼을 함부로 먹어서다. 가슴에 열(熱)이 차서 심장이 덜컹거리는 환자는 인삼을 서양의 인식 도구로 잘못 해석한 피해자다. 환자의 체질과 병증이 서양 인식으로 재해석되지 않는 이상 성분 분석에 따른 한약재 사용은 불안전하다.

"현대 한의사가 과거 유물인 음양오행에 매달릴 필요가 있습니까?" 후배 질문에 나의 답변은 명료하다. "한약과 침을 제대로 쓰려면 음양오행이 절실하다." 촌(寸) 단위 설계도를 가지고 물건 만들려면 촌(寸) 단위에 익숙해야 한다. 한약 처방서(處方書)와 침술서(鍼術書) 모두 음양오행으로 서술된 상황에서 한의사가 음양오행을 무시함은 센티미터(cm) 단위 줄자 들고 촌(寸) 단위 설계도를 보는 것처럼 어리석다.

고서(古書) 실용을 위해 어쩔 수 없이 숙달해야 하는 음양오행은 지금 한의사에게 겨자 같은 존재다. 현대 인식에서 멀어진 음양오행을 한약 처방과 침술을 위해 울며 겨자 먹기로 배워야 하기 때문이다. 미국인이 한국 서적 읽으려고 평소 쓰지 않는 한국어를 학습해야 하는 것과 마찬가지다. 한의학 나라의 국어인 음양오행에 익숙해야 한의서(漢醫書)에 담긴 방대한 지식을 사용할 수 있는데 음양오행 습득이 결코 쉽지 않다.

인식의 틀은 바꾸기 어렵다. 센티미터(cm)로 세상을 측정하며 살다가 갑자기 촌(寸)에 익숙해지기 쉽겠는가. 고등학교 때까지 서양의 인식 도구로 공부해 온 사람이 한의대에 입학해서 처음 접하는 동양의 인식 도구, 음양오행은 무척 생소하다. 한의대생은 현대인이 사용치 않는 음양오행을 땅속에서 파내야 하는 고고학자다. 한의학 전공자마저 이럴진대 일반 사람은 오죽하겠는가. 일반인에게 음양오행은 외계어다.

022.

한의학이 비과학(非科學)으로 여겨짐이 이해된다. 한의사도 숙달하기 어려운 음양오행이 다른 사람, 특히 양방 의료인에게는 미신(迷信)으로 보일 것이다. 그러나 이는 난센스다. 한국어를 모르는 미국인이 미혹한 언어를 쓴다며 한국인을 비판할 순 없다. 자신이 사용하는 인식 도구만 절대 진리로 착각하는 것이 미신이다. 인식 도구는 세상 측정의 수단일 뿐 진리가 아니다. 따라서 다른 인식 도구인 음양오행도 인정해야 한다.

023.

음양오행이라는 인식 도구가 숙달되면 겨자가 감로수로 바뀐다. 울며 겨자 먹기로 음양오행을 계속 접하다 보면 어느 순간 익숙해져서 자유자재의 쓰임이 가능해진다. 이는 외국어 학습과 동일하다. 반복 학습으로 귀가 열리고, 입이 터지는 순간 인식과 사고의 폭이 확대된다. 한의학의 시선으로 물리(物理)를 보려면 음양오행 문리(文理)가 먼저 트여야 한다. 절차탁마, 반복된 학습만이 문리(文理)를 트이게 한다.

024.

음양오행은 쓰임이 간편하고 활용이 넓다. 숙달되면 세상 측정이 명료해진다. 서양의 인식 도구를 통하지 않고도 물리(物理) 탐구가 가능해진다. 음양오행을 통한 탐구는 간편하다. 촌(寸)을 단위 삼는 목수에게 줄자가 필요 없듯이 말이다. 번거롭게 줄자를 들고 다니지 않아도 된다. 사용자의 손가락 마디 길이만 가늠하면 된다. 연장과 재료만 있으면 측정 도구 없이 언제 어디서나 책상 제작이 가능하다.

O25.

연장(침)과 재료(한약)만 있으면 측정 도구(진단 기계) 없이도 설계도(한의서)에 따라 책상 제작(치료) 가능함은 한의학의 장점이자 단점이다. 음양오행이 숙달된 한의사에게는 장점이지만 돌팔이에겐 오용(誤用)되기 때문이다. 한의사와 돌팔이의 차이는 진단(診斷)에 있다. 측정 도구 없이 책상 제작이 가능한 점을 악용해서 진단 없이 한약을 처방하고 침놓는 사람이 돌팔이다. 사용자의 손가락 마디 길이를 가늠하는 진단 없이 말이다.

O26.

아무나 설계도(한의서), 연장(침), 재료(한약) 구입이 가능한 현실에서 사용자 손가락을 가늠(진단)하지 않고도 책상(치료)을 만들 수 있다. 자격증 없이 침놓고, 한약 짓는 돌팔이가 많은 이유다. 예컨대 두통(頭痛) 환자가 있다. 진단으로 원인부터 찾는 것이 순서이나 진단 없이도 시술 가능하다. 한의서에 기록된 내용대로 침놓고 한약 처방하는 것인데, 촌(寸)을 가늠하지 않고 대충 만든 책상이 사용자에게 편할 리 없다.

O27.

사용자에게 편한, 맞춤 책상을 만들려면 사용자의 촌(寸)을 가늠해야 한다. 환자를 올바르게 치료하려면 진단이 반드시 요구된다. 여기에 음양오행이 사용된다. 촌(寸)을 가늠하는 진단 기준이기 때문이다. 한의학의 여러 진단법 모두가 음양오행 언어로 표현된다. 한약 처방과 침법이 음양오행으로 분류되어서다. 한국 서적을 읽으려는 미국인에게 일본어를 가르칠 수 없지 않은가. 전통 한의학은 음양오행 언어로 통일된다.

028.

양방으로 진단하고 한방으로 시술하는 양진한치(洋診韓治)는 한의학이 아니다. 진단과 시술의 언어가 달라서야 되겠는가. 그래서 의료일원화를 반대한다. 협진은 가능하지만 일원화는 불가하다. 다른 언어를 가진 두 민족을 통합하기란 쉬운 일이 아니다. 음양오행 언어가 멸시받는 현실에서 의료일원화는 전통 한의학의 말살이다. 한의학의 우수성이 진단에 있는데 그 진단을 서양의 인식 도구로 하겠다는 것은 한의학을 없애자는 말이다.

029.

내가 사용하는 진단법은 팔강변증(八綱辨證)이다. 음양(陰陽), 표리(表裏), 허실(虛實), 한열(寒熱), 이상 8가지 감별을 통해 사용자의 촌(寸)을 가늠한다. 환자의 음양(陰陽)부터 감별하는데 이는 환자가 음(陰) 체질인지 양(陽) 체질인지 감별하는 것이다. 내가 사용하는 처방의 3가지 틀[천방(天方), 지방(地方), 인방(人方)] 가운데 양(陽) 체질은 천방(天方), 음(陰) 체질은 지방(地方), 음양(陰陽) 감별이 어려운 사람은 인방(人方)을 기본 틀로 처방한다.

030.

다음에는 표리(表裏)를 감별한다. 병이 겉[表]에 있는지, 속[裏]에 있는지 판가름한다. 감기, 독감 같은 외감(外感) 질환이 대표적인 표병(表病)이다. 피부질환도 표병이고, 날씨[寒濕]로 인한 관절, 근육질환 역시 표병이다. 반면 내과질환의 상당수는 이병(裏病)에 해당된다. 겉병에는 천방(天方), 속병에는 지방(地方)이 처방되는데 체질적으로 음인(陰人)일지라도 겉병이 있으면 천방이 처방된다. 겉병과 속병이 공존할 때에는 겉병 치료가 선행된다.

031.

그 다음은 허실(虛實) 감별이다. 부족해서[虛] 생긴 병인지, 넘쳐서[實] 생긴 병인지 감별한다. 허(虛)에는 혈허(血虛)와 기허(氣虛)가 있고, 실(實)에는 혈실(血實: 瘀血)과 기실(氣實: 痰飮)이 있다. 실하면 천방(天方), 허하면 지방(地方)이나 인방(人方)을 처방한다. 그런데 허와 실이 공존할 수 있다. 혈허 또는 기허하면서 어혈(瘀血)과 담음(痰飮) 그리고 울증(鬱症)이 동반되는 경우가 많으니 허실과 함께 음양(陰陽), 표리(表裏) 감별을 종합해야 한다.

032.

마지막으로 한열(寒熱)이다. 차가운[寒] 병인지, 뜨거운[熱] 병인지 감별한다. 한열(寒熱) 역시 허실(虛實)을 함께 고려해야 한다.

차가운 병에 실한(實寒), 허한(虛寒)이 있고, 뜨거운 병에 실열(實熱), 허열(虛熱)이 있기 때문이다. 차가운 병에는 따듯한 약을 쓰는데 허한(虛寒)의 경우 양기(陽氣)도 북돋아야 하고, 뜨거운 병에는 차가운 약을 쓰는데 허열(虛熱)의 경우 음혈(陰血)도 보충해야 한다. 뜨거운 병에는 천방(天方), 차가운 병에는 지방(地方)을 처방한다.

033.

문진(問診)은 한열(寒熱) 감별에 한계가 있다. 추위를 호소하는 환자 중에 속에 열(熱)이 뭉쳐 겉이 추워지는 진열가한(眞熱假寒) 상태가 있다. 반대로 진한가열(眞寒假熱)도 있다. 이러한 환자는 추위를 호소하더라도 천방(天方)을 처방하고, 더위를 호소하더라도 지방(地方)을 처방해야 한다. 병증의 진가(眞假)를 올바로 판단하려면 음양(陰陽)-표리(表裏)-허실(虛實)-한열(寒熱)이 유기적으로 감별되어야 한다.

034.

양방 시각에선 여덟 가지 질병 감별이 이상할 것이다. 주관적이고, 추상적이기 때문이다. 그러나 이 점이 오히려 한의학의 장점이다. 음양오행(陰陽五行)에 숙달되어 팔강변증(八綱辨證)이 제대로 이루어지면 감별이 쉬워진다. 물고기 한 마리를 낚시로 잡기는 어려워도, 그물을 던져 잡는 것은 쉽다. 보이지 않는 목표점을 정확하게 손가락으로 가리키기는 어려워도, 동서남북으로 그 위치를 어림잡아 설명하기는 쉽다.

035.

팔강변증은 질병 위치를 동서남북으로 알리는 '나침반'이다. 정확한 위치를 좌표로 보여주는 내비게이션은 아니지만 질병 감별에 어려움이 없다. 한의사에게는 동양의 나침반이 서양의 내비게이션보다 훌륭하다. 음양오행으로 분류된 처방과 침술을 거침없이 사용하려면 음양오행으로 표시된 나침반이 적절하기 때문이다. 나침반은 내비게이션과 달리 전력(電力)이 요구되지 않고, 손에 들고 다니기 쉽다. 복잡한 기계 도움 없이도 질병 감별이 가능하다.

036.

양방에서 원인 모르는 질병이나 치료법 없는 불치병도 한방으로 감별 가능한 것은 나침반의 포괄적이고 단순한 방향 지침 덕분이다. 위성의 힘이 미치지 않아 내비게이션 좌표가 없는 지역을 나침반으로는 찾아갈 수 있다. 지그재그로 찾는 모습이 어설퍼 보이겠지만 목표를 향해 계속 움직일 수 있다. 시행착오를 거치더라도 움직이는 것이 좌표가 없다고 가만히 있는 것보다 낫다. 양방에서 포기한 환자들이 한방을 찾는 이유다.

037.

여러 톱니가 맞물린 기계가 고장일 때 어느 톱니가 문제인지 정확히 몰라도 고칠 수 있다. 톱니 자체가 빠지거나 파손되지 않은 이상 서로 맞물린 상황에서 다른 톱니를 움직여도 해결된다. 겉[表]이나 속[裏]에 있는 톱니 하나를 잡아서 오른쪽[陰]이나 왼쪽[陽] 방향으로 천천히[虛]

혹은 빠르게[實] 돌리는 것이다. 톱니의 선택과 움직이는 방향 그리고 속도를 결정하는 것이 팔강변증이니 각 기관이 유기적으로 연결된 인체는 톱니가 맞물린 기계와 같다.

038.

톱니 파손으로 교체가 필요한 '기질'적인 문제에는 양방이 우수하지만 톱니 움직임이 부자연스러운 '기능' 문제에는 한방이 효과적이다. 정확하게 어느 톱니가 파손된 것인지 파악하지 못하면 치료에 임할 수 없는 양방과 달리 한방은 파손이 확인되지 않는 기능적인 상황에서 팔강변증으로 해결책을 제시한다. 삐걱거리며 힘들게 돌아가는 기계를 두고 이렇게 말할 수 있다. "겉에 있는 톱니를 왼쪽으로 천천히 돌려라!"

039.

혈액종양으로 골수이식을 권유받은 소아환자가 내원했다. 양방 병명은 중요치 않다. 이 환자는 어느 톱니가 파손(기질)됐는지 모른다는 양방 진단을 받았지만 한의사인 나는 톱니의 움직임(기능)만 살피면 된다. 팔강변증을 했다. 양(陽)-표(表)-실(實)-열(熱)로 감별된다. 천방(天方)에 해표(解表), 청열약(淸熱藥)을 추가해서 처방했다. 겉에 있는 톱니를 왼쪽으로 빠르게 돌린 것인데 이 방법으로 완치되었다. 골수이식 없이 말이다.

040.

톱니 파손이 확실한 환자도 기능적으로 치유된 경우가 있다. 양쪽

난관(卵管)이 폐쇄되어 양방으로부터 불임(不姙)을 진단받은 환자가 내원했다. 기질 문제가 확실한 까닭에 기능적인 접근으로 어려울 수 있다고 말씀드리며 팔강변증을 했다. 음(陰)-리(裏)-허(虛)-한(寒)으로 감별된다. 지방(地方)에 온리(溫裏), 활혈약(活血藥)을 추가해서 처방했다. 속에 있는 톱니를 오른쪽으로 천천히 돌린 것인데 이런 방법으로 임신에 성공했다. 난관 폐쇄인데 말이다.

041.

한의사는 양방 병명에 흔들리지 말아야 한다. 양방 내비게이션 좌표가 한약 처방에 도움되는 바 없어서다. 처방에는 좌표가 없지 않은가. 대신 처방이 바로 가능한 팔강변증이 있다. 내비게이션과 달리 팔강변증은 주관적이고 포괄적이다. 그렇기 때문에 치유되는 경우가 생긴다. 팔강변증의 나침반이 북동쪽에 물고기가 있다고 알려 주면 그 방향으로 그물을 던지자. 정확한 좌표로 낚싯대를 놓는 것보다 효과적일 수 있다.

042.

내비게이션과 낚싯대가 없는데 정확한 좌표가 무슨 소용인가. 필요 없는 것으로 흔들리지 말자. 혈액종양과 난관폐쇄라는 양방의 내비게이션 좌표는 한의사에게 중요치 않다. 포괄적인 그물(한약)을 들고 있는 한의사에게 중요한 것은 그물 던질 방향을 제시하는 팔강변증 나침반이다. 골수이식의 낚싯대 없이도 물고기(혈액종양)를 잡지 않았는가. 불임 잡는 낚싯대가 없어도 물고기(난관폐쇄)를 잡지 않았는가. 나침반과 그물을 가볍게 여기지 마라.

043.

한의학의 우월성을 강조하는 것이 아니다. 내비게이션, 낚싯대와 다르다고 나침반, 그물을 무시하지 말라는 하소연이다. 나침반과 그물로도 물고기 잡을 수 있다는 주장이다. 내가 하소연하는 것은 전통 한의학이 궁지에 몰려서다. 양방의 내비게이션과 낚싯대를 동경하는 한의사가 많아져서다. 한의계조차 나침반과 그물에 대한 비판의 목소리가 높아지고 있다. 한의사 손에서 나침반과 그물이 사라질 위기다.

044.

어떤 환자를 내비게이션과 나침반으로 진단해 보자. 혈액검사결과 간(肝)수치가 높다. 팔강변증과 장부변증으로 간음부족(肝陰不足)이 확인되었다. 주관적인 나침반(변증)보다 객관적인 내비게이션(혈액검사)이 정확하다. 변증 결과는 한의사마다 다를 수 있지만 혈액검사 수치는 절대적이다. 바로 여기서부터 한의학에 대한 회의(懷疑)가 시작된다. 정보 교류가 가능한 양방과 달리 한의학은 한의사 간의 교류조차 어려운 것이다.

045.

정보 교류가 어려우면 실력 편차가 커진다. 정보가 부족할수록 실력이 떨어진다. 정보 교류가 쉬운 양방은 의료인의 실력 평준이 가능하지만 한의학은 그렇지 못하다. 고수(高手)와 하수(下手) 편차가 엄청나다. 혈액 검사기만 있으면 모든 의사의 진단 결과가 동일한 양방과 달리 한의학의 변증은 한의사마다 차이 날 수 있다. 이에 한의학의 평준화는 불가능하다. 변증이 명료하면 고수(高手), 그렇지 못하면 하수(下手)인 게다.

046.

하수(下手)는 고수(高手)를 원망한다. 정보 독점을 비판한다. 그러나 고수를 원망할 문제가 아니다. 한의학의 정보는 말과 글로 쉽게 전달되지 않기 때문이다. 공장에서 센티미터(cm) 단위로 대량 생산되어 동일 제품으로 공유되는 양방의 내비게이션, 낚싯대와 달리 한의학의 나침반과 그물은 한의사 개개인이 직접 촌(寸) 단위로 만들어 사용하기 때문이다. 나침반과 그물의 모양과 사용법이 천차만별이라서 한의사의 공유가 어렵다.

047.

하수(下手)는 고수(高手)처럼 스스로 나침반, 그물을 만들어야 한다. 보여주지 않는다고 고수를 비판해선 안 된다. 고수의 제작 언어를 모르면 고수의 나침반, 그물을 손에 쥐어도 사용할 수 없다. 고수의 나침반, 그물을 사용하고 싶다면 제작 언어부터 습득하자. 한의학의 정보 교류는 나침반, 그물 공유에 있지 않다. 음양오행(陰陽五行)이라는 언어 교류에 있다. 고수의 음양오행 사투리를 파악해야 한다.

048.

물건 공유는 쉽지만 언어 교류는 어렵다. 지역 사투리처럼 한의사마다 음양오행의 표현 방식이 조금씩 다르기 때문이다. 가까운 지역 사투리 같으면 어림짐작으로 알아듣지만 먼 지역 사투리는 외국어로 들릴 수 있다. 이와 같은 음양오행 사투리로 인해 한의계에는 학파(學派)가 많은데 먼 지역 사투리 사이에 논쟁까지 벌어진다. 물론 음양오행에도 표준어가 있다. 『황제내경(黃帝內經)』같은 한의학 경전이 음양오행의 표준어 사전이다.

049.

한의학이 경전(經典)과 의사학(醫史學)을 중시하는 이유가 여기에 있다. 한의학 경전이 표준어 사전이고, 의사학은 사투리 편람이기 때문이다. 학파(學派)는 자기 사투리가 표준어에 얼마나 가까운지 설명하려고 경전을 인용한다. 후학(後學)은 학파별로 어떤 사투리를 쓰는지 의사학을 통해 배울 수 있다. 반면에 양방은 옛 서적을 경전 삼지 않고, 의사학은 과거 역사일 뿐이다. 온고지신(溫故知新)에 있어서 한의학은 온고, 양방은 지신을 강조한다.

050.

지신(知新)이 강조되는 양방 언어는 시간이 흐를수록 새롭게 만들어지지만 온고(溫故)의 한의학 언어는 시간에 따른 변화가 없다. 학파별 사투리는 많아도 경전에 담긴 표준어는 변하지 않는다. 음양오행(陰陽五行)이라는 일곱 가지 요소가 퍼즐 맞추듯이 수천

년 동안 다양하게 조합(사투리)되면서 표준어로 존재한다. 이것은 한의학의 대단한 장점이다. 음양오행만 숙달되면 과거와 현재 그리고 미래를 함께 통찰할 수 있어서다.

051.

단순함을 멸시 마라. 통찰력은 단순하게 발휘된다. 0과 1 두 숫자만으로 표시되는 이진법이 컴퓨터의 무궁한 능력을 만들지 않는가. 삼라만상이 원자핵과 전자의 움직임에 불과하지 않은가. 음양오행의 7요소만 가지고도 하늘의 이치(천문, 기상), 땅의 이치(풍수, 지리), 사람의 이치(한의학, 명리) 모두를 통찰할 수 있다. 과거 한의학, 명리, 풍수 등에 통달한 유학자의 존재는 음양오행의 단순함 덕분이다.

052.

과(科)가 나뉘는 양방과 달리 한의학은 나뉨이 없다. 한의사 한 명이 내과, 정신과, 피부과, 소아과, 부인과 모두 진료할 수 있다. 음양오행으로 언어가 통일되어서다. 반면에 양방은 과(科)마다 사용 언어가 달라 모두 진료하기 어렵다. 언어의 세분화 때문이다. 언어가 단순해야 응용폭이 넓어진다. 음양오행으로 통일, 단순화되어 과(科) 나뉨이 필요 없는 한의학을 양방처럼 진료 영역 나눔은 애석한 일이다.

053.

과(科)를 나누는 한의대 교육부터 잘못되었다. 내경, 난경, 상한론 등의 표준어와 의학입문, 경악전서, 동의보감 등의 사투리가 온전하게 교육되어야 한다. 내용을 분해하여 과(科)별로 재조합시켜선 안 된다. 경전(經典: 표준어)과 한의서(漢醫書: 사투리) 자체를 교과서 삼아야 한다는 말이다. 교육 편의를 위해 분류해야 한다면 차라리 오행(五行) 관점에서 목과(木科), 화과(火科), 토과(土科), 금과(金科), 수과(水科)로 나누어라.

054.

한의대 교과서부터 음양오행 단순화에서 벗어난다. 이런 현실에서 음양오행 숙달을 기대하는 것은 무리다. 일상에서 사용하지 않아 언어 학습이 어렵다고 번역문을 가르칠 순 없다. 동양 언어가 서양 언어로 번역되면 음양오행 숙달이 필요 없어지나 이것은 불가능하다. 한의학은 서양 시각으로 온전하게 번역될 수 없다. 문학 작품의 감동은 자국 언어로 읽을 때 깊어진다. 처방과 침술의 묘미는 음양오행 숙달을 통해 느껴진다.

055.

한의학은 온고(溫故)에만 매달리는 학문이 아니다. 음양오행 가치는 지신(知新)에서도 발휘된다. 서양 언어로 한의학 해석은 불가능해도 동양 언어로 양방 해석은 가능하다. 음양오행의 단순함 덕분이다. 팔강변증 관점에서 양방은 양(陽)-실(實)-열(熱) 치료법이 대부분이다. 때문에 음(陰)-허(虛)-한(寒) 환자는 한의학이 효과적이다. 음양오행으로 양방 진료를 할 순 없지만 환자가 한의학과 양방 가운데 무엇이 효과적인지 감별할 수 있다.

056.

나는 환자에게 양방 진료를 권하기도 한다. 꿩을 잡는 것이 매이기 때문이다. 단순함에서 비롯되는 음양오행 응용력은 지신(知新)으로 발휘되어 양방 해석이 가능하다. 이에 한의학과 양방의 장단점을 파악해서 환자에게 각각의 장점으로 안내할 수 있다. 내가 의료일원화는 반대해도 협진을 찬성하는 이유다. 일원화는 장단점이 서로 섞이지만 협진은 각각의 장점을 살릴 수 있어서다. 다만 협진의 연결고리는 음양오행이어야 한다.

057.

질병에 따라 양방을 권하는 한의사는 있어도 한의학을 권하는 양의사는 없다. 이는 한의학이 열등해서가 아니다. 한의학의 언어인 음양오행의 응용력이 넓기 때문이다. 음양오행으로는 양방을 이해할 수 있지만 서양 언어로는 한의학 해석이 불가능하다. 때문에 양방을 공감하는 한의사는 있어도 한의학에 동조하는 양의사는 없다. 따라서 협진 주체는 한의사가 되어야 한다. 양쪽 모두 이해하는 사람이 주도해야 한다.

058.

한의학에 대한 이해 없이 한의학 언어인 음양오행을 비과학으로 매도하면서 무슨 일원화인가? 솔직해지자. "양방으로 어렵다면 한방으로 치료해도 될까요?"라는 환자 질문에 "한의학은 절대 안 됩니다."라고 답하지 마라. "한의학은 이해 불가능하므로 잘 모르겠습니다."라고 솔직히 답하라. 이해 불가능한 것을, 잘 모르는 것을 어찌 비판하는가. 비판은 이해가 선행되어야 가능하다. 음양오행은 비판받을 저속한 언어가 아니다.

059.

코넬의대 브레이버맨 교수는 30년간의 뇌(腦) 연구로 뇌체질 이론을 만들었다. 뇌체질을 근간으로 1만 건 이상의 임상 데이터를 축적한 그는 뇌화학 물질이 질병에 결정적인 역할을 한다고 단언한다. 인간은 도파민, 아세틸콜린, 가바, 세로토닌, 이상 네 가지 뇌화학 물질 중에 어느 한 가지를 많이 타고나는데 이것이 뇌체질을 결정한다는 주장이다. 지배하는 뇌화학 물질이 신체적 건강과 성격, 정신에까지 절대적인 영향을 미친다는 것이다.

060.

브레이버맨 교수의 뇌체질론은 서양 언어로 구성되지만 한의사에게도 중요하다. 촌(寸)에 따라 맞춤 책상을 만드는 체질론은 한의학의 특성이기 때문이다. 이에 뇌체질론은 한의학으로 해석될 가치가 있는데 음양오행 덕분에 가능하다. 음양 관점에서 도파민과 아세틸콜린 체질은 양(陽), 가바와 세로토닌 체질은 음(陰) 체질이다. 오행 관점에서 도파민 체질은 목(木), 아세틸콜린 체질은 화(火), 가바 체질은 금(金), 세로토닌 체질은 수(水) 체질이다.

061.

　서양 뇌체질이 음양오행으로 해석되면 한약 처방이 가능하다. 약재와 처방을 선현들이 음양오행으로 분류해 놓은 덕이다. 예컨대 가바 체질 단계에선 한약 처방이 불가하다. 가바라고 하는 뇌화학 물질에 영향을 주는 약재와 처방이 무엇인지 모르기 때문이다. 그러나 가바 체질을 음(陰) 체질과 금(金) 체질로 해석하면 달라진다. 음 체질과 금 체질에 적합한 처방이 무엇인지 한의사라면 누구나 알기 때문이다.

062.

　서양 뇌체질의 한계인 치료 부족은 음양오행 지신(知新)으로 채울 수 있다. 브레이버맨 교수는 양의사지만 동서양 의학 교류를 주장한다. 체질을 강조하는 한의학의 가치를 깨달은 것이다. 그가 음양오행 언어에 숙달된다면 뇌체질 치료법은 훨씬 풍부해질 것이다. 수천, 수만 가지 한약재들이 어느 뇌화학 물질에 영향을 주는지 일일이 실험실에서 연구하는 것보다 음양오행 숙달이 빠르고 합리적이다.

063.

　한의사에게도 뇌체질의 음양오행 해석은 가치 있다. 주관적인 체질 감별의 문제점을 보완할 수 있어서다. 브레이버맨 교수는 빔(BEAM)이라는 뇌파 진단기로 뇌체질을 분류하기 때문에 체질 감별이 객관적이다. 뇌체질의 음양오행 해석은 음양 체질과 오행 체질의 감별을 뇌파 기계로 할 수 있다는 가능성을 보여준다. 한의사의 손에 내비게이션이 주어지는 셈이다. 음양오행으로 해석 가능한 내비게이션 말이다.

064.

뇌체질 해석은 음양오행 지신(知新)의 한 가지 사례에 불과하다. 의학론뿐만 아니라 심리학 이론도 해석이 가능하다. 예컨대 에니어그램에 따라 한약 처방을 할 수 있다. 에니어그램은 고대 극동지방의 영적 가르침을 현대 심리학이 발전시킨 것으로 인간에게 아홉 가지 성격유형이 있다는 내용이다. 아홉 가지 유형은 머리형, 가슴형, 장(腸)형, 이상 세 가지로 크게 분류되는데 한의학의 정기신(精氣神) 관점에서 머리형은 신(神), 가슴형은 기(氣), 장형은 정(精)으로 해석된다.

065.

에니어그램 유형 분류에 뇌체질처럼 기계가 사용되진 않지만 심리학의 서양 언어 덕분에 객관적인 감별이 가능하다. 이 역시 한의학이 가지는 체질 감별의 주관적인 문제를 보완한다. 나는 머리형을 신(神) 체질로 해석하여 천방(天方), 가슴형은 기(氣) 체질로서 인방(人方), 장형은 정(精) 체질로서 지방(地方)을 처방한다. 예컨대 에니어그램 5번(머리형)인 나는 천방(天方), 1번(장형)인 아내와 딸아이는 지방(地方)이 기본 처방이다.

066.

우수한 해석력을 지닌 음양오행 덕분에 한의학의 지신(知新)은 무궁하다. 음양오행으로 해석되면 처방과 침술로 연결되는 탁월한 실용성을 지닌다. 이론으로 국한되지 않고 임상에서의 검증이 가능해진다. 이와 같은데 어찌 음양오행 언어를 무시하겠는가. 처음 숙달이 어려워서 그렇지 일단 익숙해지면 처방과 침술을 자유자재로 활용할 수 있다. 한의계의 고수(高手)가 되기 위해선 음양오행 숙달이 반드시 요구된다.

067.

사람들은 한의학 이론이 중구난방이라고 비판한다. 학파(學派)들이 번잡스레 많다고 비판한다. 이것은 욕먹을 문제가 아니다. 그만큼 음양오행 해석력과 실용성이 우수하다는 증거이기 때문이다. 한의사 100명이 각자 다르게 해석을 할 수 있고, 이에 100가지 학파가 나올 수 있다. 임상으로 검증해서 가치가 확인되는 해석은 살아남지만 그렇지 못한 해석은 자연스럽게 소멸된다. 따라서 학파 범람으로 한의학이 부실해지지 않는다.

068.

사투리 범람은 한의학을 부실하게 만들지 않는다. 풍요롭게 한다. 사투리가 많을수록 향토 문화가 다양하다. 한의학의 부실은 서양 언어로 한의학을 해석하는 과정에서 벌어진다. 숙달이 어렵다며 음양오행을 버리고 서양 언어로 어설프게 해석하는 것이 한의학을 부실하게 만든다. 실험실에서 이루어지는 한약재의 성분 분석이 그러하다. 변증(辨證) 없이 양방 병명(病名)에 맞춘 처방이 그러하다.

한약재의 성분 분석과 추출을 비판하는 것이 아니다. 이 행위를 한의학 지신(知新)으로 착각하지 말자는 것이다. 성분 분석과 추출은 음양오행 언어가 배제되고, 서양 언어로 이루어지므로 한의학이 아니다. 양방의 신약(新藥) 개발일 뿐이다. 한의학 지신(知新)은 온고(溫故)를 통해야 한다. 한의학 지신(知新)은 서양 언어로의 해석이 아니라 음양오행을 통한 시각 확대다. 현대의 사회, 문화, 환경, 지식 등을 음양오행으로 해석하는 것이다.

음양오행 관점은 공간뿐만 아니라 시간으로도 확대된다. 서양 학문을 음양오행으로 해석하는 것이 공간 확대라면 시간 확대는 현 시대를 해석하는 것이다. 음양오행의 시간 확대는 한의학에서 중요하다. 실용학문이기 때문이다. 환자는 과거가 아닌 현실에 존재하므로 현 시대 해석이 절대적으로 요구된다. 과거 기록인 처방과 침술을 지금 환자에게 적용하려면 음양오행의 시간 확대가 반드시 필요하다. 이것이 한의학의 지신(知新)이다.

과거 기록을 시간 확대 없이 현실에 적용시키기는 무리다. 환경과 문화의 변화로 현대인의 몸 상태가 과거와 달라서다. 예컨대 한약재인 숙지황(熟地黃)을 현대인에게 사용하기 까다롭게 되었다. 현대인의 소화력이 과거 사람들보다 크게 떨어져 숙지황 소화를 어려워한다.

태어나면서 부드러운 음식만 먹은 탓에 위장 자체가 숙지황처럼 점액 많은 약재를 거부한다. 한약 소화를 힘들어하는 현대인이 많은 이유다.

072.

한약 소화가 힘든 환자를 두고 처방에 무슨 문제 있는지 고민하는 후학이 많다. 그런데 처방 자체의 문제가 아니다. 환자 소화력이 선천적으로 떨어짐이 원인이다. 이는 부드러운 음식을 선호하는 현대 문화와 식습관에서 비롯된다. 여기에 맞추어 한의사는 처방 구성을 변화시켜야 한다. 과거와 다른 현대인의 특성을 파악하는 것은 음양오행의 시간 확대이고, 처방 구성의 변화는 한의학의 지신(知新)이다.

073.

내가 인삼(人蔘)을 처방하지 않는 이유도 지신(知新)에 있다. 선현 처방에서 인삼을 사삼(沙蔘)이나 만삼(蔓蔘)으로 바꾸어 사용한다. 인삼 대신 양인(陽人)에게는 사삼, 음인(陰人)에게는 만삼을 쓴다. 『동의보감(東醫寶鑑)』만 봐도 인삼 처방이 엄청난데 과거엔 한사(寒邪)의 침범과 내과적으로 한증(寒證)과 허한(虛寒)이 많아서다. 지금은 과거와 다르다. 주거와 의복의 발달로 한사 침범이 드물고, 문화적인 특성으로 한증과 허한 문제가 적어졌다.

074.

현대인은 양기(陽氣)보다 음혈(陰血)이 부족하다. 현대 문명이 그렇게 만든다. 때문에 선현의 처방에 변화가 요구된다. 인삼처럼 양기(陽氣) 북돋는 약재 대신 음혈(陰血) 보충하는 약재를 써야 한다. 현대 문명이 어떻게 음혈을 소모시키는지, 음혈을 지키려면 어떤 양생을 해야 하는지, 현 시대에 맞게 처방 변화를 어찌해야 할지 고민하는 것이 음혈론 연재의 본론이다. 이것은 한의사 손영기의 새로운 음양오행 사투리다.

075.

서론이 긴 것은 나의 언어를 설명하기 위해서다. '음혈(陰血) 부족'이라는 화두(話頭)부터 독자가 거부하면 내용을 전개할 수 없어서다. "언어가 과학적이지 못하다."는 딴죽을 피하려고 한의학 언어이자 내 글의 언어인 음양오행을 장황하게 설명했다. 한국어를 모르는 서양인에게 우리 문학을 소개하기 위해 훈민정음부터 설명하는 기분이다. 이처럼 언어가 다르면 설명이 소모적으로 길어진다. 소외된 언어에 따르는 숙명이다.

076.

'음허(陰虛) 환자다.→보음(補陰) 처방을 한다.→음허(陰虛)가 치료되었다.' 이 과정에서 음(陰)의 존재가 무엇이냐고 따지면 난감하다. 언어가 다른 사람에게 완벽한 번역이 곤란하다. 같은 언어를 사용하는 한의사끼리는 통하지만 서양 언어에 익숙한 사람에겐 그렇지 못하다. 따라서 음혈론 책은 한의학 전문 서적으로 인정받더라도 일반 건강 서적으로는 논란을 일으킬 것이다. 불필요한 논쟁을 줄이려면 이 책의 언어부터 설명해야 한다.

077.

음양(陰陽)의 과학적 존재는 중요치 않다. 음양이란 '감별' 기준이 중요하고, 음양에 따른 '치료법'이 중요하며, 이런 방식으로 환자가 '치유'된다는 사실이 더 중요하다. 환자 치유가 없으면 선행되는 치료법과 감별은 무의미하다. 음양오행 역시 무의미하다. 내가 음양오행을 고집하는 까닭은 양방으로 놓친 환자조차 이 언어로 치유할 수 있어서다. 음혈론(陰血論)은 철학이 아니다. 임상에서 검증된 의학이다.

078.

음혈론(陰血論)을 펼치기 전에 이것이 표준어 아닌 사투리임을 밝힌다. 진리로 삼지 않는다. 현 시대의 다양한 인식 가운데 하나다. 과거와 다른 현대인의 생리, 병리 특성을 해석하고, 새로운 양생법과 치료법을 제시하는 한의학 지신(知新)이다. 음혈론의 가치는 온전히 환자를 통해 이루어지므로 모든 논쟁에 침묵하겠다. 임상 가치가 있다면 음혈론이 학파(學派)로 자리 잡을 것이고, 그렇지 못하면 자연스레 소멸될 것이다.

079.

본론에 앞서 오해를 풀고자 한다. 나는 양방을 절대적으로 인정한다. 과학 언어의 우수성에 공감한다. 책상과 같은 가구는 촌(寸) 단위로 만들 수 있지만 시계나 가전제품 등의 정밀한 제품은 센티미터(cm) 단위로 가능하다. 임상에서 양방으로만 치료 가능한 영역이 분명 존재한다. 다만 그 영역이 모든 것을 의미하진 않는다. 양방 아닌 한의학으로 가능한 영역도 존재한다. 과학 이외의 언어도 존재한다.

080.

책상, 의자, 침대, 옷장 등은 사용자 체격에 맞추어 촌(寸) 단위 (음양오행)로 제작하고, 시계, TV, 컴퓨터, 냉장고 등은 센티미터(cm) 단위(과학)로 정밀하게 만든 생활이 거주자에게 편하다. 진정 환자에게 도움되는 것이 무엇인지 고민한다면 한의학과 양방의 충돌, 음양오행과 과학의 소모적인 논쟁을 중지하고 각각의 장점으로 손잡아야 할 것이다. 이제 한의사 손영기의 음혈론(陰血論)을 풀어 보겠다.

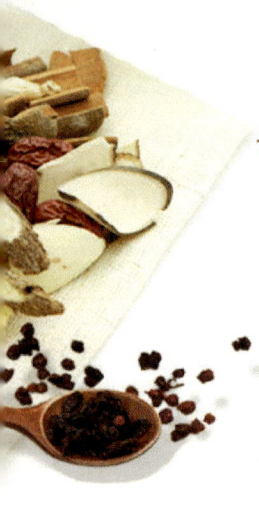

음혈론 지신(知新): 현대인의 자화상

081.

우리 주변을 둘러보자. 높은 빌딩과 아파트 사이로 육류와 술, 패스트푸드를 파는 식당이 즐비하다. 식당들은 맵고 짠 음식으로 미각을 유혹한다. 거리에 사람들은 한 손에 담배를 쥐고, 다른 손엔 커피를 들고 있다. 모바일 기기에 집중하는 사람들도 보인다. 실내의 컴퓨터 일이 실외로 연장된 모습이다. 거리에는 밤에도 사람이 넘친다. 밤을 낮으로 만든 불빛 가득한 거리를 술 취한 사람들이 비틀거린다.

082.

도심 풍경은 시대상(時代相)이다. 지신(知新)의 한의사는 시대상을 중시한다. 현 시대 환자의 병리(病理) 특성이 반영되기 때문이다. 일상적인 생활 모습과 환경을 관찰하면 현대인의 주요 병인(病因)을 찾을 수 있다. 옛 처방을 무조건 답습할 것이 아니라 현대인의 병리 특성과 주요 병인에 따라 지신(知新)해야 한다. 처방에 환자를 끼워 맞추지 않고, 환자에 따라 처방하려면 과거와 다른 현대인의 모습을 음양오행으로 해석해야 한다.

음혈론(陰血論)은 현대인의 자화상을 담은 한의학 이론이다.
현대인은 음혈(陰血)이 항상 부족해서 이를 보충해야 한다는 주장이다.
음혈이 부족한 이유는 도심 풍경의 일상에서 알 수 있다. 높은 빌딩과
아파트 / 식당에 차려진 육류, 패스트푸드, 맵고 짠 음식들 / 사람들
손에 쥐어진 담배, 커피, 모바일 기기 / 밤을 낮처럼 밝히는 불빛들 /
밤을 지배하는 알코올과 성문화 등등 나열하면 끝이 없다.

현대인의 모습은 불과 100년 전만 해도 상상할 수 없었다. 이러한
현대인에게 옛 처방 그대로 적용시키는 것은 무리다. 옛 처방은
양기(陽氣)를 보충하고, 한사(寒邪)를 제거하는 치료법이 주류다.
주거와 의복이 열악한 데다가 야외 노동이 대부분이고, 노숙하는
경우도 흔해서 한증(寒證: 內傷虛寒, 外感實寒)이 많았다. 콘크리트,
컴퓨터, 모바일 기기, 전등은 존재하지 않았고, 육류와 고추(매운
음식), 담배, 카페인 음료는 전래에 유통되지 못했다.

양기(陽氣)와 음혈(陰血)이 양립하는 저울에서 무게 중심이 과거에는
양기 쪽에 있었지만 현대는 음혈에 위치한다. 저울의 무게 중심은
시대(時代)에 따라 쉼 없이 변하는데 인류 문명이 발달할수록 음혈
부족으로 기울어진다. 과학 '문명' 자체가 인간의 음혈을 소모시킨다.
인간의 '욕심' 역시 음혈 고갈시키는 방향으로 확대된다. 알코올,

니코틴, 카페인, 섹스, 게임 등에 집착이 음혈을 탕진시킨다.

086.

한의학 관점에서 인간의 생명을 유지하는 물질은 크게 두
가지다. 기(氣)와 혈(血). 세포가 생존하려면 산소와 포도당을 계속
공급받아야 하는데 산소는 기(氣), 포도당은 혈(血)을 통해 공급된다.
기(氣)의 존재는 호흡으로 확인되고, 혈(血)의 존재는 혈관에서
확인된다. 한의학의 기혈(氣血)은 호흡과 혈관을 통해 확인되는
형이하학(形而下學) 존재로 국한되지 않고, 형이상학(形而上學)의 인식
요소로 확대되지만 독자 이해를 위해 원초적으로 설명했다.

087.

산소와 포도당 가운데 하나라도 부족하면 세포는 병든다. 산소가
부족하면 기허(氣虛), 포도당이 부족하면 혈허(血虛)다. 두 가지로
나뉘는 한의학의 허증(虛證)은 병리 과정에서 세분화된다. 양허(陽虛),
음허(陰虛)로 말이다. 양허는 기허가 심해진 상태로 한증(寒證)을
동반하고, 음허는 혈허가 심해진 상태로 열증(熱證)을 동반한다. 산소
부족(氣虛)이 심해지면(陽虛) 추운 증세(虛寒)가 나타나고, 포도당
부족(血虛)이 심해지면(陰虛) 더운 증세(虛熱)가 나타난다.

088.

형이하학으로 확인 가능한 기혈(氣血)과 달리 음양(陰陽)은
형이상학의 인식 개념이다. 인체에서 음양이 어떤 물질인지 고민할

필요도 없다. 한증(寒證)이 동반되는 기허(氣虛) 상태를 양허(陽虛)로 인식하고, 열증(熱證)이 동반되는 혈허(血虛) 상태를 음허(陰虛)로 인식한다. 이러한 인식은 치료에 중요하다. 양허는 보기(補氣)와 함께 난한(煖寒)시키고, 음허는 보혈(補血)과 동시에 청열(清熱)시켜 치료한다. 기허, 혈허 치료보다 정밀해진다.

089.

허증(虛證)은 네 가지로 감별된다. 기허(氣虛), 양허(陽虛), 혈허(血虛), 음허(陰虛). 이 중 기허와 양허[기허+한(寒)] 그리고 혈허와 음허[혈허+열(熱)]는 같은 부류이므로 '양기허(陽氣虛)', '음혈허(陰血虛)'로 포괄해서 칭하는 경우가 많다. 음혈론(陰血論) 명칭도 마찬가지다. 과학 문명과 현대인의 욕망으로 인해 네 가지 허증 가운데 혈허와 음허가 많다는 관점이 음혈론이다. 현대인은 혈과 음을 악착 같이 지켜야 한다는 주장이 음혈론이다.

090.

현대인은 과거 망령에 사로잡혀 있다. 양기(陽氣) 보충의 망령 말이다. 홍삼 인기가 대표적이다. 현대인이 선호하는 건강보조식품 상당수가 음혈(陰血)이 아닌 양기를 북돋는 것들이다. 양기 부족에서 음혈 부족으로의 시대 변화를 인식 못하고 과거 시점에 고정되어 있다. 지신(知新)이 결여된 것이다. 활시위 방향이 정반대여서 아무리 화살을 날려도 과녁을 맞추지 못한다. 시위 방향을 양기에서 음혈로 180도 돌려 잡아야 한다.

091.

촛불을 보자. 초는 음혈(陰血)이고, 촛불은 양기(陽氣)다. 촛불이 초를 태워 존재하듯이 양기는 음혈을 원료 삼는다. 양기는 산소 호흡과 함께 음혈이 있어야 만들어진다. 대장간 풀무질과 같다. 석탄(陰血)불에 풀무의 펌프질로 공기(호흡)를 넣으면 화력(陽氣)이 강해진다. 석탄 부족하면 풀무질을 해도 화력이 오래가질 않는다. 양기 부족은 양기만 북돋아 해결되지 않는다. 초(陰血)를 보충해야 촛불(陽氣)이 살아난다.

092.

기력이 떨어지는 것을 느끼면 사람들은 홍삼에 의존하는데, 이러한 기력저하는 음혈 부족에서 시작된다. 홍삼으로 기력 반짝 회복되었다고 기뻐 마라. 초(陰血) 부족으로 촛불(氣力)이 약해진 상황에서 성냥(홍삼)으로 잠시 촛불을 살린들 근본 문제가 해결되지 않는다. 초를 보충하지 않고, 성냥질로 계속 촛불만 일으키면 초는 더 빨리 닳아 없어진다. 음혈 부족 환자에게 홍삼은 해롭다. 체질적으로 음혈 부족한 양인(陽人)은 특히 그렇다.

093.

촛불이 강하다고 좋은 것이 아니다. 초 부족한 상태에서 촛불만 강하면 안 된다. 성해진 촛불은 초 소모를 재촉할 뿐이다. 양기(陽氣) 역시 마찬가지다. 양기 넘쳐 좋을 것 없다. 양기는 음혈이 제어할 수 있을 만큼 필요하다. 음혈은 양기 담는 그릇인데 그릇 넘친 내용물은 쓸모없다. 쓰레기다. 음혈 제어에서 벗어난 양기는 오히려 병이 된다.

실열(實熱), 울화(鬱火)가 된다. 반면에 초(陰血) 풍족한 사람은 촛불(陽氣) 강해도 괜찮다.

094.

성장기 아이를 통해 쉽게 확인된다. 성장기는 양기(陽氣)가 성해서 음혈(陰血)이 부족한 시기인데 양기 북돋는 약과 음식을 아이에게 주는 부모가 많다. 홍삼 먹는 아이들이 얼마나 많은가. 음혈 보충해도 모자랄 시기에 양기 북돋우면 음혈 넘친 양기가 병(病)이 된다. 과잉 행동과 주의력 결핍이 그러하다. 실열(實熱)과 울화(鬱火)를 풀려고 팔과 다리, 몸을 쉼 없이 움직인다. 이러한 아이가 산만한 것은 성격이 아닌 병이다.

095.

현대 문명으로 음혈(陰血) 부족해진 사람들이 양기(陽氣) 북돋기에 힘쓰고 있다. 그릇(陰血)은 작아졌는데 많은 내용물(陽氣)을 채우려고 욕심을 부리니 넘친 내용물이 쓰레기로 변해 세상을 오염시킨다. 실열(實熱)과 울화(鬱火) 쓰레기는 개인 건강에 국한되지 않고 사회적인 병리 현상으로 확대된다. 대중의 분노, 폭력, 범죄가 그러하다. 음혈을 지키고 보충하는 음혈론(陰血論)은 환자 개인뿐만 아니라 사회 전체를 치유하는 방법이다.

096.

음혈(陰血) 부족으로 개인 및 사회 병리가 심해지니 양방에서도 새로운 목소리가 나오고 있다. 이시형 박사의 세로토닌 건강법이

그러하다. 세로토닌은 충동을 제어하고, 흥분을 진정시키며 긍정과
행복감을 주는 뇌화학 물질이다. 이시형 박사는 우리 시대에 세로토닌적
가치관이 필요하다고 주장한다. 경쟁하며 역동적으로 빠르게 변하는
도파민적 가치관에서 벗어나야 개인과 사회가 행복해진다는 주장이다.

097.

도파민적 가치관은 양기(陽氣) 북돋고, 세로토닌적 가치관은
음혈(陰血)을 보충한다. 충동, 흥분, 경쟁, 창조로 표현되는 도파민을
음양오행으로 해석하면 '양기'다. 제어, 진정, 긍정, 행복의 세로토닌은
'음혈'로 해석된다. 이시형 박사의 세로토닌 건강법은 내가 주장하는
음혈론(陰血論)과 상통한다. 언어는 서로 다르지만 현대인이 가지는
문제의 원인을 같이 주목한다. 음혈(세로토닌) 그릇에서 넘친
양기(도파민)를 경계하는 것이다.

098.

음혈론(陰血論)의 양생법과 치료법은 구체적이다. 음양오행 언어의
우수한 해석력과 실용성 덕분이다. 세로토닌을 증진하는 양약은 적지만
음혈을 보충하는 한약은 아주 많다. 보음혈(補陰血) 한약이 과학적으로
세로토닌 분비를 촉진하는지는 한의사에게 중요치 않다. 음혈 보충으로
환자에게 제어, 진정, 긍정, 행복을 주는 임상 사실이 중요하다.
음혈이 충족해지면 넘친 양기(陽氣)가 만든 실열(實熱), 울화(鬱火)가
다스려짐이 중요하다.

세로토닌 건강법과 음혈론(陰血論)은 우리나라에서 주목받기 어렵다. 한국인은 세로토닌보다 도파민, 음혈보다 양기(陽氣)를 우선 가치로 삼기 때문이다. 오행(五行)으로 한국인의 특성은 목(木)이다. 기운이 생(生)하고 승(升)하는 목기(木氣)를 지닌 한국인은 쉼 없이 변화를 추구하면서 빨리하자고 외친다. 충동적으로 중독될 무언가를 찾는다. 덕분에 높은 경제 성장을 이루었지만 부작용 역시 크다. 금기(金氣) 제어를 잃어서다.

현재 한국인은 금기(金氣) 제어에서 벗어난 목기(木氣)가 문제다. 브레이크(金氣) 없이 액셀러레이터(木氣)만 밟는 자동차의 모습이다. 폭주 자동차는 운전자 자신과 보행자의 목숨을 위협한다. 경쟁 본능으로 목표는 성취했으나 건강 잃고 신음하는 환자와 같다. 그럼에도 자각하지 못한다. 세로토닌 건강법과 음혈론(陰血論)의 중요성을 자각하지 않고, 불나방처럼 불(도파민, 陽氣) 속에 날아들어 몸을 태운다.

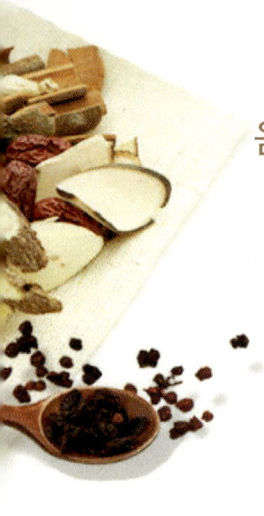

음혈론 온고(溫故): 주단계의 자음론

101.

음혈론(陰血論)의 온고(溫故)는 663년 전, 중국 원(元)나라 시대로 거슬러 올라간다. 1347년에 출간된 의학서인 『격치여론(格致餘論)』이 음혈론 온고다. 『격치여론』을 저술한 주단계(朱丹溪) 선생은 금원사대가(金元四大家)의 한 사람으로 유하간(劉河間), 장자화(張子和), 이동원(李東垣)과 더불어 그 시대를 대표하는 의학자다. 유하간의 화열론(火熱論), 장자화의 공하론(攻下論), 이동원의 보토론(補土論), 주단계의 자음론(滋陰論)은 한의학 발전에 큰 영향을 주었다.

102.

과거 자음론(滋陰論) 이론을 계승한 것이 음혈론(陰血論)이다. 단계 선생이 음혈론의 스승인 셈이다. 한의사라면 누구나 자음론과 음혈론의 언어가 동일함을 느낄 것이다. 음혈론의 온고(溫故)가 자음론, 자음론의 지신(知新)이 음혈론이기 때문에 단계 선생과 나는 같은 사투리를 사용한다. "陽常有餘, 陰常不足(양은 항상 넘치고, 음은 항상 부족하다.)"라는 단계 선생 사투리를 온전히 따른다.

103.

자음론(滋陰論)도 그 시대의 지신(知新)이었다. 음혈론(陰血論)이 현대 문명을 통한 지신이라면 자음론은 당시 중국 남부의 지역 환경에 따른 지신이었다. 자음론의 지신을 이해하려면 온고(溫故)부터 살펴야 한다. 자음론의 온고는 세 가지, 유하간의 화열론(火熱論)과 이동원의 보토론(補土論), 그리고 『화제국방(和劑局方)』이라는 책이다. 음혈론의 족보는 자음론에서 화열론과 보토론으로 거슬러 올라가는데 여기에 『화제국방』이 중요한 위치를 차지한다.

104.

단계 선생은 『화제국방』에서 지신(知新)의 필요성을 느꼈다. 1078년 중국 송(宋)나라 정부가 출간한 『화제국방』은 단계 선생 시대의 모든 의원들이 매달렸던 처방집이다. 그러나 『화제국방』을 공부한 단계 선생은 절망하며 외쳤다. "고방(古方)으로 신병(新病)을 치료하는 것이 어찌 적절하겠는가? 고방만 고집하는 것 또한 사람 죽이는 일이다." 가족에게 벌어졌던 불행의 씨앗을 『화제국방』에서 찾은 것이다.

105.

단계 선생은 부인과 아들, 동생 그리고 백부와 숙부마저도 병사(病死)한 이유가 『화제국방』에 맹목적으로 매달린 의원 때문임을 깨달았다. 당시 유행한 『화제국방』에는 두 가지 문제가 있었다.

조열(燥熱)한 약재로 온보(溫補)에 치중한다는 점과 이론서 아닌 처방집이다 보니 변증 없이 가볍게 사용된다는 점이다. 단계 선생의 병사한 가족들은 이상 두 가지 문제의 피해자였다. 이것을 알게 된 선생은 경악했다.

106.

선생 가족은 의료사고 피해자였다. 화열병(火熱病)으로 음혈(陰血)이 부족한데 『화제국방』에 매달린 의원들이 조열(燥熱)한 약재를 남용해 악화시킨 것이다. 이런 문제는 당시 중국 남부지역에 비일비재했다. 지역 특성을 지신(知新)하지 않고, 과거 처방을 그대로 따른 폐단이었다. 중국 남부는 무덥고 습한 기후 때문에 화열병이 많았는데 이런 특성을 모르고 의원들은 『화제국방』의 조열한 약재를 마구잡이로 사용했다.

107.

물자가 풍부한 중국 남부에서 상류층은 기름진 음식을 즐기며 술과 여색에 빠져 음혈(陰血)이 고갈되고, 하류층은 빈부 격차에 따른 울화(鬱火)로 고통 받았다. 이런 상황에서 조열약(燥熱藥)을 남용하면 음혈은 더 마르고, 울화는 더욱 뭉치니 가족의 의료사고를 경험한 단계 선생은 『화제국방』을 비판하면서 남부지역 특성에 맞춘 지신(知新)의 필요성을 느꼈다. 단계 선생에게 『화제국방』은 지신을 깨닫게 해준, 비판의 온고(溫故) 대상이었다.

단계 선생의 진정한 온고(溫故)는 나지제(羅知悌)를 스승으로 모시면서 이루어졌다. 유하간(劉河間)의 학문을 전수받았고, 장자화(張子和)와 이동원(李東垣)의 학문에도 능통한 나지제를 통해 단계 선생은 화열론(火熱論)과 보토론(補土論)을 온고 삼을 수 있었다. 『화제국방』으로 지신(知新)의 필요성을 느끼고, 화열론과 보토론을 온고 삼아 중국 남부의 지역 특성을 지신하여 탄생된 것이 주단계(朱丹溪)의 자음론(滋陰論)이다. 나는 이러한 자음론을 온고 삼는다.

당시 의원들 가운데 왜 단계 선생만 온고지신(溫故知新)이 가능했을까? 다른 의원 모두 매달렸던 『화제국방』을 답습하지 않았을까? 그것은 단계 선생의 음양오행 언어력 덕분이었다. 본래 선생은 유학자다. 선생이 의학에 전념한 것은 40세부터다. 학문을 연구하는 유학자답게 선생은 의학을 익히면서도 처방집 같은 시술에 매달리지 않고, 『소문(素問)』, 『난경(難經)』 등의 의학 경전을 탐구했다.

3년의 경전 탐구를 마친 단계 선생은 이렇게 외친다. "의학 기준을 세움에 가장 필수적인 것은 『소문』, 『난경』 등의 여러 경전이다." 경전으로 음양오행 표준어가 익숙해졌음을 선포한 것이다. 이처럼 표준어를 익혔기에 『화제국방』 사투리가 당시 지역에 맞지 않음을 알 수 있었고, 지역 특성에 적합한 자음론(滋陰論)이라는 새로운 사투리를

만들어냈다. 명의(明醫)와 살의(殺醫)가 음양오행 표준어의 익숙 여부에
따라 확연히 갈라졌다.

111.

"경전의 글은 간략한 반면 뜻이 매우 심오해서 유학자 아니면 읽을
수 없다. 의원들은 경전이 오늘날 적합하지 않다고 여겨 읽기 싫어한다.
모두들 『화제국방』의 처방만 선택하여 기술을 방만히 믿고 살필 줄
모른다. 의도(醫道)가 어둡게 된 까닭은 이러한 기술에만 힘쓰기
때문이니 심히 안타까운 일이다." 『격치여론』 서문에서 단계 선생은
음양오행 표준어를 멀리하는 의원들을 비판했다.

112.

선생이 우리 한의계를 보면 통탄할 것이다. 변증(辨證) 없이
처방에 매달리는 모습이 여전하기 때문이다. 당시엔 경전을 연구하는
유학자라도 있었지만 지금은 그렇지 않다. 한의대에 입학하는
어린 나이의 자연계 학생들은 경전이 음양오행 표준어인 것조차
모른다. 한의학 탐구를 위해 음양오행 언어부터 익숙해져야 한다는
사실을 모른다. 한의학을 기술로 받아들인다. 인문계 아닌 자연계
학생들이기에 특히 그렇다.

113.

한의학을 기술로만 접근하면 심각해진다. 한의학을 부정하는
자기모순에 빠진다. 기술 측면에서 한의학을 과학 언어로 해석하려

들기 때문이다. 고등학교 때까지 과학 언어에 익숙한 자연계 학생들의 모습이다. 미국 책만 읽던 학생이 한국 책을 손에 쥐었으면 가나다라부터 배울 생각을 해야 하는데 한국 책을 영어로 번역하려고 애쓴다. 한글도 모르는데 어찌 번역이 되랴. 그러고선 번역되지 않는다고 한국 책을 부정한다.

114.

한의학을 부정하면서, 음양오행 언어를 모르면서 한의사하려면 처방집을 모을 수밖에 없다. 음양오행으로 표현되는 변증(辨證) 없이 한약을 사용하려면 병명(病名)에 따라 처방이 기록된 처방집이 반드시 필요하다. 그래서 처방집이 범람한다. 우리 한의계의 모습이다. 과거 『화제국방』 같은 처방집이 지금 얼마나 많은가. 반면에 음양오행 학습서는 전무하다. 현 한의계의 폐단은 여기서부터 시작된다.

115.

처방집 범람은 자격증 없는 돌팔이를 양산한다. 병명(病名)에 따라 처방과 혈(穴)자리가 나열된 처방집만 있으면 한약과 침·뜸을 사용하며 한의사 흉내를 낼 수 있어서다. 이러한 흉내는 국민 보건에 역행한다. 음양오행 교육 자체가 이루어지지 않기 때문이다. 변증(辨證) 진단이 결여된 기술은 심각한 부작용을 야기하는데 소 뒷걸음치다가 쥐 잡은 사례만 모아 의술(의료 기술) 대중화를 주장하는 돌팔이 단체의 모습에 통탄한다.

116.

아래로는 돌팔이의 공격, 위로는 양방의 압박, 옆으로는 국민의 불신. 이것이 우리 한의계의 위치다. 음양오행 소외시키고 기술에 집중한 결과다. 처방집에 매달리는 한의사 모습이 자신과 다름없다고 돌팔이가 생각하도록 만들지 말자. 음양오행을 잊어버린 문맹의 모습을 양방에 보이면 안 된다. 우리 언어를 힘차게 구사하는 자신감을 국민에게 보여야 한다. 음양오행으로 온고지신(溫故知新)해야 사면초가(四面楚歌)에서 벗어날 수 있다.

117.

과거 처방집에 매달리면 지신(知新)이 불가능하다. 지신 이루지 않으면 치료율이 떨어질 뿐만 아니라 부작용이 벌어진다. 지역 특성을 지신하지 않아 화열병(火熱病)에 『화제국방』의 조열약(燥熱藥)을 남용했듯이 말이다. 부작용 없이 치료율 높으면 양방이 과학 언어로 압박해도 이겨낼 수 있다. 음양오행 언어를 이해시키지 못해도 치유된 환자가 한의학 가치를 몸으로 증명하기 때문이다. 결국 한의학의 가치는 지신을 통해 지켜진다.

118.

단계 선생의 자음론(滋陰論)도 현대에 맞게 지신(知新)되어야 한다. 660년 전, 중국 원(元)나라 시대의 자음론을 현대인에게 그대로 사용할 수 없다는 말이다. '陰常不足(음이 항상 부족하다.)'라는 명제 차이는 없다. 한반도 남쪽에 위치하여 기후가 열(熱)한 지역 특성에서 비롯된 자음론은 현대 문명이 만들어낸 화열(火熱)로 인해 혈(血)과 진액(津液)이 부족해진다는 음혈론(陰血論)으로 이어진다. 그러나 지신에 따른 치료 차이가 요구된다.

119.

경옥고를 예로 들자. 생지황, 인삼, 복령, 꿀로 구성된 경옥고는 단계 선생이 만든 처방이다. 자음론(滋陰論) 대표 처방으로 현대에 보편화되었다. 건강보조식품처럼 대중화된 처방 중에서 음혈(陰血)을 보충하는 약이다. 그런데 음혈론(陰血論)에서는 경옥고 사용에 신중하다. 두 가지 이유에서다. 하나는 '인삼' 때문이고, 다른 하나는 '토울(土鬱)' 때문이다. 경옥고 복용으로 벌어질 수 있는 불쾌감 두 가지가 이를 증명한다.

120.

경옥고를 복용하면 몸이 불쾌하게 뜨거워짐을 호소하는 사람이 있다. 양인(陽人) 체질이 인삼에 부담 받은 것이다. 모든 양인이 그렇지는 않다. 경옥고에 처방되는 인삼은 상대적으로 소량이다. 음혈(陰血)을 보충하는 생지황의 1/10만 처방되므로 양기(陽氣)를 북돋는 인삼이 들어가도 경옥고는 자음약(滋陰藥)이다. 그러나 소량의 인삼마저 거부하는 사람이 있다. 작은 송곳도 찔리면 아프다. 양인에게는 인삼이 송곳이다.

121.

송곳(인삼) 크기가 작은 데다가 차가운 성질의 생지황이 양기(陽氣)를 제어하여 송곳을 무디게 만들지만 작고 무딘 송곳에도 고통을 호소하는 양인(陽人)이 있다. 이런 현실에서 경옥고를 양인 체질에게 권하기 어렵다. 더구나 양인에게 부담스러운 꿀이 다량 사용된다. 인삼양의 여섯 배되는 꿀이 경옥고에 처방되니 잘 찌를 수 있도록 송곳에 기름칠하는 셈이다. 그렇다면 단계 선생은 왜 경옥고에 인삼을 계륵(鷄肋)처럼 넣었을까?

122.

『격치여론』의 단계 선생 처방엔 인삼이 자주 등장한다. '陽常有餘(양은 항상 넘친다.)' 하며 조열(燥熱)한 약재 사용을 경계했던 선생의 인삼 선호는 충격이다. 그런데 자음론(滋陰論)의 온고(溫故)를 살피면 이유를 알 수 있다. 이동원의 보토론(補土論)에서 영향을 받은 것이다. 보토론을 온고한 까닭에 선생은 비위(脾胃) 기운을 중시했고, 이에 비기(脾氣)와 위기(胃氣) 북돋는 인삼을 선호하게 되었다.

123.

비위(脾胃) 기운, 환자의 소화력을 중시함은 음혈론(陰血論)도 마찬가지다. 소화기는 체내에서 음혈이 흡수하는 곳이기 때문이다. 그러나 음혈론은 인삼을 사용치 않는다. 인삼이 비위 기운을 북돋는 가장 훌륭한 약재임에도 불구하고 말이다. 양인(陽人)을 찌르는 송곳이기 때문이다. 음인(陰人)은 사용 가능하지만 체질 감별의 오류를 염려해서 쓰지 않는다. 체질 감별이 불분명한데 아픈지 안 아픈지 환자에게 송곳을 찌를 수는 없지 않은가.

124.

현대인이 건강보조식품 삼은 경옥고를 문제 삼기란 쉽지 않다. 그러나 인삼이 들어가는 이상 경계할 수밖에 없다. 화열병(火熱病)을 지닌 양인(陽人)에게 인삼은 생명을 위협하는 약재이기 때문이다. 역사 인물 가운데 정조 임금이 대표 사례다. 학계 일부에서는 독살설을 제기하나 정조는 의료사고 피해자다. 왕의 한약 처방과 복용 후 증상 변화를 자세히 기록한 『조선왕조실록』을 본 한의사라면 누구나 공감할 것이다.

125.

의술에 조예가 있었던 정조는 자신이 양인(陽人) 체질임을 알았다. 화열병(火熱病)인 종기로 고생하다가 1800년 6월 24일, 어의(御醫)가 경옥고를 권하자 거부한다. "나는 원래 온제(溫劑)를 복용하지 못한다."며 인삼과 꿀 들어가는 경옥고를 거부했으나 6월 26일, 복용하게 된다. 정조가 숨지기 이틀 전이다. 경옥고에 이어 인삼 처방을 또 복용하면서 정조는 위독해진다. 체질적으로 거부 반응을 보였던 인삼 탓에 의료사고를 당한 것이다.

126.

"나는 배 속 화기(火氣)가 오르기만 하고 내려가지 않는다. 여름 들어 더욱 심해져 차가운 약제를 몇 첩이나 먹었는지 모른다." 1800년 6월 15일, 정조가 심환지에게 보낸 편지는 그가 화열병(火熱病) 상태임을 알려준다. 평소 인삼 반응이 불쾌했던 양인(陽人)에게, 더구나 화열병을 앓는 환자에게 인삼을 처방한 어의(御醫)는 도대체 누구인가? 그 어의는 과거 처방에 매달려 지신(知新)하지 못한 한의사의 표상이다.

127.

"정조는 『향약집성방』에서 『동의보감』에 이르기까지 인삼 위주로 온보(溫補) 처방을 장려하던 의학 정책이 만들어낸 의료사고의 희생양"이라는 이상곤 원장의 주장이 옳다. 우리 한의서(韓醫書)는 인삼을 지나치게 많이 활용한다. 『동의보감』만 봐도 놀랄 정도다. 현대 문명으로 화열병(火熱病)이 많아진 현실에서 『동의보감』 기록이라고 무조건 인삼 처방을 따르면 안 된다. 하물며 홍삼을 건강보조식품 삼아 물마시듯 해서야 되겠는가?

128.

홍삼에 비해 경옥고는 양반이다. 경옥고는 생지황이라는 제어장치라도 있지만 홍삼은 그렇지 않다. 양인(陽人)에게 손잡이 없는 칼이다. 인삼과 달리 홍삼은 체질 상관없이 복용 가능하다는 말은 상술이다. 양인과 화열병(火熱病)에 부담되기는 홍삼도 마찬가지다. 정조 임금의 의료사고처럼 홍삼으로 병세가 악화된 환자가 비일비재하다. 자신이 선택한 건강보조식품 탓인지조차 모른다. 단계 선생도 이런 모습에 경악할 것이다.

129.

음혈론(陰血論)이 경옥고 사용에 신중한 두 가지 이유 가운데 다른 하나는 토울(土鬱)이다. 경옥고 복용으로 소화 장애를 느끼는 경우다. 경옥고에 가장 많이 들어가는 생지황은 성질이 차다. 위양(胃陽)이 부족한 음인(陰人) 체질은 성질이 찬 생지황을 소화시키지 못한다. 인삼이 위양을 북돋고, 꿀이 찬 성질을 완화시켜도 역부족인 것이다. 꿀도 소화에 부담이다. 감미(甘味)가 많으면 위장 활동이 떨어지는데 경옥고에는 생지황 다음으로 많은 꿀이 들어간다.

130.

토울(土鬱)은 비위(脾胃) 기운(土)의 울체(鬱)다. 경옥고로 토울이 생기는 것은 찬 성질의 생지황과 위장 활동을 저하시키는 꿀 탓이다. 음허(陰虛)를 다스리는 약재는 성질이 차고, 보혈(補血)시키는 약재는 맛이 달다. 자음론(滋陰論)과 음혈론은 찬 성질과 단맛 약재를 선호한다. 그래서 단계 선생과 나는 환자의 소화상태를 주목한다. 소화에 부담을 주지 않으면서 음혈을 보충시키기 위해서다.

131.

단계 선생 당시에는 인삼 사용이 불가피했으리라. 비위(脾胃) 약한 환자의 음혈(陰血)을 보충하려면 인삼 도움이 절실했을 것이다. 그러나 지금은 다르다. 인삼 송곳에 아파하는 양인(陽人)이 확인되는 현실에서 인삼 사용은 조심스럽다. 더구나 비위 약한 원인이 과거와 현재가 다르다. 과거에는 토허(土虛)가 많았지만 지금은 토울(土鬱) 문제다.

과거 환자는 영양 부실로 비위 기운이 부족(土虛)한 반면 현대인은 너무 잘 먹어 비위 기운이 울체(土鬱)된다.

132.

토허(土虛)와 달리 토울(土鬱)에선 인삼 도움이 필요 없다. 토허 환자가 많아 인삼 선택이 불가피했던 단계 선생의 처방을 현재의 토울 환자에게 답습하지 말자. 비위(脾胃) 기운을 보충(補土)하기보다 뭉친 기운을 풀어(解土) 주는 지신(知新)이 요구된다. 토허 치료에 인삼이 으뜸이라면 토울에선 백출(白朮)이 효과적이니 소화 장애를 가진 현대인의 음혈(陰血)을 보충할 경우 인삼 대신 백출을 사용하는 지신이 중요하다.

133.

경옥고 소화가 어려운 사람은 현대인의 소화 장애가 토허(土虛)가 아닌 토울(土鬱)임을 알려주는 증인이다. 경옥고의 인삼으로 해결할 수 없다. 토허로 인한 소화 장애가 아니기 때문이다. 그래서 나는 경옥고 처방을 지신(知新)한다. 인삼 대신 백출을 넣는다. 그러면 두 마리 토끼가 동시에 잡힌다. 인삼이 배제되니 양인(陽人)에게 불쾌한 열감(熱感)을 주지 않고, 백출이 들어가니 토울 풀어 소화 장애를 피한다.

134.

경옥고의 생지황도 건지황으로 지신(知新)하자. 건지황이 생지황보다 덜 차가운 성질이기 때문에 인삼이 필요 없어진다. 생지황-건지황-숙지황 중에 생지황은 성질이 너무 차서, 숙지황은 강한 보음(補陰) 효과로 점액이 많아서 소화에 부담된다. 그래서 음혈론(陰血論)에서는 건지황을 선호한다. 경옥고의 꿀도 지신 대상이다. 열로 가공하지 않은 생꿀, 특히 밤꿀을 선택하면 더운 성질이 완화되어 양인(陽人) 부담이 줄어든다.

135.

선현(先賢) 처방을 함부로 재단하는 모습이 불경스러운가? 그러나 선현의 처방도 당시엔 지신(知新)된 결과물이었다. 경전(經典)을 온고(溫故) 삼아 시대 특성과 지역 환경에 따라 지신한 것이 선현의 이론이고 처방이다. 따라서 선현의 지혜를 지신하는 행위가 선현을 욕되게 만들지 않는다. 양인(陽人)에게 열(熱)이 뭉치지 않고, 음인(陰人)에게 소화 장애가 없도록 단계 선생의 자음론(滋陰論)을 지신한 학설이 음혈론(陰血論)이다.

136.

음혈론(陰血論)의 족보를 소개했다. 소문(素問)→화열론(火熱論), 보토론(補土論)→자음론(滋陰論)→음혈론이 온고지신(溫故知新)으로 이어진다. 한의학을 과거에 정체된 학문으로 여기면 착각이다. 시대와 환경에 따라 쉼 없이 변화한다. 우리 시대의 변화 키워드는 '토울(土鬱)'과 '음혈부족(陰血不足)'이다. 불량식품을 즐기는 현대인과 화열(火熱)을 조장하는 문명이 만들어낸 질병들을 치료하려면 음혈론이 품은 키워드에 주목해야 한다.

단계 선생이 우리의 도심 풍경을 보면 어떤 생각을 할까? 빌딩, 아파트, 패스트푸드 식당, 맵고 짠 음식, 사람들 손에 들린 담배와 커피 그리고 모바일 기기, 전자제품과 컴퓨터, 불빛 가득한 거리와 건물. '陰常不足(음이 항상 부족하다.)'이라는 자음론(滋陰論)의 명제가 그대로 적용됨을 느끼실 것이다. 『화제국방』의 답습을 비판하며 중국 남부 특성에 맞도록 지신(知新)하신 관찰력으로 현 시대 문명을 날카롭게 해석하실 것이다. 음양오행으로 말이다.

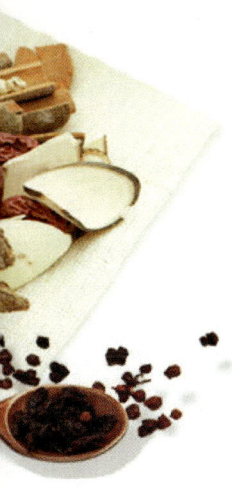

첫 번째 방법: 빛 공해를 차단하자

138.

[빛 공해] 밤을 낮으로 바꾼 전구의 발명은 현대 문명의 초석이다. 밤에도 노동 가능하도록 만들어 문명을 촉진시켰다. 그런데 문명은 항상 자연을 거스른다. 인공 빛이 문명에는 큰 도움이지만 자연에게는 공해다. 현대인에게 '빛 공해'는 낯설다. 수질오염, 대기오염, 토양오염에는 익숙해도 빛 공해는 생소하다. 그러나 인공 빛으로 야기된 생태계 교란을 목격하면 이 역시 공해임을 깨달을 것이다.

139.

빌딩의 붉은 점멸등이 밤에 이동하는 철새를 유인해 새 떼가 부딪쳐 죽는 일이 벌어진다. 회유 어종인 연어, 청어가 북태평양의 인공 빛에 몰려들다가 육식 어종의 먹이가 된다. 부화한 바다거북이 해변의 밝은 빛에 방향감각을 잃고 해변으로 몰려온다. 도시 근처 호수에서는 밝은 불빛 탓에 식물성 플랑크톤이 과잉 번식하면서 수질을 악화시킨다. 이 정도면 공해라 불러도 과언이 아니다. 동물의 집단 떼죽음은 빛 공해 탓이다.

140.

여름밤, 매미 울음에 잠 설치는 사람이 많은데 문명의 자업자득이다. 인공 빛으로 인해 밤을 낮으로 착각한 매미가 지속적으로 우는 것이기 때문이다. 인간이 매미로부터 소음 피해자이기에 앞서 매미가 빛 공해 피해 곤충이다. 식물 피해는 더 크다. 작은 빛 변화에도 식물은 발아, 성장, 개화, 열매 맺음에 영향을 받아서다. 가을 코스모스의 봄, 여름 개화가 수시로 관찰되는데 주변을 확인해보면 인공 빛이 비춰지는 장소다.

141.

모든 동물, 식물은 생체리듬을 가진다. 생체리듬이 인공 빛으로 혼란되면 동물, 식물의 생육은 물론 생식활동에도 문제 생긴다. 문명으로 야기되는 수많은 생태 교란 현상이 학계에 보고되고 있으나 관찰되지 않는 현상들이 훨씬 많을 것이다. 환경 전문가들은 인공 빛으로 인한 생태 교란 현상도 어떤 방식으로 더 나타날지 모른다고 말한다. 그런데 음혈론(陰血論)은 환경 전문가들이 모르는 한 가지에 주목하고 있다. 인체의 교란 현상 말이다.

142.

우리는 인간도 동물계에 속함을 잊지 말아야 한다. 인간 역시 생체리듬을 가지며 인공 빛으로 그 리듬이 혼란되고 있음에 주목해야 한다. 인류 역사에 있어서 전기 빛의 존재 시기는 매우 짧다. 유구한 세월 동안 인간은 자연의 빛(日月)이 가지는 리듬에 맞추어 생활했고, 그리듬은 DNA에 각인되었다. 해가 뜨면 일하고, 달이 뜨면 잠을 취했다. 인체는 해[日]에 따라 양(陽)을 움직이고, 달[月]에 따라 음(陰)을 축적했다.

143.

음혈(陰血)은 밤에 잘 때 축적된다. 생체리듬에 따라 자시(子時: 밤 11:00~새벽 1:00)에 가장 많이 축적된다. 수면 양(量)보다 중요한 것이 수면의 질(質)인데 자시에 잠든 상태라야 수면 질이 좋아진다. 예컨대 같은 여덟 시간 수면이라도 새벽 한 시에 취침해서 아침 아홉 시에 기상하는 것보다 밤 열 시에 자서 아침 여섯 시에 일어나는 것이 건강하다. 수면 시간대가 자시에서 벗어나면 그만큼 음혈이 부족해지기 때문이다.

144.

밤 열한 시 이전에 취침하는 현대인이 많을까? 인공 빛으로 밤을 낮 삼은 현대인에게 밤 열한 시도 활동시간이다. 그래서 음혈이 항상 부족하다. 단계 선생이 음상부족(陰常不足)을 외치며 탄식할 것이다. 새벽이 되어야 잠드는 사람 가운데 아침 일찍 출근하는 직장인은 수면 양까지 부족해진다. 수면의 질(質)과 양(量) 모두 부족한 상황에서 건강할 수 없다. 만성 피로를 느끼는 직장인은 수면 상태부터 점검해야 한다.

145.

소모성 질환에 따르지 않는 만성 피로 대부분은 수면 문제에 의한 음혈(陰血) 부족 때문이다. 주변을 보라. 피곤에 지친 사람이 얼마나 많은가. 모두가 인공 빛에 생체리듬이 교란된 사람들이다. 피로와 관련된 장부(臟腑)는 간(肝)이다. 간혈(肝血)이 충분해야 피로를 이긴다. 음혈 부족 가운데 간혈허(肝血虛)가 피로의 근본 원인이다. 그런데 간(肝)에 혈(血)은 잠잘 때 주로 모아진다. 수면 문제가 만성 피로로 연결되는 이유다.

146.

빛 공해→수면 부족→간혈허(肝血虛)는 단순 피곤으로 그치지 않고, 여러 문제를 일으킨다. 간질환도 여기서 시작된다. 간 기능이 저하된 환자가 많음은 그만큼 현대인이 수면부족으로 간혈허 상태라는 증거다. 수면 부족에 음주, 스트레스까지 설상가상 더해지면 간혈허는 간음허(肝陰虛)로 악화된다. 간혈허 상태에서 간열(肝熱)이 뭉치는 것이다. 간열은 분노를 부른다. 분노는 사회 혼란과 범죄의 씨앗이니 개인 질환이 사회 병리로 확대된다.

147.

사회 안정을 위한 새로운 캠페인을 제안한다. "밤 열한 시 이전에 잠들자." 마인드 컨트롤을 통한 분노 진정보다 합리적이다. 수면의 질을 높여 간혈(肝血)을 충족시키면 간열(肝熱)이 뭉치지 않아 짜증과 분노가 저절로 다스려진다. 마음 문제를 몸으로 해결하는 한의학의 묘법(妙法)다. 간혈 보충은 마인드 컨트롤보다 쉽다. 일찍 잠자리에만 들어도 간혈이 크게 보충된다. 인공 빛의 유혹을 이겨내면 된다.

148.

청소년의 일탈(逸脫)로 고민하는 부모가 많다. 방황하는 아이들은 공통적으로 인공 빛의 유혹에 약하다. 밤을 낮 삼아 활동한다. 부모는 이 점에 주목하자. 해결법이 담겨 있기 때문이다. 청소년 문제는 간혈허(肝血虛)→간열(肝熱)의 병리 반응으로서 이는 상당수가 수면 부족에서 시작된다. 어려서 올바른 수면 교육을 받지 못해 만성적인 간혈허로 간열이 뭉치면 청소년의 일탈로 이어진다. 성인이 되면 그 분노가 확대되어 범죄를 일으킨다.

149.

어린이의 수면 교육은 사회적으로 중요하다. 작게는 일탈을 막고, 크게는 범죄를 예방한다. 밤 아홉 시에 잠들도록 교육하자. 어린이가 부모의 생활 습관에 따라 늦게 자는 현실에선 사회 불안이 진정되기 어렵다. 부모는 아이 건강을 위해서라도 일찍 재우자. 성장기 아이들은 음혈(陰血)이 쉽게 부족해지기 때문이다. 성장(陽氣)의 원료가 음혈인 까닭에 빠르게 성장할수록 음혈은 크게 소모된다.

150.

아이의 일찍 잠든 모습이 가장 사랑스럽다. 책 읽는 모습, 밥 먹는 모습 이상으로 예쁘다. 음혈(陰血) 보충의 시간이기 때문이다. 아이에게서 간혈(肝血) 충전이 느껴진다. 성장하는 소리가 쑥쑥 들린다. 엄마 젖을 먹은 지 1년이 지난 아기가 성장이 더디면 모유 수유를 종료하라고 어머님께 당부한다. 밤중 수유로 아기 숙면이 어려울 경우 음혈 부족으로 성장이 저하되어서다. 모유가 아무리 좋아도 수면 부족에 따른 음혈 문제를 해결할 순 없다.

151.

성장클리닉이 인기다. 약물의 힘을 빌려서 아이의 키를 늘리려는 부모가 많다. 그런데 의료만으론 역부족이다. 성장호르몬이 밤 열 시에서 새벽 두 시 사이에 가장 많이 분비됨을 알아야 한다. 일찍 잠자는 수면 습관이 약물보다 중요하다. 그 시간대는 다른 호르몬들도 왕성하게 분비되므로 성장뿐만 아니라 건강을 위해서도 일찍 재워야 한다. 그 시간대가 음혈(陰血)이 보충되는 자시(子時: 밤 11:00~새벽 1:00)와 일치함을 주목하라.

152.

동서(東西) 의학 모두 일찍 잠들기를 권한다. 그럼에도 현대 사회는 이를 거부한다. 특히 우리나라가 그렇다. 경쟁과 충동의 도파민적 가치관을 중시하는 우리 사회는 음(陰)을 경계한다. 오로지 양(陽)을 추구한다. 밤(陰)을 낮(陽) 삼으려 한다. 인공 빛에 나방처럼 모여든다. 밤 11시 이전에 취침 불가능한 사람이 대부분이다. 학생은 공부하느라, 직장인은 야근, 회식하느라, 주부와 어린이는 TV를 시청하거나 남편, 아빠 기다리느라 말이다.

153.

빛 공해를 통한 수면 부족 하나만으로도 현대인의 음혈(陰血)은 항상 부족하다. 특별한 이유 없이 늘 피곤한 사람, 간 기능이 약한 사람, 짜증과 분노로 가득 찬 사람은 자신의 수면 습관을 반성해 보자. 건강보조식품과 약물에만 의존하지 말고 일찍 잠들자. 새는 바가지에 물 담는 것은 어리석다. 수면 부족으로 음혈이 계속 새는 상황에서 음혈을 보충한들 문제가 해결되지 않는다. 밤에는 인공 빛을 일찍 차단하자.

154.

음혈(陰血) 양생법(養生法)

① 밤 열한 시 이전에 취침한다. 자시(子時: 밤 11:00~새벽 1:00)에 숙면 상태라야 수면의 질(質)이 좋아진다. 수면 양(量)은 일고여덟 시간이 바람직하다. 할 일 많아서 수면 양을 줄여야 한다면 일찍 자고 일찍 일어나 밤 아닌 새벽 시간을 활용하자. 인공 빛 자극이 조금이라도 있으면 숙면에 방해되니 잘 때엔 인공 빛을 완전 차단하자. 그리고 취침 전에 아무것도 먹지 마라. 배불러 자면 간혈(肝血)이 위(胃)로 분산되어 모이질 않는다.

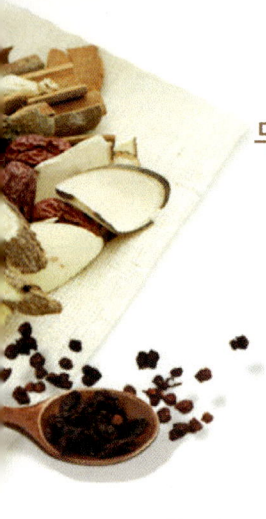

두 번째 방법: 전자제품 사용을 줄이자

155.

[**전자제품 범람**] 인공 빛(전등)과 함께 현대인의 취침을 방해하는 공범이 있다. TV와 컴퓨터다. 이 때문에 학업과 업무 없이 일찍 귀가해도 늦게 자는 학생이나 직장인이 많다. TV 보느라, 컴퓨터로 게임이나 인터넷 하느라 밤 열한 시 넘기는 일이 다반사다. 설상가상이다. 공부, 독서로 늦게 자는 것보다 전자제품에 집중하다가 새벽에 취침하면 음혈(陰血) 소모가 훨씬 더 커진다. 전자제품 자체가 음혈을 마르게 해서다.

156.

전자제품에 매달려 수면이 부족해지면 음혈(陰血)이 새는 구멍이 두 개가 된다. 수면 부족으로 새고, 전자제품 탓에 샌다. TV와 컴퓨터 모니터에서도 빛이 방출되는데 밤을 밝히는 전등과 그 성격이 다르다. 찰나로 번쩍이며 점멸하는 빛이다. 이러한 빛에 시선을 계속 집중하면 음혈이 소모된다. 눈이 피로해지면서 간혈(肝血)이 마른다. 나이트클럽의 깜빡이는 조명 밑에서 생활한다고 상상해 보라. 얼마나 피곤하겠는가.

157.

감각(視覺)으로 인지되지 않는다고 괜찮은 것이 아니다. TV, 컴퓨터 화상의 빠른 점멸이 감각은 속여도 우리 몸을 속이진 못한다. 몸의 음혈(陰血)을 말린다. 주변을 보자. TV, 컴퓨터 모니터에 시선 고정한 사람들이 많지 않은가. 그만큼 현대인은 음상부족(陰常不足), 음혈이 항상 부족하다. 지금 나 역시 컴퓨터 앞에 있다. 체질적으로 양인(陽人)인 데다가 병리적으로 음혈이 부족함에도 불구하고 모니터에 매달려 글을 쓰고 있다.

158.

어쩔 수 없이 새는 바가지라도 구멍 두 개를 동시에 만들지 말자. 밤 열한 시 이후로는 TV, 컴퓨터를 오프(OFF)하자. 나는 밤 아홉 시 이후로 컴퓨터를 하지 않고, 열한 시가 넘으면 TV를 보지 않는다. 음혈(陰血)을 지키기 위한 노력이다. 낮에는 컴퓨터, 저녁에는 TV에 매달리더라도 음혈이 충전되는 가장 중요한 시간대인 밤 열한 시부터는 차단해야 한다. 그런데 차단하기가 쉽지 않다. 현대인이 음혈을 지키기란 매우 어려운 일이다.

159.

TV와 컴퓨터가 일으킨 불에 부채질하는 물건이 있다. 모바일 기계다. 핸드폰, PMP, 모바일 게임기 등등 손에 들고 다니는 제품들이다. 빛 점멸하는 화상을 지닌 모바일 기계는 TV, 컴퓨터보다 해롭다. 고정된 화면이 아니기 때문이다. 모바일 화면은 손에서 미세하게 흔들리는데 화면 자체가 흔들리면 눈 피로가 더 커지고, 간혈(肝血)이 더욱 마른다. 그런데 불난 집(점멸하는 빛)에 부채질(흔들리는 화면)하는 모바일에 현대인이 열광하고 있다.

160.

과학 문명이 발달할수록 음혈(陰血)이 더 소모되는 현상은 전자제품을 통해서도 확인된다. 모바일 기계의 변화가 그렇다. TV, 컴퓨터 기능을 핸드폰에 이식한 스마트폰 등장으로 TV와 영화 시청, 인터넷 검색과 문서 작업이 밖에서 가능해졌다. 실내 TV, 컴퓨터가 실외의 스마트폰으로 연장된 것이다. 문제는 화면이 고정된 TV, 컴퓨터와 달리 스마트폰 화면은 작고, 흔들린다는 점인데 음혈(陰血)을 지키는 입장에서 큰 문제다.

161.

핸드폰 전자파를 염려하는 사람은 있어도 점멸하는 빛과 흔들리는 화면을 걱정하는 사람은 없다. 핸드폰은 세 가지 방향으로 음혈 새는 구멍을 만든다. 빛 점멸, 화면 흔들림, 전자파, 이상 세 가지 모두 음혈을 소모시킨다. 밤 열한 시 이후 핸드폰에 매달리면 새는 구멍이 네 개로 늘어난다. 구멍 한 개인 바가지와 구멍 네 개 뚫린 바가지는 심각성이 다르다. 과학 문명이 발달할수록 바가지 구멍 숫자가 늘어나고 있다.

162.

스마트폰 열풍은 지하철에서도 확인된다. 책 읽고, 신문 보며 이동하는 사람보다 스마트폰에 시선 집중한 사람이 많다. 핸드폰뿐만 아니다. PMP, 게임기에 몰입한 사람도 적지 않다. 얼굴로 진단(望診)하는 내 입장에서 안타깝다. 체질적으로 양인(陽人)이거나 음혈(陰血)이 부족한 사람이 모바일 제품으로 음혈을 소모하는 행동을 보여서다. "실내에서 TV, 컴퓨터로 할 수 있는 일을 실외에서 모바일 기계로 하지 마세요."라며 말리고 싶다.

163.

나는 지하철로 출퇴근한다. 출근 시엔 신문을 보지만 퇴근할 때에는 눈 감고 있다. 음혈(陰血)을 모으기 위해서다. 진료하느라 소모된 음혈을 조금이라도 보충하려고 눈을 감는다. 눈 감고 모여지는 간혈(肝血)을 관(觀)한다. 음혈 명상이다. 눈[眼]은 간혈이 소모되는 감각기관이다. 눈의 피로는 간혈 부족을 의미하니 눈 피로를 예방하는 것이 간혈을 지키는 방법이다. 음혈이 부족한 사람은 틈틈이 눈 감고 휴식을 취해야 한다.

164.

시력저하를 호소하는 사람이 많다. 음혈(陰血) 부족 때문이다. 간혈(肝血)을 충족시켜 눈 피로를 풀면 시력이 회복된다. 섣불리 안경을 맞추거나 도수를 높이지 말자. 보간혈(補肝血)로 다스려질 문제를 안경으로 해결하지 말자. 일단 안경을 쓰면, 도수를 높이면 안경에 눈이 맞추어져 간혈이 충족되어도 시력이 회복되지 않는다. 안경이 시력저하를 고정시킨다. 시력회복에는 포지티브(positive)보다 네거티브(negative) 방법이 요구된다.

165.

안경 쓰는 포지티브가 아닌 인공 빛 멀리하는 네거티브 방법이 필요하다. 어린 자녀에게 안경 착용을 고민하면서 시력 개선 처방을 요구하는 부모에게 말한다. "약보다 중요한 것은 간혈(肝血) 새는 구멍을 막는 일입니다." 시력 약화의 원인을 찾아 해결하지 않으면 약으로 보충해도 금방 소모된다. 아이들 시력을 약화시키는 주범은 쉽게 찾을 수 있다. 생활 속에 숨어 있어서다.

166.

시력 약화의 가장 큰 범인은 모바일 기계다. 손에서 흔들리며 빛 점멸하는 전자제품 말이다. 아이들에게는 포터블 게임기가 문제다. 안경 쓴 아이가 게임기를 손에 쥔 모습이 안타깝다. 부모는 갈수록 약해지는 자녀 시력을 안경으로 해결하려 들 것이다. 아이가 매달리는 포터블 게임기 탓임을 모른다. 자녀에게 포터블 게임기를 사주는 순간부터 아이의 간혈(肝血)이 급속도로 소모된다. 모바일 기계가 안경을 부른다.

167.

모바일 기계인 스마트폰을 문제 삼기가 마음 편치 않다. 트위터가 스마트폰에서도 이루어지기 때문이다. 트위터에 글을 연재하는 나로서 스마트폰 비판이 어렵다. 스마트폰으로 내 트윗을 읽는 독자가 불쾌할 수 있어서다. 나도 모바일 기계 애용자였다. 2005년, 8개월 동안 출퇴근 지하철에서 모바일 기계로 다섯 번째 책을 저술했다. 태교서적이다. 그리고 여섯 번째 책인 음혈론(陰血論)은 트위터 연재물이다. 이처럼 나는 모바일과 인연이 깊다.

168.

음혈론 연재물은 PC에서 작성한 글을 트위터로 옮긴 것이다. 2005년처럼 모바일 기계로 글쓰기는 이제 불가능하다. 내 음혈(陰血) 상태가 그때와 다르다. 손에서 흔들리며 인공 빛 점멸하는 화면에 글 쓸 정도로 지금 나의 음혈은 풍족치 않다. 독자 역시 마찬가지다. 음혈이 부족한 독자는 스마트폰이 아닌 PC로 읽기 바란다. PC 화면도 부담이면 프린터로 출력해 보시라. 나도 장문(長文)이거나 집중할 글은 종이로 출력해서 읽는다.

169.

조사에 따르면 성인이 눈 뜨고 깨어 있는 시간 중 45%를 TV, 컴퓨터, 핸드폰 사용에 쓰고 있다. 그런데 전자파 노출 시간은 거의 100%가 아닐까 싶다. 그만큼 우리 주변엔 전자제품이 범람한다. 전자파 유해성은 과학적으로 논란이 있지만 음양오행(陰陽五行) 관점에서 전자파는 음혈(陰血)을 소모시킨다. 양인(陽人) 체질과 음혈이 부족한 사람은 전자파 영향을 더 많이 받는다. 같은 전자파에 사람마다 다르게 반응하는 이유다.

170.

전기가 흐를 때 진동으로 생기는 전기장과 자기장의 파동이 전자
파다. 전기는 성질이 조(燥)하고 열(熱)한 양성(陽性)으로 음혈(陰血)을
말린다. 이는 전기로 인한 화상(火傷) 환자에게서 확인된다. 전자파도
전기와 같은 성질이다. 전자파가 인체 음혈을 어떻게 소모시키는지
전자레인지에서 볼 수 있다. 전자레인지의 마이크로파가 물 분자를
진동시켜 발생된 열로 음식 수분을 말리듯이 전자파는 인체에
화열(火熱)을 조성하며 음혈을 소모시킨다.

171.

전자파 문제가 대중에게 알려지면서 전자파가 적은 제품이 개발되고
있다. 예컨대 TV와 컴퓨터 모니터의 경우 브라운관보다 LCD의
전자파가 적다. 국가 검증을 거치는 제품 모두 전자파가 기준치 이하로
안전이 확보된다. 그러나 음혈(陰血)이 부족한 사람에게는 여전히
문제될 수 있다. 전자파에 민감하기 때문이다. 몸 건조할수록 정전기가
잘 생기듯이 말이다. 그릇(인체)에 담긴 물(陰血)이 적으면 같은
화력(전자파)에도 물이 빨리 끓는(火熱) 법이다.

172.

특별한 이유 없이 몸이 불편한 음혈(陰血) 부족 환자는 전자파 점검이
필요하다. 기준치 이하라고 안심할 것이 아니다. 거주공간에 전자제품
많은지 살펴라. 쓰지 않는 코드를 뽑자. 냉장고처럼 계속 전기를 써야
하는 제품은 접지형 콘센트를 사용하자. 숯과 선인장은 전혀 효과 없다.

접지 콘센트와 접지 멀티탭이 효과적이다. 콘센트가 접지 처리만 되어도 전자파 수치는 거의 제로다. 접지형은 플러그가 둥글며 깊고, 옆에 금속 막대가 있다.

173.

취침하는 방의 전자파 차단은 음혈(陰血)이 부족하지 않은 사람에게도 중요하다. 잘 때 축적되는 음혈이 전자파로 방해 받아선 안 되기 때문이다. 취침 공간에 전자제품을 두지 않는 것이 최선이다. 있어야 한다면 자기 전에 반드시 코드를 뽑자. 전원 끄는 것으로 어림없다. 잠자리 벽 맞은편에 있는 전자제품도 그렇게 관리하자. 그리고 잘 때 전기장판, 전기매트 사용은 최악이다. 꼭 써야 한다면 전자파 차단 제품을 선택해야 한다.

174.

가전제품은 접지 처리로 전자파 제어가 용이하다. 문제는 핸드폰이다. 손으로 들어서 몸에 밀착하는 제품이라 접지가 불가능하다. 이어폰을 사용하거나 왼손보다 오른손으로 받으면 전자파 피해가 적다고 하나 음혈(陰血) 부족 환자에겐 큰 부담이다. 통화하다 보면 핸드폰이 뜨거워진다. 뜨거운 핸드폰은 전자파가 인체에 화열(火熱)을 조성하는 신호다. 그 화열이 음혈(陰血)을 말린다. 열이 발생되는 전자제품은 해롭다.

175.

음혈(陰血)이 부족한 사람은 간단히 통화하자. 무선 전화기가 뜨거워지기 전에 통화를 마치자. 과학 문명이 발달할수록 음혈허(陰血虛) 환자는 생활 제약이 많아진다. 문명 자체가 음혈을 소모시키는 까닭이다. 인공 빛처럼 전자파도 공해다. 건강한 사람은 피해를 못 느끼지만 감각 예민한 동식물은 생존에 영향을 받는다. 꿀벌의 급격한 감소가 무선 전파 탓이라는 주장이 있다. 현대 문명에서 음혈 부족 환자는 꿀벌 신세와 다름없다.

176.

휴대전화의 피해는 담배와 같다. 직접 사용하지 않아도 담배의 간접흡연처럼 피해를 받는다. 밀폐된 공간에서 가까운 누군가 핸드폰을 사용하면 전자파 영향을 받는다. 스마트폰 등장으로 와이파이(무선 인터넷망) 전자파가 논란이다. 캐나다 일부 학부모들이 학교에 설치된 와이파이 중계 장치 때문에 자녀가 신경 질환을 앓는다며 호소하고 있다. 교실 내의 마이크로파가 휴대전화 기지국보다 강하다는 주장이다.

177.

무선 주파의 생물학적 영향을 연구하는 학자도 학부모들의 주장에 동조했다. 아이의 두개골은 성인보다 얇기 때문에 마이크로파를 쉽게 흡수해서 신경 및 심장 증상을 일으킬 수 있다는 견해를 밝혔다. 그런데 이는 두개골 두께만의 문제가 아니다. 성장기 아이들은 양물(陽物)인 까닭에 성인보다 음혈이 부족하여 벌어진 문제다. 따라서 성인일지라도 음혈이 부족하면 무선 전자파에 병리적 영향을 받는다.

178.

와이파이 중계 장치가 얼마나 많은지 광고될 정도로 통신사들이 경쟁적으로 설치하는 현실에서 무선 전자파를 피할 곳은 없다. 도심 곳곳이 휴대전화 기지국처럼 되어 버린 상황에서 음혈(陰血) 부족 환자가 살려면 음혈을 보충할 수밖에 없다. 강제로 빼앗긴 만큼 채워야 한다. 선현들이 보혈(補血), 보음(補陰)하는 약재와 처방을 분류해 놓았으니 음혈 빼앗는 도둑 때문에 절망할 것까지는 없다. 그래도 도둑 잡고자 노력해야 한다.

179.

사람 몸은 기계와 다르다. 부족한 만큼 채운다고 보충되지 않는다. 50이 부족하다고 50만 채워서 해결되지 않는다. 70 이상 채워야 50이 보충된다. 인체는 소화기로 흡수하는 까닭에 채운(食) 것 모두 보충(흡수)되지 않는다. 소화, 흡수기능이 감당하는 만큼 채워야 하므로 음식이든, 약이든 Input 양에 한계가 있다. 따라서 음혈 소모를 최소한으로 줄이는 것이 최선이다. 특히 소화기가 약한 음혈이 부족 환자는 명심해야 한다.

음혈(陰血) 양생법(養生法)

② 전자제품 사용을 줄인다. 가전제품은 접지 처리하자. 접지 콘센트나 접지 멀티탭을 사용하면 된다. 취침 공간에 전자제품을 두지 않는다. 쓰지 않을 때에는 코드를 뽑는다. TV, 컴퓨터로 가능한 일을 모바일 기계로 하지 말자. 무선 통화는 간단히 한다. 휴대폰이 뜨거워지기 전에 통화를 마치자. 장시간 통화가 불가피하면 이어폰을 사용한다. 휴대폰 사용자가 많은 밀폐 공간을 피한다.

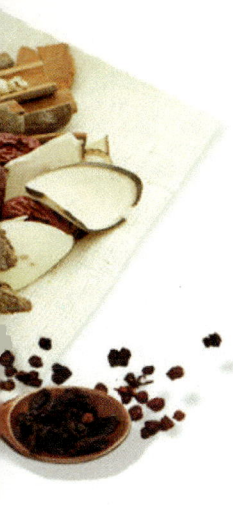

세 번째 방법: 금연하자

181.

[니코틴 중독] 거리를 보자. 현대인 손에 들려진 것은 모바일 기계만이 아니다. 담배도 있다. 길을 걸으며 흡연하는 모습, 건물 주변에 옹기종기 모여 연기 피우는 모습들. 도심의 일상 풍경이다. 길바닥엔 담배꽁초가 널려 있고, 흡연자가 뱉은 침 자국이 선명하다. 우리나라 성인 남성의 흡연율은 45%. 그런데 담배는 45%만의 문제가 아니다. 간접흡연 때문에 흡연은 현대인 전체 문제로 확대된다.

182.

단계 선생은 인공 빛 때문에 별이 실종된 밤하늘을 보면서, 전기로 돌아가는 제품들이 내뿜는 전자파를 느끼면서 현대인의 간혈(肝血) 부족을 걱정할 것이다. 그리고 어디서나 맡아지는 담배 냄새를 통해 현대인의 폐음(肺陰) 부족을 경고할 것이다. 폐음 말리는 화열(火熱)한 담배에 중독된 사람들에게서 단계 선생은 660년 전, 화열병(火熱病)에 소열(燥熱)한 약재를 써서 환자를 죽음으로 유도한 『화제국방』의 폐단을 또다시 목격할 것이다.

183.

음혈(陰血)은 오장(五臟)으로 세분된다. 간음혈(肝陰血), 심음혈(心陰血), 폐음(肺陰), 신음(腎陰). 이상 네 가지는 병리(病理) 해석을 위한 분류다. 간음혈이 실제 물질로 존재한다기보다 간담(肝膽) 목(木)에서 발현되는 음혈 부족의 병리 증상을 간음혈 부족이라 해석하는 것이다. 따라서 간음혈이 어떻게 존재하는지, 폐음이 과학적으로 어떤 물질인지 고민할 필요 없다. 음양오행에 따른 병리 해석이기 때문이다.

184.

음혈(陰血) 부족이 오행의 목(木)에서는 간음혈허(肝陰血虛), 화(火)에서는 심음혈허(心陰血虛), 금(金)에서는 폐음허(肺陰虛), 수(水)에서는 신음허(腎陰虛)로 발현된다. 음양관(陰陽觀)의 표현인 음혈 부족이 오행관(五行觀)으로 재해석된 것이다. 오행 가운데 토(土) 분류가 없는 것은 비토(脾土)가 습장(濕臟)이기 때문이다. 음식으로 항상 습한 탓에 음혈 부족이 없다. 비위(脾胃)는 다른 장부와 달리 조(燥)해야 건강하다. 여기서 자음론(滋陰論)과 음혈론(陰血論)의 고민이 있다.

185.

단계 선생이 자음론(滋陰論)에서 열(熱)한 인삼을 애용하고, 내가 음혈론(陰血論)에서 조(燥)한 백출을 사용함은 음혈 부족이 오행으로 분류되지 않는 유일한 장부인 비토(脾土) 때문이다.

습장(濕臟)이어서다. 음혈 보충 과정에서 비토 습장이 더 습해짐을 염려해서다. 더 습해지면 소화 장애가 생긴다. 소화기 약한 음혈 부족 환자는 인삼이나 백출로 비토의 습을 말려야 한다. 아궁이 불 꺼지지 않도록 조심하면서 건조한 집에 물 뿌리는 셈이다.

186.

눈[眼]이 간혈(肝血) 새는 구멍이면 폐음(肺陰)은 코[鼻]로 샌다. 인공 빛은 눈을 자극해 간혈을 소모시키고, 담배 냄새는 코를 통해 폐음을 바싹 말린다. 간접흡연 피해가 직접 흡연에 못지않은 이유다. 비흡연자라도 담배 냄새는 어디서나 맡을 수 있다. 눈은 감으면 되지만 코를 막기란 불가능하다. 코 막으면 호흡이 곤란하다. 코 막고 입으로 숨 쉬어도 담배 연기에 폐음 마르기는 마찬가지다.

187.

현대인에게 간음혈(肝陰血) 부족보다 심각한 것이 폐음(肺陰) 부족이다. 간혈 부족은 개인 노력으로 예방할 수 있지만 폐음 부족은 그렇지 않다. 폐음 부족은 사회 전체가 합심해야 예방된다. 담배 탓이다. 담배 문제는 개인 노력으로 해결되지 않는다. 비흡연자라도 간접흡연의 피해를 당하기 때문이다. 금연을 유도하고, 간접흡연 막는 법적(法的) 제약이 요구된다. 개인의 자유 의지에 맡겨선 안 된다. 그래야 폐음을 지킬 수 있다.

인간의 욕심은 건강과 반대로 움직인다. 흡연자의 행복 추구권과 비흡연자의 건강 추구권이 충돌하는 상황에서 국가는 건강 추구권을 보호해야 한다. 폐음 부족의 심각성을 인식한다면 선택의 여지가 없다. 흡연자와 비흡연자의 충돌은 담배가 우리나라에 대중화되기 시작하면서부터 있었다. 심지어 왕과 신하 사이에도 충돌이 벌어졌다. 200년 전에 말이다. 애연가인 정조 임금이 그러했다.

담배가 우리나라에 전해진 것은 임진왜란을 통해서다. 1616년, 광해군 8년에 담배를 도입했다는 기록이 있다. 초기에는 상류층만 피우다가 점차 백성들에게 전파되었다. 백성들이 남초(南草)라 부른 담배는 정조 21년, 전국적으로 재배되면서 대중화되었다. 정조 임금이 애연가였기에 가능했다. 담배 냄새를 싫어해서 궁궐 내 흡연을 금지시켰던 광해군과 달리 정조는 궐내에 담배를 재배하고 신하와 함께 흡연할 정도로 골초였다.

정조는 담배를 예찬한다. "나는 젊어서 다른 기호 없이 책만 보았다. 연구하고 탐색하느라 심신에 피로가 쌓여 수십 년을 보냈다. 그로 인해 생긴 병으로 가슴속이 꽉 막혀 밤을 꼬박 새우기도 했다. 왕좌에 오른 뒤로 병증이 더욱 심해졌다. 백방으로 약을 구했으나 오로지 이 남초(南草: 담배)에서만 도움을 얻었다. 불기운으로 한담(寒痰)을 공격하자 가슴 막힌 것이 저절로 사라졌다. 연기의 진기가 폐를 적셔서 밤잠을 편히 이룰 수 있었다."

191.

건강에 해로우니 금연으로 옥체를 보전하라고 직언하는 대신들에게 정조는 담배를 예찬했다. 담배가 대중화되면서 금연 상소가 조정에 지속적으로 올라오던 시절이었다. 애연가 정조에게는 대신들의 직언과 상소가 답답했으리라. "금지하자는 주장은 무슨 이유에서인가? 쓰기에 유용하고, 사람에게 유익하기는 차(茶)나 술[酒]보다 낫다고 할 수 있지 않은가?" 흡연으로 정무 스트레스를 풀던 정조의 항변이었다.

192.

정조의 항변은 틀렸다. 담배는 사람에게 절대 유익하지 않다. 약으로 효험이 있다고 기호품 삼을 수은 없다. 약과 기호품은 다르다. 약은 아플 때 복용하는 것이고, 기호품은 매일 먹을 수 있는 음식이다. 약과 음식의 경계는 음양(陰陽) 편중으로 결정된다. 음양 편중이 클수록 약물이고, 작을수록 음식이다. 음(陰)과 양(陽)이 한쪽씩 위치한 저울에서 어느 한 방향으로 크게 기울면 약물이다. 음식은 음양 저울의 기울기가 작다.

193.

음양(陰陽) 저울의 기울기는 임상에서 중요하다. 기울기가 커진 만큼 약성(藥性)이 강하기 때문이다. 예컨대 양(陽)으로 기울어진 것을 양 체질의 사람이나 양성 질병 환자가 복용하면 해로운데 기울기가 클수록 부작용이 커진다. 선현은 본초서(本草書)에 각 약물의 음양 기울기를 표시했다. 대열(大熱), 열(熱), 온(溫), 평(平), 량(凉), 한(寒), 대한(大寒). 환자의 체질과 질병의 성질을 올바로 감별하면 부작용 없이 처방할 수 있도록 분류했다.

194.

약물이라도 음양(陰陽) 기울기가 작으면 음식으로 활용 가능하다. 이상 일곱 가지 분류 가운데 온(溫), 평(平), 량(凉)에 해당하는 약재가 그렇다. 건강보조식품, 한방차, 약선 요리에 쓰이는 약재들이 여기에 속한다. 대열(大熱), 열(熱), 한(寒), 대한(大寒)의 약물은 약성이 강해서 음식으로 사용하면 안 된다. 반대 체질이 먹으면 부작용이 생긴다. 열(熱)한 약물인 인삼, 홍삼을 건강보조식품 삼으면 절대 안 된다. 한방차나 요리 재료로도 어림없다.

195.

담배는 음양 저울이 양(陽) 방향으로 크게 기울어진다. 인삼, 홍삼처럼 열(熱)에 속한다. 기호품으로 삼을 수 없는 이유다. 양(陽) 체질과 양성(陽性) 질병에 담배를 피우면 해롭다. 『방약합편(方藥合編)』에는 담배가 약물로 소개된다. "烟草辛熱 逐瘴痰 寒毒風濕 殺蟲堪(성질이 맵고 열해서 풍토병으로 생긴 담, 한독, 풍습을 없애고, 벌레 죽이는 효능이 우수하다.)" 이는 몸이 열(熱)한 사람과 담(痰), 한(寒), 풍(風), 습(濕)의 질병이 없는 사람은 흡연하지 말라는 의미다.

196.

정조 임금의 답답한 가슴과 불면은 기울(氣鬱) 탓이다. 울체된 기운을 담배가 풀어준 것이다. 이는 흡연자들이 담배 피우는 목적이다. 스트레스 해소 말이다. 스트레스가 기울이다. 담배의 화열(火熱)한 성질이 기운 소통시키는 것으로 흡연을 합리화하지 말자. 음양(陰陽) 기울기가 심하지 않은 약재 중에서도 기울 풀어주는 것들이 많아서다. 스트레스 해소하고자 담배에만 매달릴 이유 없다.

197.

청목향(靑木香)이라는 약재가 있다. 담배와 음양(陰陽) 기울기가 반대로 성질이 한(寒)하지만 효능은 비슷하다. 기운 소통 효능이 담배처럼 우수하다. 열(熱)한 담배가 음인(陰人) 기울(氣鬱)에 적합하다면 한(寒)한 청목향은 양인(陽人) 기울에 좋다. 그러나 청목향은 사용할 수 없다. 발암성이 확인되어 정부에서 유통을 금지시킨 것이다. 발암 물질이 금지됨은 당연하다. 그런데 담배는 왜 유통되는가? 담배에도 발암 성분이 있지 않은가?

198.

조금이라도 발암 성분이 검출되면 바로 유통이 금지되는 현실에서 담배가 판매됨은 충격이다. 담배는 왜 예외인가? 담배는 거리낌 없이 피우면서 청목향을 달여 마시는 것을 거부하는 이유가 무엇인가? 스트레스 해소를 위해 담배의 발암성을 용납해야 한다면 청목향 역시 마찬가지가 아닌가? 담배도 청목향처럼 금지되어야 한다. 담배는 청목향보다 더 해롭다. 중독성까지 있어서다.

199.

중독 약물은 의료인 감독 아래 철저하게 관리된다. 약효가 아무리 우수해도 남용하여 중독되면 피해가 심각해서다. 팝스타 마이클잭슨을 사망하게 만든 수면 마취제, 프로포폴(Propofol)을 마약류로 분류한 것은 국민 보건을 위해 환영할 일이다. 그런데 담배의 니코틴 중독은 모두가 무관심하다. 마약까지 분류되지 않더라도 쉽게 판매되어선 안 된다. 일단 중독되면 금연하기가 매우 어렵다. 더구나 발암 물질이지 않은가?

200.

냄비 안에 개구리가 있다. 처음부터 뜨거운 물에 개구리 넣으면 놀라서 뛰쳐나가지만 찬물에 넣고 서서히 끓이면 위험을 모르다가 결국 삶아져 죽는다. 흡연자는 이러한 개구리 신세다. 담배에 중독되어 냄비에서 벗어나지 못한다. 담배의 화열(火熱)로 냄비가 서서히 끓고 있음을 모른다. 폐음(肺陰)이 고갈되어 삶아져 죽음을 예상하지 못한다. 폐암, 폐결핵, 노인성 폐렴 등이 생명을 위협하는 폐음 고갈병이다.

201.

고령자의 부고를 접하면 노인성 폐렴으로 사망한 경우가 많다. 젊은 사람에게 심한 감기 정도로 여겨지는 폐렴이 65세 이상 노인에겐 위험하다. 노인성 폐렴이 무서운 것은 노인의 폐음(肺陰)이 부족해서다.

폐음은 자동차 냉각수와 같다. 엔진 과열을 막는 냉각수 말이다. 냉각수가 부족하면 엔진이 쉽게 과열되듯이 폐음허(肺陰虛)하면 체내 염증 제어가 어려워진다. 폐의 염증인 폐렴(肺炎)이 그래서 폐음 부족에는 위험하다.

202.

어린이도 마찬가지다. 어린이는 성장기로 음혈(陰血)이 항상 부족하기 때문에 폐렴을 조심해야 한다. 폐의 염증 제어가 어려울 수 있어서다. 폐렴으로 입원하는 아이들이 많은 이유다. 소아 감기가 고열(高熱)을 쉽게 동반하는 것도 폐음(肺陰) 부족에 원인이 있다. 클수록 열감기가 줄어드는데 이는 생리적으로 폐음이 보충되어서다. 성인이 되면서 자연스럽게 채워지는 폐음은 늙으면서 다시 줄어든다. 자연의 섭리다.

203.

흡연으로 폐음(肺陰) 소모를 재촉하면 노화가 빨라진다. 나이 들면서 악착같이 지켜야 할 폐음을 담배 화열(火熱)로 말려서야 되겠는가? 노화가 촉진된 골초에게는 노인성 폐렴이 일찍 나타날 수 있다. 냉각수 고갈로 엔진이 과열되어 멈춰 버린 자동차처럼 폐기능이 정지된다. 폐결핵과 폐암 역시 그러하다. 성난 양(陽)을 폐의 음(陰)이 제어하지 못해서 벌어지는 문제가 폐결핵과 폐암이다. 폐음을 말리고, 양기(陽氣)를 성하게 만드는 것이 담배다.

204.

사람마다 폐음(肺陰)을 채우는 냉각수 용량이 다르다. 냉각수통이 작아 폐음이 적게 채워지면 냉각수가 금방 말라 엔진이 쉽게 과열된다. 체질적으로 양인(陽人)이 그렇다. 양인은 폐조심열(肺燥心熱)한 문제가 많은데 폐조심열은 냉각수 부족(肺燥)으로 엔진이 과열(心熱)되는 병리 현상이다. 양인은 폐음 절약에 최선을 다해야 한다. 양인이 자신의 냉각수통이 소용량인 것을 인지하지 못하고 폐음을 낭비하면 노인성 폐렴과 폐결핵, 폐암의 사인(死因)을 맞이하게 된다.

205.

담배 냄새 싫어하는 사람이 있다. 양인(陽人) 가운데 많다. 부족한 폐음(肺陰)을 담배로부터 지키려는 본능인데 내가 담배 연기를 노골적으로 피하는 이유다. 문제는 이러한 본능조차 없는 양인들이다. 니코틴 중독은 생존 본능마저 누른다. 그래서 중독이 무섭다. 처음부터 담배를 배우지 말아야 한다. 마약과 같아서 생명 단축이 감지되어도 끊기 어렵다. 중독 문제는 국민 선택에 맡기면 안 된다. 정부가 강력히 통제해야 한다.

206.

어느 양인(陽人) 골초가 장수 노인 중에 애연가가 많다며 흡연으로 인한 스트레스 해소 덕분이라는 이야기를 했다. 괴상한 주장에 나는 답했다. "선천적으로 폐음(肺陰)이 풍부한 까닭에 오랜 기간 흡연해도 괜찮은 것입니다." 뱁새가 황새 따라가면 가랑이 찢어진다. 폐음이 부족한 양인이 폐음 풍부한 사람을 예로 들어 담배를 예찬하지 말자. 담배는 모든 사람에게 해롭지만 특히 양인은 냄새조차 피해야 한다.

207.

정조 임금의 담배 예찬이 안타깝다. 정조가 양인(陽人)이기 때문이다. 정조의 사인(死因)은 흡연과 무관하지 않다. 정조는 종기 악화에 따른 패혈증으로 사망했다. 화열약(火熱藥)인 인삼 부작용 탓임은 앞서 설명했다. 하루치 인삼 처방 양이 보통 4g인데 어의(御醫)는 정조에게 하루 100g의 인삼을 처방했다. 양인에게 말이다. 정조는 평소 자신에게 열이 많아 인삼 맞지 않음을 알았다. 그런데 같은 화열약인 담배의 해로움은 왜 몰랐을까?

208.

인삼이 맞지 않은 양인(陽人)임에도 흡연을 즐긴 정조는 평소 폐음(肺陰)이 부족했다. "나는 뱃속의 화기(火氣)가 오르기만 하고 내려가지 않는다. 여름 들어 더욱 심해져 차가운 약제를 몇 첩이나 먹었는지 모른다." 심환지에게 보낸 정조의 편지에서 배 속 화기는 폐음이 제어하지 못해 벌어진 폐조심열(肺燥心熱)이다. 여름에 땀으로 냉각수가 더 말라 엔진이 크게 가열되었으니 차가운 약재만으로 심열(心熱)을 다스리기 역부족이다.

209.

"전하, 배 속 화기(火氣)를 진정시키려면 폐음(肺陰)을 고갈시키는 담배부터 끊으셔야 하옵니다." 내가 어의(御醫)였다면 이렇게 충언드릴 것이다. 그리고 폐음 보충하는 처방에 집중하겠다. 인삼은 배제하고 말이다. 그러나 나의 충언은 통하지 않았으리라. 실제 정조는 대신들의 금연 상소를 거절했다. 바로 이 점이 담배의 무서움이다. 니코틴 중독 상태라 금연이 불가능했던 것이다. 담배 해로움은 죽기 직전이 되어서야 깨닫는다.

210.

폐음(肺陰)이 부족하면 피부가 건조해진다. 폐(肺)는 피부(皮膚)와 통하기 때문이다. 폐음이 부족하면 피부에 염증이 잘 생기고, 치료도 더디다. 정조가 종기로 고생하고 쉽게 낫지 않았던 원인이 폐음 부족에 있다. 이에 담배는 정조의 사인(死因)과 연결된다. 정조의 사망 원인은 '담배'로 인한 폐음 부족으로 피부에 염증이 심해졌는데 '인삼'이 염증을 악화시켜 패혈증을 일으켰기 때문이다. 담배와 인삼, 이 두 가지 화열약(火熱藥)이 문제였다.

211.

부작용이 생기는 약을 누군가 억지로 먹인다고 생각해보자. 이것은 심각한 인권침해다. 이러한 침해를 흡연자는 항상 벌인다. 간접흡연으로 말이다. 양인(陽人) 근처에서의 흡연은 양인에게 강제로 화열약(火熱藥)을 먹이는 행동이다. 그 양인이 화열병(火熱病)을 앓는 환자면 심각해진다. 간접흡연으로 병세가 악화되기 때문이다. 화열병 악화는 생명까지 위협하므로 간접흡연은 인권침해를 넘어 살인 행위다.

212.

간접흡연은 양인(陽人)만의 문제가 아니다. 음인(陰人)도 피해야 한다. 발암 물질이지 않은가? 파우더에 석면 함유로 난리난 적이 있었다. 석면이 발암 물질인 까닭에 해당 파우더 사용이 금지되었다. 그런데 간접흡연은 왜 괜찮은가? 석면 들어간 파우더 만든 회사는 고소하면서 간접흡연 야기하는 흡연자에겐 왜 관대한가? 석면 파우더에 경악하면서 간접흡연을 문제 삼지 않음은 아이러니다. 담배 역시 석면처럼 발암 물질임을 잊지 말자.

213.

불 붙여 연기 피우는 것은 바람직하지 않다. 연기 자체가 건강에 해롭기 때문이다. 요리할 때 발생하는 연기가 비흡연성 여성 폐암의 원인임은 밝혀진 사실이다. 고기 굽는 연기, 튀김 연기가 특히 해롭다. 풀이나 짚, 나무 태우는 연기도 문제여서 과거 아궁이 앞에서 요리하는 여성의 호흡기 건강을 크게 위협했다. 아궁이를 쓰지 않는 현대인도 마찬가지다. 가스레인지의 불연소 가스 역시 다를 바 없다.

214.

태워서 생긴 연기가 폐음(肺陰)을 말린다. 불로 조성된 화열(火熱) 성질이 연기에 담겨서다. 연기 피울 때에는 연기 해소를 동시에 취해야 한다. 요리할 때 레인지후드를 작동시키듯이 말이다. 흡연자도 공기청정기에 얼굴 붙이고 담배 피워라. 태우는 재료가 온열(溫熱) 약재면 연기의 화열이 더욱 강해져 폐음을 크게 말린다. 담배가 온열약재다. 모든 연기가 폐음에 부담이지만 그중에서 담배 연기가 가장 해롭다.

215.

나는 뜸 시술을 하지 않는다. 뜸 연기가 부담스러워 시술하지 않는다. 뜸이 효과적인 환자도 있지만 양인(陽人) 체질로서, 음혈(陰血)이 부족한 한의사로서 폐음 소모 때문에 시술할 수 없다. 환자도 마찬가지다. 양인 체질의 환자, 폐음이 부족한 환자, 화열병(火熱病)을 지닌 환자는 뜸을 피해야 한다. 뜸 연기뿐만 아니라 뜸 자극 자체가 부담이다. 뜸 재료인 쑥 역시 담배처럼 온열(溫熱) 약재인 까닭이다.

216.

한의대 시절, 급체로 식울(食鬱) 상태에서 가슴 답답한 흉민(胸悶)을 다스리고자 스스로 가슴에 뜸을 시술했다. 어처구니없는 행동이었다. 중초(中焦: 脾胃)가 울체된 까닭에 상초(上焦: 心肺)로 화기(火氣)가 몰려 생긴 문제인데 화열법(火熱法)인 뜸을 시술했으니 말이다. 불난 집에 기름 부은 셈이다. 뜸 연기가 피어오르면서 심번(心煩)을 경험했다. 가슴이 심하게 조이고, 속에 불덩이가 뭉치는 느낌이었다.

217.

심번(心煩)에 놀라 가슴의 뜸을 바로 제거했지만 잘못된 시술 피해는 참혹했다. 이후 2년간 공황장애로 고생한 것이다. 공황장애는 폐조심열(肺燥心熱) 증세다. 소화제와 침으로 식울(食鬱)만 풀어도 간단히 해결될 문제였는데 뜸 탓에 폐음(肺陰) 마르고, 심열(心熱) 뭉쳐 공황장애로 악화되었다. 스스로 자초한 의료 사고였다. 나를 괴롭힌 공황장애의 원인이 토울(土鬱)과 폐조심열임을 깨닫기까지 2년 걸렸다. 처절한 고행이었다.

218.

뜸 한 번의 실수로 2년 고생했지만 그 덕에 나는 음혈론(陰血論)의 중요성을 체험했다. 양인(陽人) 체질이 화열병(火熱病)을 앓았을 때 화열법(火熱法)을 잘못 시술하면 어떤 참혹한 결과가 벌어지는지 경험한 것이다. 공황장애로 고생하면서 여러 한의사에게 도움을 청했으나 내 문제를 토울(土鬱)과 폐조심열(肺燥心熱)로 지적한 선배는 없었다. 원인 파악이 불가하니 치료될 리 없었다. 이렇게 2년의 시간을 낭비했다.

219.

육울탕(六鬱湯) 복용 전까지 나는 온보(溫補)에 치중했다. 인삼도 많이 복용했다. 화열법(火熱法)인 뜸으로 악화되었음에도 정신 못 차린 것이다. 음혈론(陰血論) 개념이 없던 시절이라, 더구나 이를 지적하는 선배 한의사도 없어서 불난 집에 부채질했다. 심한 소화 장애를 동반한 불안, 공포를 소화기 약한 문제(土虛)로 착각했다. 소화 장애는 토울(土鬱), 가슴 태우는 불안, 공포는 폐조심열(肺燥心熱)이 원인임을 당시엔 몰랐다.

220.

고생하던 중에 친구의 한약을 얻어먹었다. 막힌 몸속이 뻥 뚫리는 느낌을 경험했다. 온보약(溫補藥)들과 다른 상쾌한 반응이었다. 육울탕(六鬱湯) 덕분에 나는 온보(溫補) 문제가 아님을 깨달았다. 처방 명칭대로 토울(土鬱: 食鬱) 문제임을 깨달은 것이다. 이때부터 해울(解鬱)에 집중했다. 긴장 시에 가슴이 타면서 불안과 공포가 엄습하면 사향소합원(麝香蘇合元)을 먹었다. 먹자마자 울체가 풀리면서 마음이 진정되었다. 치료의 실마리가 보였다.

221.

불안, 공포의 응급 상황은 해울(解鬱)로 진정되었으나 근본 문제는 다스려지지 않았다. 계속 재발했다. 토울(土鬱)과 폐조심열(肺燥心熱), 이상 두 가지가 원인이었기에 울체된 토(土)를 풀어주는 치료로 부족했다. 근본 해결책은 폐음(肺陰)의 지속적인 보충으로 폐조심열 다스리는 치료법이었다. 울체된 소화기를 풀고, 폐음을 보충하면서 심열(心熱)을 식히는 방법으로 치유되었다. 현재 나는 공황장애 환자를 같은 방법으로 치료하고 있다.

222.

육울탕은 월국환(越鞠丸)에서 비롯된 처방이다. 육울탕 덕분에 살아난 나는 육울탕의 뿌리인 월국환을 누가 만들었는지 궁금했다. 이 궁금증에서 음혈론(陰血論)이 시작되었다. 월국환을 만든 사람은 단계 선생이다. 선생과의 인연은 이렇게 맺어졌다. 단순 식체(食滯)가

뜸 부작용 탓에 공황장애로 악화되지 않았더라면 나는 단계 선생의 자음론(滋陰論)에 주목하지 않았을 것이다. 음혈론도 연구되지 못했을 것이다. 새옹지마다.

223.

새옹지마는 결과적인 일이다. 뜸 부작용으로 병세가 악화되었을 때 이를 극복하지 못한 사람은 어찌될까? 화열법(火熱法)으로 화열병(火熱病)이 더 심해진 양인(陽人) 환자가 폐조심열(肺燥心熱)을 다스리는 방법과 인연을 맺지 못한 경우 어떻게 될까? 끔찍하다. 나는 단계 선생과의 인연으로 이어졌지만 모든 환자가 이처럼 새옹지마를 경험하는 것은 아니다. 심각한 피해를 초래하는, 체질과 병세에 어긋난 시술을 경계해야 한다.

224.

한의사의 돌팔이 배격은 밥그릇 싸움이 아니다. 돌팔이가 국민 건강을 위협하기 때문이다. 뜸이 누구나 부작용 없는 만병통치(萬病通治)라고 대중을 현혹하는 돌팔이는 배척되어야 한다. 만병통치의 표현 자체가 돌팔이 문구다. 정말 뜸이 모든 사람에게 부작용 없고, 만병통치라면 과거에 내가 공황장애로 고생했겠는가? 뜸은 화열법(火熱法) 시술로서 양인(陽人) 체질과 양성(陽性) 질병에는 사용할 수 없다.

침(鍼)은 음양(陰陽)을 갖춘 시술로 보사(補瀉) 모두 가능하다.
그러나 뜸(灸)은 음(陰)이 배제된 양(陽) 시술로서 뭉친 기운을 빼내는
사법(瀉法) 없이 양기(陽氣) 보충하는 보법(補法)만 있다. 인삼,
홍삼처럼 온보(溫補)만 가능한 것이다. 인삼, 홍삼이 체질적으로
맞지 않는 사람은 뜸 역시 멀리해야 한다. 나처럼 뜸 냄새도 피해야
한다. 담배 연기를 경계하듯이 말이다. 홍삼에 빠진 사람은 뜸으로
기세등등한 돌팔이에 현혹되기 쉽다. 홍삼과 뜸의 성질이 같아서다.

홍삼과 뜸 그리고 담배는 사람들이 선호하는 약과 시술 그리고
기호품이다. 모두 양성(陽性)에 속해서 양(陽)을 북돋고, 기(氣)를
돌린다. 반면에 음혈(陰血)을 보충하는 약, 시술, 기호품은 선호받지
못한다. 왜 그럴까? 현대인은 왜 양성만 좋아할까? 이는 현대인의
성정(性情) 탓이다. 급한 성격 말이다. 문명은 사람을 조급하게 만든다.
자동차, 비행기 없이 먼 거리를 걷는 여유가 현대인에겐 없다. 여러분도
핸드폰 없으면 단절감에 불안하지 않은가?

양법(陽法)은 효과가 신속하다. 마른 들판에 불 번지듯 말이다.
반면에 음법(陰法)은 효과가 느리다. 음혈(陰血) 보충보다 양기(陽氣)
북돋는 방법이 빠르다 보니 성질 급한 현대인은 양성(陽性)을 선호한다.
냉각수통에 냉각수 채워지는 시간마저 조급해서 기다리지 못한다.

피곤하면 홍삼으로 기운을 반짝 일으키고, 순환이 어려우면 뜸으로 기운을 반짝 돌리고, 스트레스 받으면 담배로 기운을 반짝 소통시켜야 직성이 풀리는 것이다.

228.

음인(陰人) 체질은 홍삼과 뜸으로 반짝 양(陽) 북돋고, 반짝 기(氣) 돌려도 좋다. 문제는 양인(陽人)이다. 양인은 양법(陽法)의 빠른 효과에 현혹되면 건강을 해친다. 그런데 양인일수록 양법에 빠지기 쉽다. 양인 성격이 음인보다 급하기 때문이다. 체질적으로 부족한 음혈(陰血)을 보충할 생각 없이 양법의 반짝 효과에 매달린다. 피로를 호소하는 양인에게 냉각수를 채울 시간이 필요하다고 말씀드리면 환자는 조급함을 보인다.

229.

음인(陰人)일지라도 음혈(陰血)이 부족하면 양법(陽法)이 바람직하지 않다. 마른 들판에 불 번질 때에는 빠른 속도가 신나지만 들판이 다 타버린 후엔 어찌 할 것인가. 체질적이나 병리적으로 음혈 부족한 사람은 양법을 경계해야 한다. 양법 가운데 흡연은 중독과 발암 탓에 음혈 부족 상관없이 금해야 한다. 입에 물고 불 피워서 기운 반짝 소통시키는 담배를 스트레스 해소로 삼지 말자. 빠르게 기운 소통시키는 만큼 폐음(肺陰)을 바짝 말린다.

230.

음혈(陰血) 말리는 담배가 여성에게 악용되고 있다. 다이어트 목적으로 말이다. 이것이 여성 흡연자가 급증하는 이유다. 현대인의 급한 성격에 편승하여 속성 다이어트가 인기다. 속성 다이어트는 쉽다. 하법(下法)으로 음혈을 말리면 된다. 땀과 소변으로 체액을 빼낼수록 체중이 크게 줄어든다. 발한제(發汗劑)와 이뇨제(利尿劑)가 다이어트 특효약인 셈이다. 건강에는 해롭다. 체액이 빠진 만큼 음혈이 소모되기 때문이다.

231.

건강을 담보 삼아 다이어트하지 말자. 속성 다이어트에 현혹되지 말자. 체액 소모에 따른 다이어트는 반드시 요요현상을 부른다. 소모된 체액이 채워지면 본래 체중으로 돌아가는 것이다. 그렇다고 계속 하법(下法)으로 체액 말려선 안 된다. 빈대 잡으려고 초가삼간 태워서야 되겠는가? 채식을 바탕으로 삼백(三白: 백미, 설탕, 흰 밀가루) 식품만 차단해도 건강하게 다이어트가 된다. 시간은 오래 걸리지만 이 방법으로 요요현상을 피할 수 있다.

232.

담배는 다이어트의 덫이다. 목표 체중까지만 흡연하자는 생각은 곤란하다. 담배 중독성을 모르는 착각이다. 다이어트 위한 흡연은 평생 후회하게 만든다. 특히 가임기(加姙期) 여성이 그렇다. 여성 흡연이 사회적으로 더 심각한 것은 임신과 관련되어서다. 임신 중 흡연은 태아에게 돌이킬 수 없는 악영향을 끼친다. 처녀시절 흡연하던 여성이 임신을 준비한다고 금연하기 어렵다. 모성(母性) 본능마저 누르는 중독, 니코틴 중독이 그래서 무섭다.

233.

임신부는 화열(火熱)한 음식과 약물을 금해야 한다. 태아에게 전달될 음혈(陰血)이 부족해지기 때문이다. 음혈이 부족하면 태아에게 영양결손이 생기고, 태열(胎熱)이 조성된다. 영양결손은 저체중아와 미숙아를 만들고, 태열은 아이에게 아토피와 알레르기 등의 면역항진 질환을 일으킨다. 따라서 임신부는 매운 음식과 열대성 과일 그리고 인삼, 홍삼 같은 열성(熱性) 음식과 약물을 피해야 한다. 담배는 특히 해롭다. 임신부의 흡연 피해를 나열하면 끝이 없다.

234.

흡연 여성의 임신 성공률은 비흡연자보다 30% 낮다. 임신에 성공해도 자궁외임신 확률이 세 배, 유산 확률이 1.7배, 주산기周産期 사망(임신 후기 사산+조기 신생아 사망) 확률이 2.16배 높다. 조기 태반 박리는 25% 더 자주 나타난다. 출산 시에 기형아 확률이 두 배 높다. 조산아와 미숙아로 태어날 가능성도 높아진다. 엄마가 담배를 피웠던 아이들의 경우 2.3배 높은 피부염 발병률을 보인다. 그리고 10대가 되어 흡연할 확률이 세 배나 높다.

235.

임신부 흡연은 니코틴이 혈관을 수축시켜 태아의 혈액 공급을 방해한다. 이로 인해 영양실조에 걸리면 미숙아로 태어난다. 담배가 음혈(陰血) 부족을 야기한 결과다. 아이들이 피부염과 호흡기 질환에 걸릴 가능성이 높아짐은 담배가 음혈 중에서도 폐음(肺陰)을 소모시킨 결과다. 10대에 흡연 확률이 세 배임은 충격이다. 임신부의 니코틴이 태아에게 전달되어 니코틴 중독이 아이에게 프로그래밍이 된다는 증거이기 때문이다. 담배 중독은 대물림된다.

236.

임신부 흡연은 태아에게 평생 지워지지 않는 낙인이다. 우리나라 임신부 흡연율이 3%. 그러나 간접흡연을 포함하면 100%. 공공장소에서 거리낌 없이 흡연하는 사람이 얼마나 많은가. 임신부가 담배 피하려면 외출 자체를 삼가야 할 지경이다. 남편이 흡연하는 임신부는 집 안에서도 피할 수 없다. 남편이 부인 앞에서 흡연하지 않더라도 접촉을 통해 담배 독성이 전달되기 때문이다. 이것이 3차 간접흡연이다.

237.

간접흡연에는 2차와 3차가 있다. 2차 간접흡연은 담배 연기를 흡입하는 것이고, 3차 간접흡연은 흡연자의 피부, 모발, 옷 등에 묻은 담배 독성이 접촉을 통해 전달되는 것이다. 나는 3차 흡연을 지하철에서 자주 경험한다. 옆 자석 흡연자로부터 느껴지는 담배 냄새 말이다. 간접흡연은 담배 연기만 감춘다고 해결되지 않는다. 임신한 부인을 배려한다고 실외에서 흡연해도 3차 간접흡연의 형태로 부인과 태아에게 피해를 준다.

238.

음혈(陰血) 양생법(養生法)

③ 흡연자는 담배 양 줄이는 것으로 어림없다. 무조건 금연이다. 아주 적은 양의 니코틴을 흡입해도 소변에서 검출되기 때문이다. 일주일에 담배 한 개비 피우니 폐암 걱정 없다고 생각하면 오산이다. 부인이 임신한 남편은 반드시 금연해야 한다. 3차 흡연을 무시하지 마라. 3차 간접흡연으로도 니코틴이 검출된다. 비흡연자는 흡연자에게 간접흡연의 피해를 지적하자. 정부가 강력한 금연 정책을 실시하도록 여론 형성에 힘쓰자.

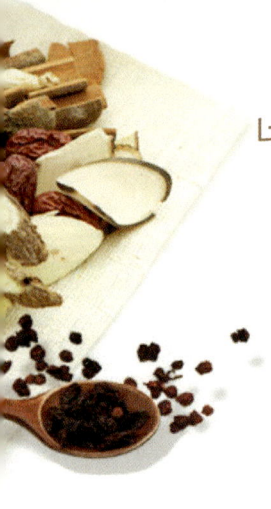

네 번째 방법: 매운 음식 멀리하자

239.

[캡사이신 탐닉] 임진왜란을 통해 우리나라에 전해진 것은 담배 뿐만이 아니다. 고추도 들어왔다. 담배는 남초(南草), 고추는 남만초(南蠻椒)라 불렸는데 여기서 남(南)은 일본을 의미한다. 임진왜란이 1592년에 일어났으니 16세기 이전에는 우리나라에 고추가 없었다. 조상들의 식탁에 시뻘건 음식이 존재하지 않았다. 김치도 지금처럼 고춧가루가 들어가는 붉은 김치가 아니었다. 마늘, 산초, 생강, 차조기 등에 소금으로 간 맞춰 발효시킨 절인 야채였다.

240.

"남만초(고추)에는 강한 독이 있다. 왜국(일본)에서 처음 들어왔기 때문에 왜겨자라고도 불린다. 최근에는 이것을 재배하는 농가를 볼 수 있다. 주막에서 소주와 함께 팔았는데 이것을 먹고 목숨을 잃는 자가 적지 않다." 1613년에 편찬된 『지봉유설』에 고추가 처음 언급된다. 고추를 독초(毒草)로 표현했음에 주목하자. 지봉 이수광이 고추를 독초로 기록함은 당연했다. 고추는 임진왜란 때 왜군이 무기(武器)로 들여온 것이기 때문이다.

241.

일본은 1542년에 포르투갈 선교사로부터 고추를 처음 전래 받았다. 1592년, 조선 침범 당시에 왜군은 고추를 음식으로 삼지 않았다. 그로부터 3백 년이 지나서야 요리 재료로 삼았는데 왜란 당시 고추는 왜군의 화생방 무기였다. "전진(戰陣)에서 고추 태운, 매운 연기를 날려 적군(敵軍)의 눈을 못 뜨게 해놓고 진격하거나 기습을 위해 적 얼굴에 고춧가루를 뿌리기도 했다." 실학자 이규경은 무기로 사용되는 고추를 기록했다.

242.

로마시대에는 후추가 고추처럼 쓰였다. 로마 황제 도미티아누스는 성 안 곳곳에 후추 저장소를 만들었다. 성이 포위되었을 때 후춧가루를 태워 만든 매운 연기로 적 물리치는 화생방 무기로 사용하기 위해서다. 로마 병사들은 후춧가루를 복대(腹帶)에 넣어 두르기도 했다. 겨울에 방한제(防寒劑) 삼은 것이다. 우리 조상도 고추를 방한제로 사용했다. 겨울날 고춧가루를 버선 속에 넣어 언 발을 덥혔다. 역사적으로 후추와 고추는 쓰임이 같았다.

243.

후추와 고추 쓰임이 같았던 것은 매운[辛] 향신료라는 공통점 때문이다. 육류와 궁합이 맞는 후추는 육식(肉食) 위주인 서양 입맛을,

야채와 잘 어울리는 고추는 채식(菜食) 위주인 동양 입맛을 사로잡았다. 다만 고추는 우리 식탁을 지배하기까지 오랜 시간이 걸렸다. 광해군 때 기록을 보면 당시 고추는 약방(藥房) 뒤뜰에 심었던 약용작물에 불과했다. 방한제(防寒劑)로 삼기 위해서다. 왜군의 화생방 무기가 우리 땅에선 방한제로 용도 변경된 것이다.

244.

17세기 후반 요리서(料理書)인 『음식지미방』에도 고추는 기록되지 않았다. 당시까지 음식으로 사용되지 않은 증거다. 18세기 되어서야 비로소 고추의 대중화가 시작되었다. 1715년에 출간된 농학서(農學書)인 『산림경제』에 고추 재배법이 처음으로 소개된 것이다. 김치나 젓갈의 변질 방지와 냄새 제거를 목적으로 고추가 서서히 들어갔다. 18세기 후반에는 고추장도 개발되었다. 고추가 무기로 전해진 지 2백 년 만에 요리로 활용되었다.

245.

18세기부터 요리로 사용되었지만 고추가 우리 식탁에 정착한 것은 19세기 초다. 한국 요리가 맵다는 고정관념도 19세기 이후 2백 년 남짓한 음식 문화에 지나지 않는다. 그 이전 요리는 맵지 않았다. 외국 관광객은 한식(韓食)을 주문할 때 맵지 않게 해달라는 요청을 한다. 요리 시에 고추를 적게 사용하라는 주문이다. 외국인 대부분 한식의 특징을 매운맛으로 기억한다. 요리에 사용한 지 2백 년에 불과한데 왜 이렇게 되었을까?

246.

한국인 1인당 연간 고추 소비량은 4kg. 세계 최고다. 소비량은 해마다 늘고 있다. 1998년에 5.2g이었던 하루 섭취량이 2005년에는 7.2g으로 40% 증가했다. 이는 우리 식탁 풍경에서 바로 확인된다. 온통 붉지 않은가? 트위터에 올라오는 음식 사진을 보라. 모조리 시뻘겋지 않은가? 매울수록 장사가 잘 되기 때문에 음식점들은 경쟁하듯이 요리에 고춧가루를 뿌려대고 있다. 우리나라 사람들은 매운맛에 땀을 뻘뻘 흘리면서 신나게 먹는다.

247.

고추가 우리 요리를 지배했다. 화생방 무기와 방한제(防寒劑)가 우리 식탁을 점령한 것이다. 음식을 통해 인체에 침투한 고추는 화생방 무기로서 소화기 점막을 공격하고, 방한제로서 열을 조성한다. 소화기 점막이 튼튼하고 몸이 차가운 사람은 괜찮다. 그러나 반대인 사람은 괴롭다. 소화 점막이 약해서 속 쓰림과 통증이 있는 사람, 몸에 열(熱)이 많은 양인(陽人) 체질에게 매운맛 경쟁은 음식 테러와 다름없다.

248.

음혈(陰血) 부족한 사람에게 임진왜란은 재앙이었다. 음혈 말리는 두 가지 화열약(火熱藥)이 우리나라로 전래된 까닭이다. 담배와 고추 말이다. 기호품과 향신료로 확실하게 자리 잡은 담배와 고추 가운데 무엇이 더 음혈을 소모시키는지 지적하기 어렵다. 그런데 나는 고추의 해로움에 목소리를 높이려 한다. 담배 유해성은 누구나 알지만 고추는 그렇지 않아서다. 모두가 고추를 찬양한다. 고추의 매운맛에 음혈 마르는 문제를 지적하는 사람이 아무도 없다.

249.

거담, 살균, 진통 작용과 식욕 및 소화 증진, 혈액 순환 촉진을 고추의 장점으로 내세운다. 틀린 효능은 아니다. 그러나 반작용을 무시해선 안 된다. 효능이 클수록 반작용이 강한데 음식보다 약물이 그러하다. 효능을 찬양하는 사람이 많음은 고추가 음식이 아닌 약물이라는 반증이다. 고추의 활용은 약방 뒤뜰에서 약용작물로 재배되던 광해군 시절에 멈추었어야 했다. 요리에 쓰이지 않도록 말이다. 음혈(陰血)이 부족한 환자를 위해서 그렇다.

250.

고추의 거담(祛痰)은 습담(濕痰)과 한담(寒痰)에만 효과적이다. 뜨거운 열(熱)로 체액을 말리면서 담을 제거하기 때문이다. 뜨거운 열을 가해선 안 되는 열담(熱痰)과 체액을 말려선 안 되는 조담(燥痰)에 먹으면 해롭다. 『지봉유설』에서 고추가 주막을 통해 판매된 것은 호주가(好酒家)에게 담병(痰病)이 많아서인데 고추의 주담(酒痰) 해소는 일시적이다. 술로 만들어진 담은 열담인 탓에 고추가 오히려 해롭다. 목숨 잃은 자가 적지 않았던 이유다.

251.

『지봉유설』 기록은 과장이 아니다. 양인(陽人) 체질의 애주가가 화열병(火熱病: 熱痰)을 앓는 상태에서 화열약(火熱藥: 고추)을 먹으면 생명이 위험할 수 있다. 처음 먹어 보는 것이라면 더욱 그렇다. 고추의 화생방 공격을 처음 받은 위장관(胃腸管)이 얼마나 놀라겠는가. 고추의 살균 작용도 화생방 덕분이다. 조류 독감과 사스(SARS) 예방과 치료에 김치가 도움된다는 보도가 있었는데 이는 김치에 많이 들어가는 고추 때문이다.

252.

조류 독감, 사스 균마저 무서워하는 것이 고추의 캡사이신이다. 한국인에게 이질(痢疾) 환자가 적은 이유도 여기에 있다. 가까운 일본의 경우 이질 환자가 많지만 매운맛에 빠진 우리나라는 드물다. 고추의 살균 덕분이다. 그렇다고 캡사이신 탐닉을 자랑 삼지 마라. 고추가 음식이 아닌 약성(藥性)이 강한 약물이라는 증거이기 때문이다. 음식으로 매일 먹기에 부담스럽다. 음혈(陰血)이 부족 환자는 병균처럼 고추의 살균 대상이 될 수 있다.

253.

고추의 강한 약성은 진통에서도 확인된다. 진통 한약재는 기운을 소통하는데 고추는 여기에 덧붙여 마비 작용으로 통증을 누른다. 신경 전달 세포의 기능을 일시적으로 마비시키는 것이다. 이처럼 고추는 세포가 마비될 정도로 약성이 강하다. 고추의 캡사이신은 한국인의 미각(味覺)을 마비시켰다. 마비된 미각 탓에 갈수록 매운맛을 찾는다. 더 강한 자극을 요구한다. 왜군의 화생방 무기가 한국인의 미각을 마비시켜 점령했다.

254.

고추의 식욕 및 소화 증진 작용도 캡사이신을 탐닉하게 만든다. 현대인의 토울(土鬱) 문제 때문이다. 과도한 육류, 유가공품, 설탕, 인스턴트 섭취로 인해 비위(脾胃) 기운 울체(土鬱)된 사람들이 소화를 돕고자 고추에 의존하고 있다. 육류, 유가공품으로 야기된 혈탁(血濁) 탓에 느려진 혈행(血行)을 양기(陽氣) 돌리는 고추로 해결하려는 것이다. 설탕으로 조성된 비습(脾濕) 탓에 떨어진 소화력을 음혈(陰血) 말리는 고추로 다스리려는 것이다.

255.

고추와 설탕은 동전의 앞뒷면이다. 달게(설탕) 먹을수록 매운맛 [辛味]을 찾고, 맵게(고추) 먹을수록 단맛[甘味]을 찾는다. 매운맛과 단맛은 길항 관계다. 신미(辛味)는 이완된 기운을 긴장시키고, 감미(甘味)는 긴장된 기운을 이완시킨다. 달게 먹어서 이완된 기운을 긴장시키고자 고추 먹고, 맵게 먹어서 긴장된 기운을 이완시키고자 설탕 찾는다. 이러한 고추와 설탕이 맞물려 악순환을 연출하고 있다.

256.

캡사이신 탐닉은 과도한 설탕 탓이다. 따라서 캡사이신으로부터 음혈(陰血)을 지키려면 설탕 절제가 선행되어야 한다. 지나친 설탕으로 기운이 이완되지 않도록 만들어야 고추를 갈구하는 마음이 없어진다. 설탕 탐닉은 토울(土鬱)을 야기한다. 달콤한 음식을 많이 먹어서 배 속이 더부룩하고, 소화력 떨어지는 현상이 토울 증세다. 기운

이완시키는 감미(甘味)를 과도하게 섭취하면 위장 근육이 이완되어 비위(脾胃)가 무력해진다.

257.

신미(辛味)는 토울(土鬱)을 빠르게 푼다. 이완된 근육을 신속하게 긴장시킨다. 설탕 탓에 무력해진 위장 활동을 고추가 속성으로 증진시키는 것이다. 그러나 고추를 계속 먹다 보면 기운이 너무 긴장된다. 위장 활동의 지나친 증진으로 위장 근육이 위축되면 이제는 설탕을 찾는다. 저울 양쪽에 각각 위치한 고추와 설탕이 균형 잃고 좌우로 오르락내리락하는 것이 우리 미각(味覺)의 슬픈 모습이다.

258.

한국인의 슬픈 미각(味覺)은 슈거 블루스(sugar blues)에서 비롯되었다. 슈거 블루스는 설탕을 과다 섭취해서 발생하는 육체와 정신의 복합 질환으로 미국의 뉴욕 포스트 기자인 윌리엄 더프티가 쓴 책이기도 하다. 우리 미각은 설탕이 남용되면서 전통으로부터 벗어나 왜곡되기 시작했다. 우리 식탁을 온통 시뻘겋게 만든 캡사이신 탐닉이 왜곡된 미각의 결과다. 그런데 슈거 블루스는 우리만의 문제가 아니다. 세계인 모두가 그렇다.

259.

현대 문명 자체가 슈거 블루스를 만든다. 문명이 소모시킨 음혈(陰血)을 보충하려는 보상 심리가 설탕을 지나치게 섭취하도록 만든다.

감미(甘味)가 음혈을 보충하기 때문이다. 인공 빛으로 수면이 부족하고, 전자제품 범람으로 전자파에 휩싸이며 흡연으로 니코틴에 중독되어 음혈 소모된 현대인은 설탕에 매달릴 수밖에 없다. 설탕이 가장 쉽고 빠르게 음혈을 보충해서다. 현대인의 슈거 블루스는 생존 본능으로 야기된 문제다.

260.

음혈 말리는 신미(辛味)와 반대로 감미(甘味)는 음혈을 증진시킨다. 그래서 보음혈(補陰血) 약재들은 공통적으로 단맛을 지닌다. 이에 단맛 모두가 나쁜 것은 아니다. 설탕이 문제다. 쉽고 빠르게 음혈을 보충하는 탓이다. 원당(原糖)에서 섬유질이 제거된, 흰 설탕은 체내에 빠르게 흡수되어 혈당을 신속히 높인다. 설탕 먹으면 바로 피곤이 풀리는 이유다. 그러나 갑자기 높아진 혈당은 제어가 어렵다. 피가 설탕물처럼 끈적거린다.

261.

높아진 혈당을 자연스럽게 낮추려면 흡수 시간이 필요하다. 섬유질 풍부한 음식은 섬유질이 혈당 흡수를 제어하는 덕에 혈당이 서서히 올라 낮추는 시간도 충분히 확보된다. 그러나 흰 설탕은 섬유질 제거된 탓에 혈당이 급격히 올라 지속적으로 섭취할 경우 혈당을 낮추는 시간적 여유가 없어진다. 피가 끈적이는 상태로 계속 유지된다. 이처럼 끈적거리는 피가 혈탁(血濁)이고, 높은 혈당이 일으키는 병리 현상이 토울(土鬱)이다.

262.

토울(土鬱)의 종착점은 당뇨병이다. 당뇨 환자의 급증은 섬유질 배제된 당분을 쉼 없이 섭취하기 때문이다. 현대 문명이 지속적으로 소모시킨 음혈(陰血)을 빠르고 쉽게 보충하려다가 생긴 병이다. 그래서 당뇨병은 문명병이다. 섬유질 풍부한 음식을 먹으면 혈탁(血濁)과 토울(土鬱)이 줄어든다. 당뇨병이 예방된다. 섬유질은 금기(金氣)에 속한다. 굳은 땅(土鬱)을 부드럽게 만들어주는 쟁기(金)와 같다.

263.

영양학은 탄수화물, 단백질, 지방, 비타민, 무기염류를 5대 영양소로 분류한다. 나는 여기에 섬유질이 추가된 오행(五行) 영양소를 주장한다. 탄수화물을 목(木), 단백질을 화(火), 지방을 토(土), 섬유질을 금(金), 비타민과 무기염류를 수(水)로 분류한 것이다. 5대 영양소는 오행 관점에서 보면 금기(金氣)가 빠져 불완전하다. 5대 영양소는 음양(陰陽) 균형 없이 양(陽)에 치우친 분류다. 5대 영양소에 매달려 섬유실을 무시하면 음혈(陰血)이 부족해진다.

264.

섬유질은 음식 부산물이 아니다. 없어도 되는 노폐물이 아니다. 음식의 양(陽)을 제어하는 음(陰)이다. 따라서 5대 영양소와 동등하게 중요하다 음식에서 섬유질 제거는 정수기 필터를 없애는 것과 같다. 정수 필터가 없는 물은 쉽게 오염되듯이 섬유질이 없으면 혈탁(血濁)해진다. 섬유질은 음식 독소를 흡착시켜 몸 밖으로 배출시킨다. 당분의 흡수 속도를 제어해서 혈당을 안정시킨다. 독소와 혈당으로 인한 혈탁을 예방하는 정수 필터가 바로 섬유질이다.

265.

섬유질은 유산균의 먹이가 되어 소장(小腸) 기능을 돕는다. 한의학에서 소장은 분별청탁(分別淸濁) 기관이다. 음식의 청탁을 나누어 맑은 것(영양)은 흡수하고, 탁한 것(독소, 노폐물)은 대장으로 보낸다. 소장이 해독(解毒)의 제1관문인 셈이다. 간(肝)과 신(腎)은 해독의 두 번째, 세 번째 관문이다. 섬유질 제거된 정백 식품이 제1관문을 무력하게 만들면 혈탁(血濁)해져서 제2, 3관문이 바빠진다. 현대인의 간장과 콩팥이 쉽게 피로해지는 이유다.

266.

섬유질은 물리적 자극으로 대장(大腸) 활동을 증진시켜 배변(排便)을 돕는다. 소장에서 대장으로 전달된 독소와 노폐물은 대변(大便)을 통해 몸 밖으로 나간다. 배변이 가장 효과적인 해독작용이다. 아울러 토울(土鬱)을 해소한다. 배변으로 기운 소통되어야 비위(脾胃) 울체가 풀린다. 소장을 도와 혈탁 막고, 대장을 자극해 토울 풀어주는 섬유질은 건강에 있어서 중요한 존재다. 5대 영양소 이상으로 중요하다.

267.

섬유질 풍부한 단맛도 지나치면 토울(土鬱)이 야기된다. 감미(甘味)

자체가 비위(脾胃)에 부담되기 때문이다. 비토(脾土)는 습장(濕臟)이라 조(燥)해야 건강한데 감미는 습(濕)을 조장한다. 그렇다고 습 조장이 무조건 나쁜 것은 아니다. 음혈(陰血)을 보충하는 의미이기도 해서다. 감미 섭취에는 균형이 필요하다. 비습(脾濕)하지 않으면서 음혈을 보충하는 균형 말이다. 보음혈(補陰血) 약재 처방에 있어서 소화에 부담주지 않는 일이 가장 중요하다.

268.

음혈(陰血)을 강하게 보(補)하는 약재일수록 소화에 부담이다. 음혈을 보충하려는 욕심에서 소화기가 약한 환자에게 강한 보음혈(補陰血) 약재를 처방하면 오히려 토울(土鬱)이 벌어진다. 섬유질 역시 마찬가지다. 아무리 섬유질이 토울을 예방한다 해도 익숙하지 못한 사람에게는 풍부한 섬유질이 소화에 부담된다. 백미(白米)만 먹던 사람이 갑자기 현미(玄米)를 섭취하면 소화 장애가 생길 수 있다. 이런 경우 7분 도미부터 서서히 섬유질을 증진시켜야 한다.

269.

환자의 소화 상태에 따라 보음혈(補陰血) 처방이 달라진다. 소화력 좋은 음혈허(陰血虛) 환자는 음혈을 크게 보충하는 처방도 괜찮다. 단맛 역시 소화력에 맞추어 섭취해야 한다. 소화 장애 없는 사람은 단 음식도 괜찮다. 그런데 여기서 단 음식은 설탕이나 액상 과당처럼 섬유질 제거된 당분이 아니다. 원당(原糖), 조청, 꿀, 엿, 과일 등이 해당된다. 그러나 천연의 비정제 당분이라도 소화기 무력한 사람에겐 부담이다.

270.

음혈(陰血) 보충하면서 감미(甘味)와 달리 비습(脾濕)을 조장하지 않는 맛이 있다. 담담한 맛, 바로 담미(淡味)다. 담미는 은근한 맛으로 밥맛이 대표적이다. 밥을 천천히 씹어보자. 밥알에서 풍기는 고소한 맛이 담미다. 담미를 느낄 수 있고, 이 맛을 감미보다 좋아하는 사람이 건강하다. 그런데 현대인은 담미를 싫어한다. 맛이 심심해서 무미(無味)라 여긴다. 미각을 자극하지 않는 담미를 맛없다고 느낀다.

271.

우리 민족에게 쌀이 주식(主食)인 이유가 있다. 담미(淡味)이기 때문이다. 비습(脾濕)을 조장하지 않으면서 음혈(陰血)을 보충하기 때문이다. 음혈을 보충하는 음식을 모두 주식으로 삼을 수 있으나 감미(甘味)는 불가하다. 매일 먹기에 토울(土鬱)이 부담이다. 담미의 음식만 주식으로 가능하다. 그런데 현대인은 담미 아닌 감미를 주식 삼고 있다. 설탕이 들어가는 빵을 밥 대신 먹고, 액상 과당으로 맛 낸 음료수를 물 대신 마신다.

272.

2009년 기준으로 우리나라 1인당 연간 쌀 소비량은 74kg. 10년 전보다 22.9kg 줄었다. 매년 2.4%씩 감소한 것이다. 담미(淡味)를 점차 멀리하고 있다는 증거다. 감미(甘味)에 현혹된 미각이 담담하고, 고소한 맛에는 만족하지 못하고 있다. 쌀을 주식(主食)으로 삼은 국가 가운데 특히 우리나라가 심하다. 쌀 소비량이 연평균 1%씩 감소하고 있는 일본에 비해서 우리가 두 배다. 대만은 1.4%로 우리보다 1% 적게 감소하고 있다.

273.

모든 것이 인과(因果)로 맞물린다. 한국인의 캡사이신 탐닉은 쌀 소비 감소와 무관하지 않다. 캡사이신 탐닉의 결과[果]는 정제당 남용의 원인[因]에서 비롯한다. 매운맛으로 음혈(陰血)이 마르면 이를 보충하고자 단맛을 더욱 찾으니 캡사이신 탐닉이 원인[因]으로 작용해서 정제당 남용의 결과[果]를 만들어낸다. 이처럼 고추와 설탕이 인과로 맞물려 악순환하는 과정에서 쌀 소비량이 감소하고 있다. 신미(辛味)와 감미(甘味)가 결속해서 담미(淡味)를 쫓아냈다.

274.

신미(辛味)가 음혈(陰血) 말리고, 감미(甘味)가 토울(土鬱)을 일으키는 상황에서 토울 없이 음혈을 증진시키는 담미(淡味)가 소외되었다. 이런 식탁에서 건강을 기대하기 무리다. 고추로 붉게 물들지 않은 식탁이 건강하다. 정제당을 멀리해야 식탁 위의 고추를 줄일 수 있다. 붉지 않은 식탁이 밥맛을 느끼게 해준다. 신미와 감미를 차단해야 비로소 담미가 느껴진다. 매운맛과 단맛이 지배하는 상황에선 담담한 맛이 선호받을 수 없다.

275.

임진왜란 때 함께 전래된 담배와 고추는 여러모로 비슷하다. 음혈(陰血) 가운데 폐음(肺陰) 말리는 점도 같다. 다만 폐음 새는 구멍이 다르다. 코[鼻]를 통해서 폐음 마르는 담배와 달리 고추는 땀구멍(皮)으로 폐음을 소모시킨다. 한의학에서 피부는 폐금(肺金)으로 분류된다. 피부와 폐를 동일하게 보는 것이다. 호흡은 폐만의 기능이 아니다. 피부 역시 호흡한다. 산소분압의 기울기에 따라 산소가 피부를 투과하는 피부호흡 말이다.

276.

전체 호흡 중 0.6%에 불과하다고 피부호흡을 무시하지 말자. 피부를 투과한 산소가 피부 세포의 활동에만 사용된다 해서 피부호흡을 가볍게 생각지 말자. 폐는 좌우 두 개 가운데 한쪽을 떼어도 호흡이 가능하지만 피부는 전체의 1/3만 화상 입어도 질식사한다. 음(陰)이 양(陽)을 제어하지 못해서 야기되는 열독(熱毒)으로 사망하는 것이다. 냉각수(肺陰)가 엔진 과열(心熱)을 막는 작용은 폐뿐만 아니라 피부에서도 광범위하게 나타난다.

277.

폐는 수지상원(水之上源)이다. 폐음(肺陰) 모여 있는 거대한 저수지다. 폐의 저수지에는 체표(體表)로 뻗어나가 피부에 폐음 공급하는 수로(水路)들이 있다. 한의학에서 삼초(三焦)라 부르는 수로들을 통해 폐음은 인체의 열(熱)을 신속하게 제어한다. 양기(陽氣) 진정에 있어서 피부 역할은 중요하다. 땀[汗]을 통해 적극적으로 양열(陽熱)을 제어하기 때문이다. 폐의 냉각수로 진정시키기 급한 열을 피부 수로가 다스린다.

278.

피부에 조밀하게 위치한 수로(水路)에는 작은 문들이 있다. 땀구멍이다. 폐 저수지가 식힐 겨를 없이 양열(陽熱)이 뭉치면 피부에 위치한 수로 문들이 신속히 열린다. 열(熱) 붙잡은 폐음(肺陰)을 땀[汗]으로 배출시켜 뭉친 열을 재빨리 풀어낸다. 폭주하는 양열을 진정시키고자 폐음을 희생한다. 폐 저수지에 소중히 보관된 폐음을 수로 문으로 아낌없이 배출시키니 우리가 흘리는 땀이 바로 폐음이다.

279.

폐음(肺陰) 부족한 폐조심열(肺燥心熱) 환자는 땀을 아껴야 한다. 운동, 사우나, 찜질, 탕욕 등 땀내는 행위를 경계해야 한다. 그런데 땀내는 한법(汗法)을 건강법으로 삼는 사람이 많다. 땀구멍이 열리면 전체 수로(三焦)에 폐음이 돌면서 기운도 함께 순환하기 때문이다. 한법을 기운 소통의 순환으로 삼는다. 땀을 내면 몸이 개운하면서 가벼워지는 이유다. 그러나 한법은 폐음 풍부한 사람에게 효과적이다. 몸이 습(濕)한 사람에게만 도움된다.

280.

폐 저수지가 작아 폐음(肺陰) 부족한 상태에서 수로 문을 자주 열어 폐음을 방출하면 저수지 물이 바닥난다. 운동 후에 체력이 떨어지는 사람, 사우나 후에 어지러운 사람, 탕욕 후에 피부가 건조해지는 사람 모두 저수지에 물이 바닥나기 직전이다. 이러한 사람들이 한법(汗法)으로 기운을 돌리면 소탐대실(小貪大失)한다. 음혈(陰血) 말리지 않고도 양기(陽氣) 돌리는 방법이 있으므로 한법에 의존할 필요 없다. 그럼에도 불구하고 모두들 한법에 매달린다.

281.

주변을 보라. 사우나, 찜질방, 헬스장이 얼마나 많은가. 사람들은 헬스장에서 경쟁하듯이 땀 흘리며 운동한다. 강제로 땀 흘리려고 사우나, 찜질방을 찾고 있다. 집에서조차 탕욕과 반신욕하느라 바쁘다. 이상 모두 한법(汗法)에 매달리는 현대인의 모습이다. 왜 이렇게 한법에 집착할까? 이는 현대인이 홍삼과 담배에 의존하는 이유와 같다. 홍삼으로 빨리 양기(陽氣)를 북돋고, 담배로 빨리 스트레스 풀려는 모습과 같다.

282.

현대인의 급한 성정(性情)이 한법(汗法)을 선호하게 만들었다. 강에 쓰레기가 쌓였을 때 강물을 신속히 돌려 바다로 내보내는 것이 쓰레기 제거의 가장 빠른 방법이다. 그러나 강의 상수원(上水源)이 풍부해야 가능하다. 상수원이 부족한 상황에서 강물을 빨리 돌려 바다로 흘려보내면 강이 바닥난다. 한법을 하려면 자신의 상수원 용량부터 파악해야 하는데 현대인의 급한 마음이 허용치 않는다. 강바닥드러나도록 쉼 없이 강물을 돌린다.

283.

운동, 사우나, 찜질 중에 벌어지는 심장마비가 강바닥이 드러난 결과다. 상수원이 완전히 말라 폐조심열(肺燥心熱)이 극에 달한 상태다. 자동차 냉각수가 없어진(肺燥) 탓에 과열된 엔진(心熱)이 터져 버린 것이다. 평소 폐음(肺陰)이 부족한 사람이 한법(汗法)에 매달리면 이처럼 극단적인 비극이 생길 수 있다. 따라서 한법을 만능으로 여기면 안 된다. 특히 운동이 그렇다. 땀 흘리는 운동을 찬양하지 말자. 운동이 오히려 해로운 사람도 있다.

284.

음혈(陰血)이 부족한 사람은 땀 흘려 운동할 시간에 숙면(熟眠)이 바람직하다. 새벽이나 밤, 잘잘 시간에 운동하지 말자. 숙면은 음혈을 보충하지만 운동은 땀으로 음혈을 소모한다. 땀을 많이 흘려야 운동 효과가 나타난다는 주장은 습(濕)한 사람에게 적용된다. 몸이 습해서 기운 소통이 어려운 사람은 땀 흘리는 운동이 효과적이다. 상수원과 수로의 물이 넘쳐서 홍수가 염려되는 사람에겐 한법(汗法)이 도움된다.

285.

홍수를 한법(汗法)으로 억제하는 방법이 현대인에게 인기다. 다이어트로 활용되고 있다. 과도한 운동으로 땀을 많이 흘리면 체중이 빠르게 감량된다. 언론의 다이어트 프로그램이 보여주는 드라마틱한 체중 감량 대부분이 그렇다. 짧은 촬영 기간 내에 신속히 감량하려면 과도한 운동으로 한법을 사용할 수밖에 없다. 그러나 한법의 체중 감량은 진정한 다이어트가 아니다. 비만 세포의 크기, 숫자에는 변화가 없기 때문이다.

286.

진정한 다이어트는 비만 세포의 크기가 작아지고, 숫자가 줄어드는 것이다. 한법(汗法)의 체중 감량은 체액량 소모에 불과하다. 높은 산(비만 세포)을 깎아낼 생각 없이 상수원과 수로 물(체액)만 줄이는 방법을 다이어트 삼으면 안 된다. 높은 산을 무너트리려면 상당한 시간이 요구된다. 철저한 식이요법으로 산이 더 이상 높아지지 않도록 하면서 리듬 있는 유산소 운동을 장기간 해야 한다. 이에 속성 다이어트는 존재하지 않는다.

287.

운동 자체를 부정하는 것이 아니다. 과격한 운동, 땀 흘리는 운동을 경계한다. 음혈(陰血) 부족 환자도 운동은 필요하다. 땀 흘리지 않는 가벼운 운동, 유산소 운동을 권한다. 걷기가 최고다. 걷기를 시시하게 여기지 말자. 걷기는 토울(土鬱)을 풀면서 음혈 소모시키지 않는 훌륭한 운동이다. 땀 흘릴 정도의 무리한 걷기는 바람직하지 않다. 체력 부담 없이 산책하는 기분으로 소요(逍遙: 슬슬 거닐어 돌아다님)하면 된다.

걷기는 소요산(逍遙散) 복용과 같다. 소요산은 음혈(陰血)을 보충하면서 허열(虛熱)을 진정시키는 처방으로 신경쇠약과 울화병, 불면증에 효과적이다. 맥문동, 작약, 당귀, 감초로 상수원(上水源)의 음혈을 보충하면서 복령으로 수로(水路)를 소통시킨다. 백출로 토울(土鬱)을 막으면서 시호, 박하로 허열 진정시킨다. 음혈이 항상 부족하여 자주 허열 뜨는 현대인에게 소요산은 훌륭한 처방인데 소요(逍遙)하는 걷기가 소요산 복용과 같은 효과를 지닌다.

이시형 박사의 세로토닌 건강법도 걷기를 예찬한다. 걷는 운동이 세로토닌을 분비하기 때문이다. 세로토닌은 한의학에서 음혈(陰血)로 해석되니 걷기를 소요산 처방 삼아도 과장이 아니다. 그런데 현대인은 걷기를 운동으로 만족하지 않는다. 시시하다 여긴다. 음혈보다 양기(陽氣)를 중시하는 도파민적 사고를 지닌 현대인은 땀 뻘뻘 흘려야 제대로 운동했다고 생각한다. 운동마저도 홍삼처럼 양성(陽性)의 과격한 움직임을 선호한다.

팔, 다리 규칙적으로 움직이는 유산소 운동은 토울(土鬱)을 푼다. 비주사말(脾主四末). 한의학에서 비위(脾胃)는 사지(四肢) 건강을 주관한다. 예컨대 비기허(脾氣虛) 환자는 사지무력(四肢無力)하다. 이는 역으로 팔, 다리 움직이면 비위 기능 좋아진다는 의미다. 토울 풀리는 것이다. 현대인이 운동에 열심인 것은 정제당, 육류, 인스턴트, 과식 등으로 야기된 소화기 울체(土鬱)를 풀려는 본능이다. 양방의 임상 데이터에서도 확인된다.

291.

양방에서는 암 예방으로 운동을 권한다. 운동이 대장암, 유방암, 전립선암, 자궁암, 폐암 위험을 낮추기 때문이다. 특히 대장암과 유방암 발병률을 크게 낮춘다. 열심히 운동하면 대장암 발병률이 많게는 70%까지 줄고, 유방암은 40%까지 감소한다. 이는 운동이 토울(土鬱)을 해소하는 증거다. 대장암과 유방암이 토울 질환에 속해서다. 대장과 유방에 관련된 질환은 해토(解土)로 치유된다. 한방 임상에서 경험되는 사실이다.

292.

해토(解土)에 운동이 효과적이지만 정제당, 육류를 멀리하는 토울(土鬱) 예방이 근본 해결책이다. 식이관리가 철저하면 운동도 필요 없어진다. 일상의 가벼운 움직임에 기운이 잘 돌아가기 때문에 가벼운 걷기를 시시하게 여길 이유가 없어진다. 현대인이 과격한 운동을 선호하는 것은 그만큼 달고 기름진 음식으로 토울이 심해서다. 높이 쌓인 흙더미(土鬱) 무너트리려면 삽질(가벼운 걷기)로 부족하다. 포클레인(과격한 운동)이 필요해진다.

293.

포클레인 사용은 신중해야 한다. 흙더미가 농사짓는 논, 밭 가운데 쌓여 있어서다. 농토(農土)를 보호하면서 해토(解土)하려면 포클레인으론 무리다. 서둘러 흙더미 무너트리다가 농토 망치지 말고, 시간 걸려도 조심스럽게 삽질하자. 과격한 운동으로 땀 흘려 폐음(肺陰)이 마르면 상수원과 수로 물이 고갈되어 농수(農水)가 부족해진다. 폐음 부족은 토울(土鬱) 이상으로 건강에 해롭다. 가벼운 걷기로 농수(肺陰) 보호하면서 쌓인 흙(土鬱)을 천천히 치워야 한다.

294.

가벼운 걷기는 두 마리 토끼를 동시에 잡는 운동이다. 나도 걷기 운동을 한다. 지하철로 출퇴근하는데 지하철역 한두 정거장 거리를 일부러 걷는다. 집과 한의원에서 개포동역과 종각역이 가장 가깝지만 멀리 떨어진 대치역과 안국역까지 걷는다. 이것이 체질적으로 폐음(肺陰) 부족한 나의 유일한 운동이다. 땀 흘리는 운동도 해 보았으나 과격한 운동 후에 폐음이 더 말라 심화(心火) 뭉침을 경험하면서 가벼운 걷기를 예찬하게 되었다.

295.

설탕 문제를 고추로 해결하지 말자. 걷기로 다스리자. 설탕과 고추가 맞물리는 악순환을 걷기 운동이 끊어낼 수 있다. 매운맛을 걷기가 대신하면 설탕 길항에 의존할 필요 없어진다. 설탕이 만든 토울(土鬱)을 걷기가 풀어주기 때문이다. 이 기회에 설탕 섭취를 줄이자. 정제당 차단해서 흙더미 낮추면 포클레인을 무리하게 동원하지 않아도 된다. 삽질 시간이 크게 단축된다. 걷기만으로 운동 효과를 충분히 얻을 수 있다.

296.

그러나 현실은 고추를 걷기로 대신하기 어렵다. 사우나, 찜질, 탕욕 등으로 땀 흘리기 집착하는 현대인은 매운맛의 유혹을 떨치기 힘들다. 고추 역시 과격한 운동과 마찬가지로 한법(汗法)에 속해서다. 체내에 열(熱)이 뭉치게 만들어 피부에 위치한 수로 문, 땀구멍을 연다. 매운 음식을 먹으면 처음엔 몸이 덥다가 개운해지는 이유다. 이는 모든 한법에서 공통으로 느껴진다. 기분 좋게 몸이 가벼워진 느낌이다.

297.

몸이 가벼워지는 느낌. 고추를 떨치기 힘든 또 다른 이유는 다이어트 효과다. 과도한 운동이 드라마틱하게 체중을 감량시키듯이 고추도 한법(汗法)으로 체액을 말려 몸을 가볍게 만든다. 영양 과도로 비만인 현대인은 캡사이신에 탐닉할 수밖에 없다. 더구나 고추 섭취는 한법 가운데 가장 편리하다. 운동으로 수고롭게 몸 움직일 필요 없이 입만 벌려 먹으면 된다. 편리한 만큼 고추 의존은 높아지고, 지속적으로 폐음(肺陰)이 마른다.

한법(汗法)을 이용한 다이어트약이 선전되고 있다. 뱃살을 사라지게 한다는 약인데 양약처럼 제형화된 한약이다. 표리실열(表裏實熱)에 대표적으로 쓰이는 방풍통성산(防風通聖散)이다. 임상에서 실열(實熱)을 다스리는 처방이 다이어트약으로 둔갑한 것은 체액 말리는 작용 때문이다. 몸에 뭉친 열(熱)을 풀려고 땀과 소변 그리고 대변으로 체액 방출시키는 작용을 체중 감량에 이용한 것이다. 체액 말리는 세 가지 방법(汗, 尿, 下)을 총동원해서 체중 감량시킨다.

방풍통성산에서 마황, 방풍, 형개는 땀[汗]으로, 활석은 소변[尿]으로, 대황, 망초는 대변[下]으로 체액을 소모시킨다. 이처럼 세 가지 방법으로 체액을 동시에 말리면 체중 감량 효과가 나타난다. 그러나 음혈(陰血)이 부족한 사람에겐 무리다. 비만 환자에게도 음혈허(陰血虛)가 나타날 수 있다. 다이어트에 집착하는 여성이 그렇다. 다이어트를 한다며 식사를 멀리하고, 월경을 통해 매월 혈액 소모되는 여성에게 방풍통성산은 부담이다.

한약 처방이 제형화되어 한의사의 진단 없이 일반 의약품으로 판매됨을 경계한다. 체질 감별 및 변증(辨證)이 요구되는 치료 처방은 일반 의약품으로 판매되어선 안 된다. 방풍통성산은 표리실열(表裏實熱)에만 쓸 수 있다. 몸에 열이 많으면서 땀과 소변이 적고 변비인 환자에게만 쓰이는 처방이다. 비만일지라도 땀 많고 소변 자주 보며 대변 묽은 환자에게 방풍통성산 처방할 한의사는 없다. 음혈(陰血) 부족한 환자에게는 말할 것도 없다.

301.

양상유여(陽常有餘) 음상부족(陰常不足)한 현대인에게 방풍통성산이 효과적인 면도 있다. 치자, 연교, 박하, 황금이 양기(陽氣)를 제어하고, 당귀, 작약, 천궁, 감초가 음혈(陰血)을 보충하기 때문이다. 백출이 토울(土鬱)을 풀기까지 한다. 체액 말리는 세 가지 방법만 배제하면 방풍통성산도 현대인에게 훌륭한 처방이다. 방풍통성산을 사용하더라도 환자의 음혈 상태에 따라 변용해야 한다. 온고(溫故)에 매달려 지신(知新)하지 못하면 해롭다.

302.

현대인에게 고추는 지신(知新) 대상이 아니다. 유익한 바가 없어서다. 양상유여(陽常有餘) 음상부족(陰常不足)한 현대인에게 고추는 음혈(陰血)을 소모시킬 뿐만 아니라 방풍통성산과 반대로 양기(陽氣) 북돋는다. 먹지 않는 것이 상책이다. 나는 음혈 부족 환자가 채식하면서 캡사이신 탐닉할 바에는 육식을 하더라도 고추를 차단하는 것이 더 바람직하다고 생각한다. 이처럼 내가 고추를 극도로 경계하는 것은 고추로 인한 아픔을 경험해서다.

303.

90년대의 일이다. 군(軍)에서 복분자 술을 만들었다. 부대 내에 많았던 복분자로 약주(藥酒)를 담근 것이다. 제대하고 평촌에서 부원장 생활을 하면서 매일 두 잔씩 6개월 이상 반주 삼아 마셨다. 그러던 어느 날 왼쪽 눈이 이상해졌다. 몹시 시렸다. 나를 2년간 고생하게 만든 안구건조의 시작이었다. 학창시절, 뜸 부작용으로 촉발된 공황장애에서 벗어난 지 몇 년이 지나지 않아 복분자 탓에 안구건조증으로 고생하게 되었다.

304.

체질적인 음허(陰虛)로 조성된 허열(虛熱)이 복분자로 더욱 뭉쳤다. 복분자는 기운을 수렴시키므로 열증(熱證)에 사용할 수 없음을 간과한 것이다. 더구나 술이 열을 가중시켰다. 좌안(左眼) 건조는 한의학에서 담화(膽火)로 변증되는데 복분자 술이 음허하여 양기(陽氣)를 제어하기 어려운 나에게 담화를 일으켰다. 약주(藥酒) 아닌 독주(毒酒)였던 셈이다. 임상에 막 입문한 새내기 한의사에게 안구건조는 가혹했다. 환자를 대면하기가 몹시 불편했기 때문이다.

305.

안구건조로 인상 찡그리는 한의사를 어느 환자가 좋아하겠는가. 안구건조는 생활의 불편을 넘어 생계와 직결되었다. 이에 치료를 위한 고민이 시작되었다. 그러나 장님이 코끼리 만지는 꼴이었다. 처방집에만 매달려 나의 식탁 풍경을 관찰하지 못해서다. 고추로 붉은 식탁 말이다.

어떤 처방으로 나을지 연구하기 전에 식탁의 붉은색부터 차단했으면 오랜 세월을 안구건조로 고생할 필요 없었다.

306.

김치찌개, 김치볶음밥, 김치전, 김치국밥……, 당시 내가 즐기던 음식이다. 공통적으로 고추 들어가는 김치가 재료다. 붉은 음식들이다. 언제나 나의 식탁은 붉었다. 안구건조 치료법을 모색하면서도 식탁 풍경을 살피지 못했던 것은 내가 좋아하는 김치를 건강에 좋은 발효식품으로 여겼기 때문이다. 김치의 고추가 안구건조 악화의 원인임을 상상조차 할 수 없었다. 캡사이신 문제를 깨닫기까지 2년의 세월이 소요되었다.

307.

매운 복어찜이 계기가 되었다. 땀 뻘뻘 흘리면서 복어찜을 먹고 나니 안구건조가 갑자기 심해졌다. 눈 뜰 수조차 없었다. 이에 깨달았다. 매운맛[辛味]의 문제를 말이다. 복분자 술이 뭉치게 만든 양열(陽熱)은 폐음(肺陰)만 풍부해도 자연스레 풀어지는데 고추의 캡사이신으로 땀구멍을 계속 열어 폐음을 소모시키니 양열이 진정될 겨를이 없었던 것이다. 매운맛으로 부채질하는 상황에서 복분자 술이 만든 안구건조의 불이 꺼질 리 없었다.

식탁에서 붉은색을 추방하고, 보폐음(補肺陰) 처방을 복용하면서 안구건조가 호전되었다. 고추를 금해서 땀구멍으로의 폐음 소모를 차단하고, 소모된 폐음을 한약으로 보충하자 복분자 술이 일으킨 양열(陽熱)이 진정되었다. 2년 만에 안구건조의 치유 방법을 찾은 것이다. 지금 내가 안구건조 환자에게 사용하는 치료법이다. 안구건조의 한방 치료를 문의하는 사람에게 요청한다. "한방 치료 전에 고추부터 3개월간 완전 차단해 보시기 바랍니다."

가벼운 안구건조는 의료비용 지출할 필요조차 없다. 고추만 차단해도 치유되기 때문이다. 치료를 받아도 캡사이신 탐닉 등으로 음혈(陰血)을 계속 소모시키면 의료비용이 낭비된다. 수로 문을 열어 둔 상태에서의 폐음(肺陰) 보충은 깨진 항아리에 물 붓기다. 안구건조 해결에 한방 치료는 선택이지만 캡사이신 차단은 필수다. 식탁에서 붉은색을 완전 추방해야 치유된다. 이는 안구건조뿐만 아니다. 폐음 부족 질환 모두 그렇다.

폐음(肺陰) 부족 질환 가운데 건조증이 특히 그렇다. 안구건조증, 피부건조증, 구강건조증, 기관지건조증에 캡사이신은 상극이다. 매운맛을 차단하지 않으면 건조증 완치는 불가능하다. 건조증 치료가 쉽지 않은 것은 식탁 풍경의 개선 없이 약물에만 의존해서다. 지금도 많은 환자들이 치료의 험난한 길을 걷고 있다. 식탐만 통제해도 쉬운 길이 열리는데 말이다. 식탐 탓에 의료비용이 낭비되고 있다. 경험자로서 안타까운 일이다.

311.

안구건조도 공황장애처럼 새옹지마로 이어졌다. 공황장애가 단계 선생과의 인연을 맺어주었다면 안구건조는 임상 스승을 만나게 했다. 내가 안구건조로 고생하는 모습을 본 일중사 사장님의 안내로 찾아뵌 분이 류희영 스승님이다. 스승님에게 처음 받았던 시술은 지금도 잊을 수 없다. 침(鍼) 맞자마자 입 안에 침(唾液)이 고이는 경험을 했다. 침 시술로 폐음(肺陰)이 보충되는 순간이었다.

312.

"토생금(土生金)이야." 침 고이는 현상에 대한 스승님 설명이었다. 간단한 설명에 함축된 심오한 뜻은 나침반처럼 음혈론(陰血論)의 임상 방향을 제시했다. 토생금(土生金). 토울(土鬱) 풀어서 폐음(肺陰) 생성시키는 원리. 스승은 나에게 토울 풀어주는 침 시술을 하셨던 것이다. 이 경험으로 나는 토울 문제를 알게 되었고, 현대인에게 토울 많은 이유를 연구했다. 나의 첫 저술인 『먹지마 건강법』이 결과물이다.

313.

2001년 출간된 『먹지마 건강법』은 내가 저술했지만 스승님 책이라 해도 과언 아니다. 스승의 30년 임상과 가르침이 그대로 담겨서다. 책에 스승님 존함 올리는 것이 제자의 도리였으나 그러지 못했다. 토울(土鬱) 원인을 문제 삼는 일이 쉽지 않았기 때문이다. 당시는 불량식품 지적이 어려운 시절이었다. 아무도 그렇게 하지 않는 상황에서 반발의 표적이 될 수 있었다. 불량식품 업체가 반발하면 나 혼자 감당하는 것이 예의였다.

314.

돌이켜 보면 기우에 불과했지만 당시엔 고민이 많았다. 대중에게 토울(土鬱) 일으키는 불량식품을 알리면서 스승에겐 누를 끼치고 싶지 않았다. 2002년 SBS 신년 특집 '잘 먹고 잘 사는 법' 덕분에 웰빙 열풍으로 불량식품을 지적하는 책들이 유행하면서 『먹지마 건강법』의 고민은 기우로 그쳤다. 이제는 불량식품에 대한 독한 비판도 어렵지 않다. 지금 나는 모두가 건강식품이라 여기는 것도 거리낌 없이 문제 삼고 있지 않은가.

315.

인스턴트가 해로운 것은 상식이므로 관련 서적이 식상하다. 육식 문제를 다룬 책도 마찬가지다. 현대인이 완전식품으로 맹신하고 있는 우유의 허상을 지적하는 서적도 출간되었다. 그런데 고추의 캡사이신을 문제 삼는 책은 없다. 불량식품 경고를 넘어서 모두가 건강식품으로 믿는 음식의 해로움도 지적 가능한 시대가 되었다. 나의 음혈론(陰血論)이 그 시대를 맞이하려 한다. 고추가 시작이다.

음혈(陰血) 양생법(養生法)

④ 요리에 고추를 사용하지 않는다. 김치도 백김치를 선택하자. 고추가 들어가는 붉은 김치보다 백김치가 더 건강하다는 연구 보고도 있다. 식욕 증진을 위해 고추를 먹어야겠다면 맵지 않도록 사용량을 줄여야 한다. 캡사이신을 열에 가하면 매운맛이 증폭되므로 찌개, 국, 볶음 등에 고추를 사용하지 말자. 설탕 등의 정제당 섭취를 자제하면 고추의 매운맛을 줄일 수 있다. 캡사이신 섭취 대신 가벼운 걷기 운동을 하자.

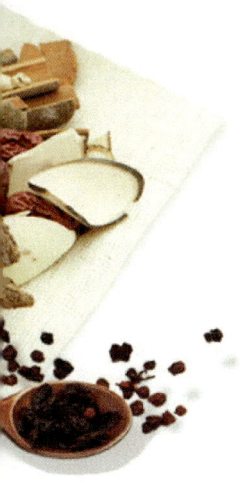

다섯 번째 방법: 싱겁게 먹자

317.

[염분 과잉] 건강식품으로 인식되는 음식도 비판하려는 음혈론(陰血論)은 고추 다음으로 된장을 문제 삼고자 한다. 김치가 아무리 훌륭한 발효식품이라도 고추의 매운맛으로 범벅되면 건강에 해롭듯이 된장도 너무 짜면 문제다. 짠맛[鹹味] 탓에 된장을 건강식품으로 삼기 어렵다. 이는 『먹지마 건강법』 내용과 상충된다. 그 책에선 된장을 약처럼 칭송했지만 지금은 반대다. 된장 생산 농가에겐 미안하지만 음혈 부족 환자를 위해선 어쩔 수 없다.

318.

『먹지마 건강법』 출간한 지 얼마 지나지 않아 일본인 환자를 진료할 기회가 있었다. 환자에게 장(腸) 건강을 강조하면서 된장을 권했다. 그런데 일본인의 답변이 인상적이었다. "한국 된장은 부담스럽습니다. 너무 짜서 못 먹겠어요." 당시엔 그 사람이 별나다고 생각했다. 그러나 옳은 지적이었다. 이를 깨닫기까지 8년 걸렸다. 함미(鹹味)의 음혈(陰血) 말리는 심각성을 몸소 체험하기까지 적지 않은 세월이 소요되었다.

319.

체험이 중요하다. 신미(辛味), 함미(鹹味)의 음혈 소모는 한의학 이론으로 알려진 내용이다. 그러나 체험 전에는 심각성을 인식하지 못했다. 이론으로만 알고, 체험하지 않았더라면 매운 김치와 짠 된장의 문제를 지적할 엄두조차 내지 못했을 것이다. 안구건조 덕에 고추의 해로움을 주장할 수 있었다. 된장 역시 마찬가지다. 짠맛의 심각성을 몸소 체험하고 있기에 된장 문제를 제기할 수 있다.

320.

나에게는 낙인이 찍혀 있다. 2002년, 한 번의 실수로 찍힌 질병 낙인이 8년 넘도록 나를 괴롭힌다. 앤티크 책상을 구입한 것이 실수였다. 가구공장에서 바로 생산되어 화학 냄새가 진동하는 책상 때문에 면역 항진된 것이다. 고질적인 피부 습진이 생겼다. 체질적으로 폐음(肺陰) 부족하여 피부에 위치한 수로(水路) 물이 적은 상태(피부건조)에서 휘발성 유기화합물의 공격으로 뭉친 혈열(血熱)이 피부 염증을 일으켰다.

321.

세 번째 책 『희관씨의 병든 집』은 피부질환을 계기로 쓰여 졌다. 병든 집(sick house) 증후군을 다룬 책으로 휘발성 유기화합물로 오염된 거주 환경에서 생기는 질환을 지적했다. 피부 낙인의 원인을 연구하는 과정에서 저술되었으니 내 책들 모두가 나의 아픔을 바탕으로 만들어졌다. 나와 같은 실수와 시행착오를 독자 여러분은 경험하지

않기 바라며 저술했다. 음혈론(陰血論)도 마찬가지다. 내 고통의
결과물이다.

322.

공황장애→안구건조증→피부 습진. 나의 질병 퍼레이드는 새로운
인연을 위한 숙명인가? 단계 선생, 류희영 스승님과의 인연으로 이어진
공황장애, 안구건조의 새옹지마가 피부 습진이라는 현재의 고통에서도
이루어질까? 이 책, 음혈론(陰血論)이 그 새옹지마인지도 모르겠다.
그러나 이제는 새옹지마를 위한 고통이 멈추었으면 한다. 음혈론을
마지막으로 말이다. 나의 고통이 담긴 책은 음혈론이 마지막이길
바란다.

323.

피부 습진으로 8년째 고생이다. 한 번 어긋난 면역항진(肺燥心熱)을
바로잡기가 이토록 어렵다. 폐음(肺陰) 부족한 체질이라 그렇다. 음식
및 생활 관리와 한방 치료로 혈열(血熱) 다스려 치유되어도 어떤 계기로
폐음 마르거나 간화(肝火) 조성되면 재발한다. 이러한 반복이 8년째다.
나는 피부질환 환자와 동병상련(同病相憐)이다. 가려움의 고통을 알기
때문이다. 가려워 잠 못 이루는 고통 말이다.

324.

피부 낙인은 나에게 탄광의 카나리아다. 유독가스 민감한 카나리아가
광부에게 질식 위험을 신호하듯이 낙인은 나의 생활이나 음식 문제를

경고해준다. 폐음(肺陰) 말리는 음식 먹거나 면역항진 일으키는 환경에 노출되면 피부 염증이 심해진다. 음혈(陰血) 소모시키고, 허열(虛熱) 뭉치게 하는 음식과 환경, 생활이 무엇인지 알려주는 리트머스 시험지인 셈이다. 현재 나는 카나리아, 리트머스 덕분에 음혈론(陰血論)을 쓰고 있다.

325.

해산물을 먹으면 피부 낙인이 선명해진다. 연체류, 갑각류에만 그러면 면역항진 문제로 여기겠는데 바다 식물인 해조류마저 피부염 심하게 만드니 당혹스러웠다. 해산물에 알레르기가 있는 것인지 고민해 보았으나 아니었다. 함미(鹹味)가 문제였다. 해산물의 짠맛이 폐음(肺陰)을 말려 허열(虛熱)을 조성한 것이다. 피부병 환자에게 매운맛 차단만 강조했지 짠맛 문제를 경고하지 않았던 나에게 큰 충격이었다.

326.

저녁 여덟 시 이후로 컴퓨터 차단. 밤 열 시에 취침. 휴대폰 사용 최소화. 간접흡연 회피. 매운맛 금식 등 음혈(陰血) 지키기 위한 나의 노력에 한 가지 더 추가되었다. 짜지 않게 먹기. 피부병이라는 카나리아 경고가 없었으면 추가되지 않았을 내용이다. 평소 싱겁게 먹는다고 생각했지만 해산물 이외에 함미(鹹味) 과잉이 없는지 식탁을 점검했다. 하나 있었다. 된장찌개다. 매일 점심마다 먹는 된장찌개 말이다.

327.

점심마다 사먹는 된장찌개가 문제였다. 나를 배려한 단골식당에서 고추를 넣지 않아 신미(辛味) 없는 된장찌개였지만 된장의 함미(鹹味)는 어쩔 수 없었다. 해산물 통한 카나리아 경고를 확인한 이후로 된장찌개 역시 멀리하고 있다. 집에서 준비한 도시락을 먹는다. 밖에서 사먹는 음식 모두 맵고 짜기 때문에 도시락을 선택할 수밖에 없다. 음혈 부족한 남편 탓에 아침마다 도시락 준비로 수고하는 아내에게 미안하다.

328.

된장찌개 경계하는 모습에 놀랄 독자 많을 것이다. 그동안 내가 된장을 칭송해 온 까닭이다. 『먹지마 건강법』에서는 된장을 생으로 먹는 방법까지 알렸다. 그러던 내가 달라졌다. "된장은 너무 짜서 못 먹겠어요." 일본인 지적을 이제야 공감한 것이다. 피부 낙인 덕분이다. 함미(鹹味)가 신미(辛味)처럼 음혈(陰血) 소모시킴을 한의학 이론으로 알면서도 된장의 짠맛에 너그러웠던 것은 된장을 건강식품으로 확고하게 믿었기 때문이다.

329.

세계보건기구(WHO) 2008년 발표에 따르면 우리나라는 위암(胃癌) 발생률 1위다. 위암은 정부에서 암(癌) 통계를 발표한 지 1983년부터 지금까지 1위 놓친 적이 없다. 2007년 기준으로 남성에게 1위, 여성에겐 갑상선암, 유방암에 이어 3위다. 왜 그럴까? 김치, 된장 등 건강한 발효식품 매일 즐기는 한국인에게 왜 위암이 많을까? 등잔 밑

어두운 것처럼 우리가 믿고 있는 전통식품에 어떤 문제가 숨어 있는 것
아닐까?

330.

우리나라가 위암(胃癌) 1등인 이유는 염장(鹽藏) 식품 탓이다. 저장성
높이려고 소금 많이 첨가한 식품 말이다. 염장은 소금물의 삼투압
효과로 식품에서 수분 빼내어 미생물 자라지 못하게 만든다. 소금물
속에서는 미생물도 원형질 분리를 일으켜 번식이 억제된다. 냉장고 없던
시절, 육류와 어패류 그리고 채소류 저장을 위해 염장이 필요했다. 햄,
베이컨(육류), 굴비, 자반, 젓갈(어패류), 김치, 단무지, 오이지(채소류)
등이 그렇다.

331.

우리나라 못지않게 위암(胃癌) 환자 많은 일본, 중국도 염장(鹽藏)
발달 국가다. 사실 염장 식품은 세계 모든 나라에 있다. 냉장고 없어서
식품 보관을 염장에 의존함은 모든 나라가 마찬가지였다. 그런데 왜
유독 동양만 위암 문제 많을까? 이는 농경문화에 원인이 있다. 채소
많이 먹는 농경문화가 연관된다. 그렇다고 채식을 문제 삼는 것이
아니다. 채소를 염장하는 과정에서 생성되는 발암물질이 문제다.

332.

니트로소아민(nitrosoamine)이라는 발암물질 탓이다. 이 물질은
질산염(nitrate)이 소금과 반응해서 장내 세균에 의해 만들어지는데

질산염은 채소에 많이 함유되어 있다. 따라서 채소류 염장(鹽藏)이 염장 식품 가운데 제일 문제다. 신선한 채소 섭취는 괜찮지만 염장된 채소를 즐겨 먹으면 위암(胃癌)이 발병한다. 미국 암학회지 논문은 미국 내 한국인의 위암 사망률이 백인보다 일곱 배 높은 원인으로 염장 채소를 지적했다.

333.

김치를 건강식품 삼는 한국인에게 이러한 정보는 충격이다. 김치가 염장(鹽藏) 채소의 대표이기 때문이다. 김치를 발암물질로 지적하기엔 논란 여지가 크지만 위암(胃癌) 문제가 제기된 이상 배추 절일 때 소금을 최소한 사용하자. 백김치일지라도 맛이 너무 짜면[鹹味] 문제되는데 여기에 고추까지 더해지면 설상가상이다. 고추의 매운맛[辛味]이 암(癌) 발생을 촉진하기 때문이다. 함미(鹹味)가 만든 암을 신미(辛味)가 촉진시킨다.

334.

신미(辛味)는 양기(陽氣)를 항진(亢進) 발산(發散)시킨다. 기운을 흥분시켜 사방으로 퍼트린다. 이는 정상 세포뿐만 아니라 병든 세포에도 작용한다. 매운맛 먹으면 알레르기와 염증이 심해지는 이유다. 심지어 혈당까지 높인다. 당뇨 환자는 고추의 캡사이신을 멀리해야 혈당이 안정된다. 암(癌) 세포도 마찬가지다. 암 세포 분화와 전이를 부채질한다. 고추가 발암 물질은 아니지만 암 발생을 족진할 수 있다.

335.

한의학 이론상 고추가 암(癌) 발생을 촉진한다는 주장이 허무맹랑할 것이다. 그런데 최근 동일한 과학 연구가 보고되었다. 서울대와 건국대 그리고 미국의 미네소타대가 공동 참여한 연구팀이 고추 캡사이신의 암 발생 촉진 과정을 명확하게 밝혔다. 미국 암학회 학술지의 표지논문으로 인정받은 연구 결과였다. 연구팀은 캡사이신 자체가 암 유발물질은 아니지만 암 발생을 촉진시킨다며 보고했다.

336.

"고추에는 캡사이신 외에도 다른 유익한 생리 활성물질이 다량 함유되어서 이번 연구 결과를 일반화하기 어렵다." 연구팀 설명으로 고추 소비자는 안심할 것이다. 그러나 매운맛이 기운을 항진시켜 사방으로 퍼트린다고 보는 한의학 관점에서 암(癌) 환자의 고추 섭취는 바람직하지 않다. 암 환자에게는 생발지기(生發之氣) 아닌 숙살지기(肅殺之氣)가 필요하다. 생발지기는 건강한 세포뿐만 아니라 암세포도 기운 북돋기 때문이다.

337.

한의계에는 암(癌) 환자의 보약(補藥) 복용에 관한 논쟁이 있다. 암 치료에 있어서 부정거사(扶正去邪)를 인정하는 측과 그렇지 않은 측이 대립한다. 부정거사란 체력 증진(扶正)으로 질병을 물리친다(去邪)는 뜻. 암 환자의 보약 복용을 인정하는 측은 이러한 부정거사가 암 치료에도 가능하다고 생각한다. 반대 측은 보약이 오히려 암세포를 증진시킨다고 주장한다. 나는 양측 모두 인정한다. 보약에 두 가지 종류가 있기 때문이다.

338.

보약(補藥)에도 음양(陰陽)이 있다. 양기(陽氣) 북돋는 보약과 음혈(陰血) 보충하는 보약이 있다. 양보약(陽補藥)은 생발지기(生發之氣) 지닌 탓에 암환자가 복용할 수 없다. 반면에 음보약(陰補藥)은 숙살지기(肅殺之氣)로 부정거사(扶正去邪)를 기대할 수 있다. 암환자에게 양기 북돋는 보약은 쓸 수 없지만 음혈 보충 보약은 가능하다. 때문에 암환자의 고추 섭취를 경계한다. 고추는 숙살지기 누르고, 생발지기 고취하는 음식인 까닭이다.

339.

우리 식탁을 보자. 염장(鹽藏) 채소에 고추가 빠짐없이 들어간다. 소금과 고추의 합작으로 음혈(陰血)을 바짝 말린다. 우리나라가 위암(胃癌) 발병률 1위인 이유는 소금과 고추가 들어가는 염장 식품 탓이다. 소금의 염장이 위암 일으키고, 고추의 캡사이신이 암세포를 항진시키기 때문이다. 이에 암환자와 암 예방하려는 사람은 소금과 고추를 멀리해야 한다. 음혈 부족한 사람 역시 함미(鹹味)와 신미(辛味)를 경계해야 한다.

340.

함미(鹹味)와 신미(辛味)가 음혈(陰血) 말리는 과정은 채석장 모습과 같다. 강한 충격으로 암석 깨트려 잘게 쪼개진 돌들을 운반하는 곳이 채석장인데 음혈을 암석과 돌에 비유해 보자. 함미는 연견(軟堅0 작용으로 암석을 깨트리고, 신미는 발산(發散) 작용으로 쪼개진 돌들을 운반한다. 소금이 풀어 헤친(軟堅) 음혈을 고추가 땀구멍 통해 몸 밖으로 내보낸다(發散). 소금의 연견→고추의 발산. 서로 합작해서 음혈을 강하게 말린다.

341.

고추의 발산(發散)과 달리 소금의 연견(軟堅)은 서서히 나타난다. 매운 고추 먹으면 몸이 더워지면서 신속하게 땀나지만 짠 소금의 반응은 바로 나타나지 않는다. 채석장에서 암석을 강한 충격으로 쪼개기보다 서서히 녹이면서 부수는 것이 연견 모습이다. 큰 눈 내렸을 때 길에 염화나트륨 뿌리는 이유가 그렇다. 눈 녹이는 염화나트륨의 제설(除雪)은 소금의 연견 작용을 이용한 것이다.

342.

염화나트륨의 연견(軟堅) 효과는 서서히 나타나지만 강력하다. 쌓인 눈을 녹일 뿐만 아니라 도로를 부식시킨다. 자동차와 철제 시설물까지도 부식시켜 버린다. 95년 붕괴된 성수대교에는 매년 일반도로보다 두 배 많은 제설제가 뿌려졌다고 한다. 1,500만 톤. 미국에서 매년 제설 용도로 뿌려지는 소금량이다. 겨울이 긴 미시간

주에서는 1년 중 6개월을 'winter period', 나머지 6개월은 도로 보수한다는 의미에서 'construction period'라 부른다.

343.

봄이 오면 제설(除雪)로 인한 도로 상처를 처리하기 위해 공사가 분주해질 정도로 강력하게 작용하는 소금의 연건(軟堅)은 환경오염을 일으킨다. 도로 주변 토양과 그 위에 자라는 식물, 그 식물을 섭취하는 동물까지 연쇄적으로 오염시킨다. 뿐만 아니다. 가까운 식수원으로 흘러들어 인체에도 영향을 끼친다. 우리는 소금을 음식으로만 먹는 것이 아니다. 도로 위의 모든 것을 녹이고 부식, 오염시키는 소금이 우리 몸에 매일 뿌려지고 있다.

344.

고추 범벅의 염장식품은 우리 몸에 최루탄(캡사이신)을 퍼트리고, 제설제(염화나트륨)를 뿌리므로 멀리해야 한다. 그럼에도 사람들은 건강식품 삼는다. 어느 식당에서 들은 이야기다. "현대인이 아픈 것은 너무 싱겁게 먹어서야. 그래서 나는 아이에게 염장 식품을 일부러 많이 주고 있어." 옆 테이블 아주머니 말씀에 경악을 금할 수 없었다. 아이 건강을 위해 소금 문제를 지적해 주고 싶었으나 논쟁 싫어 참았다.

요즘 한의사는 선무당과도 논쟁을 벌여야 한다. 민간요법으로 위장한 선무당들이 저마다 목소리 높여서다. 문제 지적해도 소귀에 경 읽기라 나는 논쟁을 피한다. 선무당은 자신만의 이론으로 무장되어 있는데 그 이론들은 한의학의 잘못된 해석에서 비롯하는 경우가 많다. 어설프게 아는 한의학 지식으로 자신을 합리화시킨다. 여기에는 상술(商術)이 결부된다. 민간요법으로 위장한 상술이 적지 않다.

여러 기능성 소금을 약처럼 선전하는 선무당이 있다. 민간요법으로 위장하여 다량의 염분 섭취가 건강에 좋다며 선전한다. 여기에 어설픈 한의학 지식이 동원된다. 소금의 함미(鹹味)가 수기(水氣)를 도와 신장(腎臟)을 튼튼히 한다고 주장한다. 심지어 고추의 신미(辛味)가 금기(金氣)를 도와 폐(肺)에 좋다고 말한다. 이상 모두 오행귀류(五行歸類)를 잘못 해석한 결과다. 완전 거꾸로 해석하고 있다.

오행귀류(五行歸類)에 있어서 오미(五味) 가운데 산미(酸味)는 목(木), 고미(苦味)는 화(火), 신미(辛味)는 금(金), 함미(鹹味)는 수(水)로 분류된다. 이를 두고 매운맛이 금을 돕고, 짠맛이 수를 증진시킨다고 해석해선 안 된다. 오미의 오행 분류는 '제어'를 의미하기 때문이다. 오행의 항진을 오미가 제어하는 개념이다. 매운맛은 금을 돕는 것이 아니라 금기(金氣)의 항진을 제어한다. 짠맛은 수를 돕는 것이 아니라 수기(水氣) 항진을 제어한다.

348.

오미(五味)의 오행귀류(五行歸類)는 제어를 의미하기 때문에 과잉 섭취될 경우 해당 장부(臟腑)를 해친다. 과잉 섭취된 고추의 캡사이신은 금장부(金臟腑: 肺, 大腸), 소금의 염화나트륨은 수장부(水臟腑: 腎, 膀胱)에 해롭다. 음상부족(陰常不足), 음혈이 항상 부족한 현대인은 매운맛[辛味]과 짠맛[鹹味]을 최대한 줄여야 한다. 반면에 신맛[酸味]과 쓴맛[苦味]이 좋다. 양상유여(陽常有餘), 양기가 항상 남기 때문이다. 산미와 고미가 유여한 양기를 제어한다.

349.

산미(酸味)는 항진된 목(木)을 제어하고, 고미(苦味)는 과열된 화(火)를 진정시킨다. 문명으로 인해 양기(陽氣)가 많아져 목화(木火) 기운 넘치는 현대인에겐 신맛과 쓴맛이 효과적이다. 요즘 식초요법이 주목받는 이유다. 발산되는 기운을 식초의 신맛이 수렴시켜 혈(血)을 모은다. 시큼한 맛의 매실과 모과도 그렇다. 진정 현대인에게 필요한 건강식품은 홍삼이 아니라 신맛 발휘되는 식초와 매실, 모과다.

350.

산미(酸味)는 순수하게 복용해야 좋다. 감미료 넣지 말자. 식초요법이 인기 끌면서 관련 음료가 출시되고 있는데 감미(甘味)가 첨가되므로 바람직하지 않다. 매실과 모과도 마찬가지다. 설탕에 절여 만든 매실 엑기스와 달콤한 모과차는 바람직하지 않다. 이것은 기운 수렴하는 산미 아닌 토울(土鬱) 일으키는 감미일 뿐이다. 단맛 없이 오로지 신맛 자체를 섭취하는 것이 중요하다.

351.

양기(陽氣) 넘치고 음혈(陰血) 부족한 현대인이 본능적으로 산미(酸味)를 찾고 있으나 감미(甘味)가 끼어들어 그 효과를 차단하고 있다. 설탕과 액상 과당이 현대인의 미각(味覺)을 왜곡시켰다. 순수한 매실차와 모과차의 신맛이 처음엔 맛없지만 계속 마시면 적응되어 그 나름의 풍미를 느낄 수 있다. 신맛과 쓴맛에도 맛있음을 느껴야 한다. 음혈 보충을 위해 억지로 먹는 것이 아니라 즐길 수 있어야 한다.

352.

고미(苦味)는 즐기기 어려운 맛이다. 누가 쓴맛을 좋아하겠는가. 그러나 현대인에게 가장 필요한 맛이 고미다. 산미 이상으로 중요하다. 산미와 고미 모두 항진된 양기(陽氣)를 제어하는데 작용에 차이가 있다. 음혈(陰血) 부족에 있어서 혈허(血虛)와 음허(陰虛) 차이가 있듯이 말이다. 혈허에는 신맛이 효과적이고, 음허에는 쓴맛이 도움된다. 혈허 심해져 열증(熱症: 虛熱)을 동반한 음허에는 고미가 유일하게 도움 주는 맛이다.

353.

음허(陰虛)에는 산미(酸味)가 해로울 수 있다. 고미(苦味)와 달리

열(熱)을 끄는 작용이 없어서다. 그리고 기운을 수렴하기 때문에 열 뭉치게 만들 수 있다. 내가 복분자 술을 마시고 안구건조가 생겼던 원인이 여기에 있다. 산미로 기운 수렴하는 복분자가 당시 음허한 나의 허열(虛熱)을 뭉치게 만들었다. 사람들이 본능적으로 신맛 찾는 현실에서 주목할 부분이다. 열증(熱症) 지닌 사람은 산미를 멀리해야 하기 때문이다.

354.

감기 중에는 산미(酸味)를 금해야 한다. 감기도 열증(熱症)이기 때문이다. 체표(體表)에 외사(外邪) 있는 상태에서 신맛을 먹으면 감기가 심해진다. 밖으로 발산해 쫓아야 할 외사를 산미가 안으로 수렴시킨 탓이다. 민간요법 선무당이 만병통치로 맹신하는 식초, 매실, 감잎차, 오미자 모두 산미의 수렴성을 지니므로 감기에 금해야 한다. 그런데 열증은 감기뿐만 아니다. 염증성 질환과 다양하게 발현되는 음허(陰虛) 질환 모두 그렇다.

355.

산미(酸味)가 현대인에게 효과적인 것은 음혈(陰血) 부족 가운데 혈허(血虛)에 한해서다. 열증(熱症) 없는 혈허 말이다. 이런 사실을 지적하는 사람이 드물다. 산미 약재를 건강식품으로 선전하는 광고에서 찾아볼 수 없다. 산수유가 그렇다. 산수유는 복분자와 마찬가지로 산미를 지녀 기운 수렴하는 약재다. 요즘 산수유가 인기인데 혈허 환자에겐 반가운 일이다. 혈허한 현대인에게 홍삼보다 산수유가 적합하다.

356.

같은 기운 수렴이라도 복분자는 보양약(補陽藥)에 속하고, 산수유는 보음약(補陰藥)으로 분류된다. 양상유여(陽常有餘) 음상부족(陰常不足)한 현대인에게는 복분자보다 산수유가 더 효과적이다. 그러나 산수유도 열증(熱症)에 멀리해야 한다. 감기 같은 실열(實熱)뿐만 아니라 혈허가 심해 동반되는 허열(虛熱)에도 산수유를 먹지 말아야 한다. 따라서 산수유는 보약(補藥)보다 복분자와 함께 산미(酸味)의 수렴약(收斂藥)으로 분류됨이 정확하다.

357.

산미(酸味) 약재는 수렴약(收斂藥)이고, 신미(辛味) 약재는 발산약(發散藥)이다. 고추를 약재로 분류하면 발산약에 속한다. 감기 다스리는 해표약(解表藥) 대부분이 매운맛의 발산약이다. 체표(體表)의 외사(外邪)를 밖으로 발산시켜 감기를 치료한다. 민간요법에서 고추를 감기약 삼는 원리가 여기에 있다. 그러나 발산약은 한열(寒熱)이 구별된다. 감기와 같은 실열(實熱)에는 고추처럼 뜨거운 발산약이 바람직하지 않다.

358.

마황, 계지, 방풍, 형개, 강활, 백지, 고본, 신이, 세신 등은 신미(辛味) 지닌 따듯한 발산약(發散藥)이다. 감기, 염증과 같은 열증(熱症)에 단독으로 사용하면 안 되고, 청열약(淸熱藥)과 보음약(補陰藥)을 함께 처방해야 한다. 그리고 매운맛 때문에 장기간 복용하면 음혈이 소모되므로 주의해야 한다. 반면에 박하, 우방자, 상엽, 국화, 갈근, 시호, 승마, 만형자, 선퇴 등은 차가운 발산약으로 열증에 처방 가능하다.

359.

기(氣) 하나의 관점에서 기운 발산과 수렴, 이 두 가지만으로 처방 가능하다. 발산약(發散藥)의 한열(寒熱)과 수렴약(收斂藥)의 음양(陰陽)을 구분하면 다양한 질병 치료가 가능해진다. 기운의 발산, 수렴은 승강부침(升降浮沈)으로 세분된다. 기운이 승(升)→부(浮)→강(降)→침(沈) 차례로 순환하는 것이다. 오미(五味) 가운데 신미(辛味)는 기운의 승, 함미(鹹味)는 부, 산미(酸味)는 강, 고미(苦味)는 침하게 만든다. 매운맛↔신맛, 그리고 짠맛↔쓴맛이 기운 대립한다.

360.

매운맛(氣升)↔신맛(氣降). 매운맛이 소모시킨 혈(血)을 신맛이 수렴으로 보충하고, 지나친 신맛이 조성한 습(濕)을 매운맛이 말려서 제거한다. 짠맛(氣浮)↔쓴맛(氣沈). 짠맛이 음(陰)을 연견(軟堅)시켜 일으킨 허열(虛熱)을 쓴맛이 식히고, 지나친 쓴맛이 뭉치게 만든 수독(水毒)을 짠맛이 부드럽게 풀어준다. 신미(辛味)는 거습담(去濕痰), 함미(鹹味)는 해수독(解水毒), 산미(酸味)는 보혈(補血), 고미(苦味)는 청허열(淸虛熱) 작용으로 상대의 지나침을 제어한다.

361.

서로를 제어하는 오미(五味) 모두 인간에게 필요하다. 그런데 현대인은 오미 섭취가 균등하지 못하다. 신미(辛味), 함미(鹹味), 감미(甘味) 섭취가 지나치게 많고, 산미(酸味)와 고미(苦味)는 크게 부족하다. 기(氣) 순환 관점에서 보면 기운이 발산만 하고, 수렴하지 못한다. 기운이 승부(升浮)만 하고, 강침(降沈)하지 못한다. 현대인이 쉽게 흥분하고, 분노하며 중독 대상을 끊임없이 찾는 이유다.

362.

알코올 중독, 니코틴 중독, 카페인 중독, 마약 중독, 도박 중독, 게임 중독, 인터넷 중독, 섹스 중독, 쇼핑 중독, 운동 중독, 일중독, 주식 중독, 핸드폰 중독 등 셀 수 없이 많은 중독 현상 모두 승부(升浮)된 기운이 강침(降沈)하지 못해 벌어진다. 무언가에 정신적으로 몰입해서 기운을 강제로 강침하려는 보상 심리로 중독이 야기된다. 매운맛, 짠맛 섭취가 많아질수록, 신맛과 쓴맛 부족할수록 중독 성향은 커진다.

363.

인간에게 기운 침강(沈降)은 중요하다. 몸 자체가 승부(升浮)하기 쉬운 구조인 까닭이다. 머리가 인체 상부(上部)에 있어서다. 생각하는 동물인 인간은 두뇌를 많이 사용할수록 기운이 위로 뜬다. 사회와 인간관계가 복잡해 생각할 일이 많아질수록 기운 승부한다. 신체 구조상 기운 승부하는 상태에서 설상가상으로 매운맛과 짠맛을 탐닉하니 현대인의 기(氣)는 상부에 몰려 있다. 이에 인위적인 기운 침강이 요구된다.

364.

　기운 중심은 인체 하부(下部)에 위치할수록 건강하다. 그 중심이 인체 중앙에 있어야 음양(陰陽) 균형이 이루어질 것 같지만 그렇지 않다. 무게 중심이 아래에 있어 넘어지지 않는 오뚝이처럼 사람의 기운 중심도 하부에 위치해야 건강하다. 무게 중심이 머리에 있는 인형은 바로 쓰러지듯이 기운 중심이 상부에 있으면 질병에 걸리기 쉽다. 생각하고, 고민할 일이 많은 현대인의 아픔은 기운 승부(升浮)에서 비롯한다.

365.

　양방에서 스트레스를 원인으로 삼는 질병들이 얼마나 많은가. 스트레스가 기운 승부(升浮)된 상태다. 스트레스 받지 않는 현대인이 기의 없는 현실에서 인위적인 기운 침강(沈降)이 절실하다. 균등한 오미(五味) 섭취로는 부족하다. 신미(辛味), 함미(鹹味)보다 산미(酸味), 고미(苦味)를 더 많이 섭취해야 한다. 오뚝이의 무게 중심이 아래에 있듯이 기운 순환에 있어서도 발산보다 수렴 그리고 승부보다 침강 비중이 더 높아야 한다.

366.

　도가(道家) 수련은 기운 침강(沈降)을 기초로 삼는다. 단전(丹田) 호흡이 그렇다. 하단전(下丹田)호흡, 즉 복식호흡은 숨 쉴 때 아랫배를 의념(意念)하는 수련이다. 복식호흡이라고 배로 호흡하는 것이 아니다.

호흡과 함께 인체 하부(下部)를 의념해서 아래로 기운 내리는 수련이다. 기운은 생각하는 방향으로 움직인다. 하단전호흡이 익숙해지면 기운 침강이 이루어져 쉽게 쓰러지지 않는 오뚝이처럼 건강한 사람이 된다.

367.

정충(精充)→기장(氣壯)→신명(神明). 단전호흡의 수련 과정이다. 하단전(下丹田)호흡으로 정충, 중단전(中丹田)수련으로 기장, 상단전(上丹田)수행으로 신명이 이루어진다. 여기서 중요한 것은 기장, 신명 이전에 정충 먼저 완성되어야 한다는 점이다. 기운 침강으로 하단전에 정(精)부터 충만시킨 다음에 기장, 신명을 수련해야 한다. 기운 중심을 하단전에 두어 오뚝이처럼 되어야 중단전, 상단전 개발이 건강하게 이루어지기 때문이다.

368.

정충(精充)의 바탕 없이 중단전(中丹田), 상단전(上丹田)을 수련하면 기운 중심이 하부(下部) 아닌 상부(上部)로 몰린다. 오뚝이와 반대로 무게 중심이 머리에 있어서 바로 쓰러지는 인형 신세가 된다. 상기증(上氣症)과 주화입마(走火入魔)가 그렇다. 수련 과정에서 헛것 보이거나 헛소리 들리고 전생이 보인다느니 미래가 예측된다느니 몸속이 투시된다느니 하는 주장이 여기서 비롯된다. 기운 중심이 아랫배 아닌 머리에 위치해서 벌어지는 문제다.

369.

불가(佛家)에선 수행 과정에서의 이런 현상을 마장(魔障)으로 경계한다. 초능력 얻었다며 신기해하는 수행자를 호통쳐서 마장으로부터 신속히 벗어나도록 불가의 선지식(善知識)이 지도한다. 수행하는 제자의 기운 중심이 머리로 뜨지 못하게 스승(善知識)이 가르친다. 때문에 수련, 수행은 스승의 존재가 중요하다. 기운이 머리에 몰리지 않도록 기운 침강(沈降)을 안내하는 스승 말이다.

370.

참선이나 명상, 단전 수련 등을 혼자 하는 것은 위험하다. 이는 개인의 건강 손실로 국한되지 않는다. 사회 전체로 위험하다. 사이비 종교를 탄생시키기 때문이다. 사이비 교주들은 기운 침강(沈降)을 안내하는 스승의 가르침 없이 혼자 수련, 수행하다가 주화입마(走火入魔)에 빠진 사람이다. 입마(入魔)된 상태에서 자신이 신(神) 내지 신의 전도사로 착각한다. 그래서 스승의 존재가 중요하다. 개인뿐만 아니라 사회를 위해서 선지식(善知識)이 절실하다.

371.

기운 침강(沈降)을 유도하지 않는 지도자와 스승이 있어서 문제다. 뇌(腦) 개발 명목으로 상단전(上丹田) 수련을 일반인에게 강요하고 있다. 정충(精充), 기장(氣壯)이 먼저 이루어진 수행자만 가능한 상단전 수련을 일반 초보자에게 권하면 상기(上氣), 주화(走火)의 부작용 생긴다. 눈 가리고 사물 보이는 현상을 뇌 개발 결과로 선전하는데 이는

주화 부작용에 불과하다. 그것이 비록 초능력일지라도 수련의 과정일
뿐 목표가 아니다.

372.

상단전(上丹田) 수련 과정에서 벌어지는 이상(異常) 능력은 수행
목표와 아무 관계없다. 오히려 목표 달성에 방해된다. 수행의 목표는 번뇌
끊고 궁극의 자유를 얻는 것이지 초능력자가 되는 것이 아니다. 전생
보는 무당이나 미래 예언하는 점쟁이가 아니다. 이상 능력은 주화(走火)
부작용일 뿐이다. 선지식(善知識)의 도움으로 끊어 버려야 할 부작용에
매달리면 입마(入魔)에 빠진다. 따라서 기운 승부(升浮)시키는 뇌(腦)
개발 수련은 일반인에게 위험하다.

373.

현대인은 뇌(腦)에 관심이 많다. 그래서 뇌 개발을 선전하는 상단전
(上丹田) 수련이 인기다. 반면 하단전(下丹田) 호흡엔 무관심이다. 기운
승부(升浮)만 좋아하고, 침강(沈降)은 싫어한다. 양기(陽氣) 발산하는
홍삼을 선호하는 모습과 같다. 현대인이 건강을 위해 진정으로 관심
가져야 할 대상은 뇌가 아니라 장(腸)이다. 뇌호흡 아닌 장호흡을
해야 한다. 장이 위치한 인체 하부(下部)를 의념(意念)하면서 숨 쉬는
장호흡이 기운 침강(沈降)을 이루어 건강하다.

374.

걸을 때 발바닥 감각을 느껴보자. 머릿속에 잡다한 생각 떠올리지

말고 발바닥만 의념(意念)해서 걸으면 토울(土鬱) 풀어주는 걷기 운동과 기운 침강(沈降) 수련을 함께 할 수 있다. 걸으면서 무릎과 발목의 움직임과 발바닥의 감각을 계속 관(觀)하면 망상 일으키는 승부(升浮)된 기운이 아래로 내려가 스트레스가 풀린다. 스트레스 해소, 이것이야말로 현대인에게 요구되는 수련 목표다. 스트레스에서 해방된 정신적 자유인이 현대의 신선(神仙)이다.

375.

생활, 습관, 음식, 취미, 운동, 약물, 심지어 수련과 종교마저 현대인은 기운 침강(沈降)보다 승부(升浮)를 좋아한다. 과학이 발달해도 미신에 매달리거나 종교적 이상 체험을 신봉하는 이유가 여기에 있다. 어떤 현상을 기운 침강 상태에서 냉정하게 살피지 못하고, 기운 승부하여 종교적 의미를 부여한다. 여기서 불가(佛家)의 가르침이 일깨우는 바가 크다. 수행 과정에서 부처가 보이면 부처를 베어 버리라는 가르침 말이다.

376.

불교는 수행 중에 부처의 모습 보이고, 목소리 들린다고 이를 신(神)의 계시로 삼지 않는다. 없애야 할 망상으로 여긴다. 수행 오류로 승부(升浮)된 기운이 만들어낸 환시(幻視)와 환청(幻聽)임을 지적한다. 종교적 이상(異常) 체험 모두 기운 승부에 불과하므로 여기에 특별한 의미를 부여하지 마라. 신의 메신저로 착각하면 오산이다. 잘못된 수행, 수련, 기도로 머리에 기운이 몰려(走火) 생기는 헛것일 뿐이다.

377.

종교는 신자(信者)의 이상(異常) 체험을 포교 수단으로 삼지 말아야 한다. 기운 승부(升浮)를 경고하고, 침강(沈降)으로 안내해야 한다. 올바른 종교는 기운 침강에 중점 두는 반면 사이비 종교는 기운 승부에 매달린다. 그런데 현대인은 기운 침강의 종교에 관심이 적다. 바쁘게 돌아가는 현대 문명 자체가 기운 승부를 선호해서다. 사소한 것에 종교적 의미를 부여하고, 이를 포교 수단으로 삼는 종교가 주목받는다.

378.

기운 승부(升浮)시키는 종교가 특히 위험한 사람이 있다. 체질적으로 기운이 인체 상부(上部), 머리에 모이는 사람이 위험하다. 에니어그램의 머리형이 그렇다. 에니어그램의 아홉 가지 인간유형은 머리형, 가슴형, 장(腸)형으로 분류되는데 이 가운데 머리형(5, 6, 7번 유형)이 기운 승부를 조심해야 한다. 기운 중심이 머리에 있어서 더 쉽게 주화(走火)되기 때문이다. 따라서 머리형은 가만히 앉아서 머리 굴리는 수행보다 몸 움직이는 수련이 바람직하다.

379.

에니어그램 머리형이 수행할 때에는 선지식(善知識) 도움이 더욱 필요하다. 기운 침강(沈降)을 안내받아야 한다. 애당초 수행 방법을 기운 침강으로 선택하는 것이 좋다. 가만히 앉아 있는 참선보다 몸을 계속 움직이는 절이 효과적이다. 몸을 낮추어 엎드리는 자세가 기운 침강을 유도하기 때문이다. 절하는 행위는 우상 숭배가 아니다.

자신을 낮추는 하심(下心)으로 기운 침강 이루는 훌륭한 수행법이다. 머리형에게는 참선보다 효과적이다.

380.

태극권이나 도가(道家)의 마보(馬步)자세도 머리형에게 적합하다. 기운 침강을 유도하는 수련이기 때문이다. 나는 학창시절에 절 수행과 태극권 수련을 했었다. 에니어그램 5번인 머리형이라 기운 뜨는 문제를 다스리려고 했다. 당시엔 공황장애까지 있어서 기운 침강(沈降)이 절실했다. 2년간 매일 108배씩 집에서 절했고, 학교 옥상에서 태극권을 했다. 혼자 참선도 해 보았으나 상기(上氣)가 더 심해져 중단했다.

381.

불교는 기운 침강(沈降) 종교다. 채식하고, 오신채(五辛菜) 멀리하는 것도 침강이 목적이다. 채식이 바로 고미(苦味)를 섭취하는 방법이기 때문이다. 뿌리채소에 쓴맛이 강하므로 이를 섭취하는 채식이 기침(氣沈) 이루고, 과일의 신맛으로 기강(氣降)시킨다. 참선, 염불, 독경으로 기운 승부(升浮)하여 마장(魔障) 생기는 것을 예방하고자 쓴맛, 신맛으로 채식하고, 매운맛의 오신채를 멀리한다. 절 수행과 포행(布行)으로 몸 움직여 기운을 아래로 내린다.

382.

현대인에겐 고미(苦味) 섭취도 수행이다. 쓴맛의 뿌리채소와 잎채소 섭취가 기운 침강(沈降) 수련이다. 고미 섭취를 수행, 수련이라고까지 말하는 것은 그만큼 현대인이 쓴맛을 싫어해서다. 산미(酸味)는 어느 정도 즐기지만 고미는 멀리한다. 그런데 기운 침강에 있어서 쓴맛이 신맛보다 중요하다. 신맛에 없는 청열(淸熱) 작용이 있기 때문이다. 음허(陰虛)로 인해 야기되는 허열(虛熱)은 고미만 다스릴 수 있다. 현대인에게 쓴맛이 절실히 요구되는 이유다.

383.

혈허(血虛)→음허[陰虛, 허열(虛熱)]. 현대인에게 많이 나타나는 병리(病理)다. 산미(酸味)는 혈허에만 도움된다. 허열에는 오히려 부담될 수 있다. 허열에는 고미(苦味)가 효과적이다. 홍삼과 같은 보양제(補陽劑)를 쓰면 심각하게 악화된다. 양기(陽氣)가 승(升)하는 신미(辛味)와 부(浮)하는 함미(鹹味)는 허열을 악화시킨다. 음허해서 야기되는 허열은 기강(氣降)하는 신맛으로 역부족이다. 기침(氣沈)시키는 쓴맛이라야 열(熱)이 진정된다.

384.

허열(虛熱)이든 실열(實熱)이든 열증(熱症)에 효과적인 약재 대부분 고미(苦味)다. 치자, 황금, 황련, 황백, 용담초, 백선피, 건지황, 현삼, 연교 등은 열증에 내가 자주 사용하는 고미 약재다. 가장 쓴맛 나는 한약재가 고삼(苦蔘)인데 얼마나 쓴지 약명에도 고(苦)자가 붙을 정도다. 눈물 날 정도로 쓰지만 기침(氣沈) 효과 탁월하다. 고삼을 생지황과 함께 환약으로 만들어 양인(陽人)이 장기간 복용하면 무병장수한다는 기록이 있다.

385.

양인(陽人)처럼 기운 승부(升浮)한 사람에게는 고미(苦味)가
보약이다. 체질적으로 양인이 아니더라도 현대 문명으로 인해
음혈(陰血)이 부족한 현대인에겐 고미가 필요하다. 특히 매운맛과 짠맛
때문에 기운이 위로 뜨는 사람에겐 고미가 절실하다. 그런데 유통되는
건강보조식품 중에 고미 지닌 것이 희소하다. 알로에와 민들레뿐이다.
알로에는 식품으로 유통되기에 부담될 만큼 기침(氣沈) 작용이 강하다.
인삼, 홍삼으로 기운 승부한 부작용을 다스릴 정도다.

386.

홍삼이 인기 모을수록 알로에[蘆薈] 역시 주목받을 것이다. 홍삼
부작용을 알로에가 제어하기 때문이다. 홍삼 탓에 기운 승부(升浮)한
현대인을 알로에의 고미(苦味)가 구원한다. 애당초 홍삼 먹지 않으면
알로에 쓸 일도 없지만 말이다. 민들레[蒲公英]의 기침(氣沈) 효능은
알로에보다 약하나 청열(淸熱) 작용이 우수하여 염증 질환이 많은
현대인에게 효과적이다. 염(炎)자 붙는 병에 잘 걸리는 사람은 홍삼보다
민들레가 적합하다.

387.

쓴맛 요구되는 허열(虛熱) 문제는 우리 주변에 흔하다. 특히
소아(小兒)에게 많다. 어린이는 어른보다 기초 체온이 높고, 신진대사가
활발하여 양물(陽物)로 분류되는데 빠른 성장(陽氣)을 위한 제력(陰血)
소모 때문에 음허(陰虛)해지면서 허열이 생긴다. 잘 때 땀 흘리는

도한(盜汗)이 그렇다. 양방에서는 체온 조절 미숙으로 벌어지는 생리(生理) 현상이라 말하지만 도한은 허열을 진정시키면 치유되는 병리(病理) 문제다.

388.

허열(虛熱) 다스리는 한약으로 아이의 땀 문제가 해결된다. 잘 때 흘리던 땀이 멈춘다. 수면 중에 도둑놈처럼 찾아오는 땀이라 해서 도한(盜汗)이라 불린다. 낮에 많이 흘리는 땀은 도한 아니다. 다한증(多汗症)이다. 다한증은 도한과 달리 음허(陰虛) 질환이 아니다. 부모는 잘 때 땀 흘리는 자녀를 열(熱) 많은 체질로 생각한다. 그래서 방치하는데 이는 보음(補陰), 청허열(淸虛熱)시켜야 하는 치료 대상이다.

389.

잘 때 도둑처럼 찾아오는 도한(盜汗)은 아이의 체력과 에너지를 훔친다. 어린이의 느린 성장과 잦은 감기는 이러한 도둑 탓이 많다. 그래서 나는 소아(小兒) 진료할 때 도한 여부를 확인한다. 부모가 보약(補藥)을 희망하더라도 도한 치료를 선행한다. 도둑을 그냥 놔두고 재물 쌓는 것은 무의미하다. 내가 소아의 도한 치료를 최우선으로 여김은 음혈(陰血) 부족을 주로 진료하는 한의사인 까닭이다. 도한이 대표적인 음허(陰虛) 질환이어서다.

390.

소아(小兒)의 허열(虛熱) 문제는 도한(盜汗)뿐만 아니다. 자주 코피 흘리는 비육(鼻衄), 자다가 갑자기 놀라서 깨는 야경(夜驚)도 허열 질환이다. 심리적 야뇨(夜尿) 역시 허열 때문이다. 쓴맛 나는 청허열(淸虛熱) 약재를 사용하면 치유된다. 소아의 허열 질환이 갈수록 많아지는데 이는 야채 싫어하는 아이들이 많아서다. 야채 싫어해서 한약 이외에 고미(苦味) 섭취할 방법이 사라진 것이다. 이에 허열의 자연 치유가 어렵게 되었다.

391.

야채 즐겨 먹는 아이에겐 허열(虛熱) 질환이 적다. 야채의 고미(苦味)가 기침(氣沈) 이룬 덕이다. 연근, 우엉과 같은 뿌리 야채가 특히 효과적이다. 이처럼 쓴맛 나는 야채만 잘 먹어도 진정되는 허열이 갈수록 심해지는 것은 아이들의 미각(味覺) 탓이다. 유독 쓴맛을 싫어하는 이유가 왜곡된 미각 때문이다. 설탕, 액상 과당의 감미(甘味)에 사로잡힌 미각이 쓴맛을 병적으로 거부한다. 요즘 아이들이 한약을 싫어하는 이유다.

392.

태어나 처음 접하는 맛이 분유에 함유된 설탕 감미(甘味)인 현실에서 현대인은 달콤한 맛으로부터 자유로울 수 없다. 자라면서 설탕 범벅인 가공 식품과 액상 과당 숨어 있는 음료를 탐닉할 수밖에 없다. 그리고 지나친 감미로 야기된 토울(土鬱)을 풀고자 매운맛을 찾는다. 이런 과정에서 고미(苦味)가 차지할 자리는 없다. 단맛 때문에 토울 야기된 사람은 위양(胃陽) 지키려는 본능에서 쓴맛을 멀리한다.

393.

고미(苦味)는 성질이 냉(冷)하다. 허열(虛熱)을 다스릴 수 있는 것도 차가운 성질 덕분인데 소화기 약한 음인(陰人)은 지나친 복용을 피해야 한다. 위양(胃陽) 억제시켜 소화력이 떨어지기 때문이다. 음혈(陰血) 보충에 있어서 가장 유념할 점이 환자의 소화상태다. 산미(酸味) 섭취할 때에는 비습(脾濕)해지지 않도록, 고미(苦味) 섭취할 때에는 위양 손상되지 않도록 주의해야 한다. 신맛과 쓴맛 약재는 환자의 소화력에 따라 처방된다.

394.

산미(酸味), 고미(苦味) 약재로 음혈(陰血) 보충 처방을 소화하기 어려운 환자는 생강 도움이 필요하다. 생강이 비습(脾濕) 말리면서 위양(胃陽)을 북돋기 때문이다. 처방 자체에 생강을 추가하면 된다. 문제는 생강으로 역부족인 경우다. 이럴 때엔 별도의 소화기 치료가 필요하다. 그리고 식이 관리가 절대적으로 요구된다. 현대인이 감미(甘味)에 빠져 토울(土鬱)을 일으킬수록 보음혈(補陰血) 약재의 소화가 어렵다.

음혈(陰血) 부족 치료에 있어서 가장 힘든 상황은 불면(不眠)이나 소화불량(消化不良)이 동반된 경우다. 소화, 흡수된 영양소가 수면 중에 음혈을 보충하기 때문이다. 불면과 소화불량을 동반한 음혈허(陰血虛) 환자는 치료 기간이 상당히 길어진다. 따라서 이 문제부터 해결해야 한다. 소아 환자에게 도한(盜汗)이 있으면 이것부터 치료해야 하듯이, 잠자기 어렵고 소화력 떨어지는 음혈 부족 환자는 불면과 소화불량부터 다스려야 한다.

음혈(陰血) 부족 여부를 진단할 때에는 환자의 위양(胃陽)을 함께 파악해야 한다. 위양 약한 환자는 고미(苦味) 지닌 약재 사용이 제한된다. 고미의 차가운 성질이 위양에 부담줄 수 있어서다. 위양이 부담을 받으면 그만큼 소화력이 떨어지니 보음혈(補陰血) 치료 성패가 환자 위양에 달려 있다 말해도 과언 아니다. 위양이 약하지 않은 환자는 차가운 약재를 부담 없이 쓸 수 있어서 음허(陰虛), 허열(虛熱)이 쉽게 다스려진다.

위양(胃陽)은 부엌 아궁이다. 밥 짓는 아궁이 화력(火力)이 위양이다. 양방으로 해석하면 위장 활동성이다. 위양은 체질 상관없이 모두에게 중요하다. 위양 부족해서 밥 짓지 못하면 굶기 때문이다. 위양 부족은 위장 활동 무력으로 소화가 어렵다는 의미다. 양상유여(陽常有餘)

경계하는 나도 위양은 중시한다. 음상부족(陰常不足) 해결하려면 소화력이 뒷받침되어야 한다. 단계 선생도 같은 이유에서 비위(脾胃)를 중요시했다.

398.

밥 잘 지으려면 아궁이가 물(脾濕)에 젖지 않도록 조심하면서 화력(胃陽)을 유지해야 한다. 음혈(陰血) 보충할 때에는 산미(酸味)가 비습(脾濕) 조성하지 않고, 고미(苦味)가 위양(胃陽) 억누르지 않도록 주의해야 한다. 보음혈(補陰血) 처방을 복용하는 환자가 소화 부담을 호소하면 비습 말리고, 위양 북돋는 약재를 추가한다. 단계 선생은 그 용도로 인삼(人蔘)을 사용했고, 나는 만삼(蔓蔘), 백출(白朮), 생강(生薑)을 사용한다.

399.

위양(胃陽) 북돋는 작용은 인삼이 우수하다. 그럼에도 내가 인삼 대신 만삼, 백출, 생강을 사용하는 것은 체질적으로 인삼 해로운 사람이 있어서다. 만삼, 백출, 생강의 부족함은 식이관리로 보충한다. 달콤(甘味)하고 기름진(肉類) 음식 멀리해서 토울(土鬱)을 예방하면 위양 북돋을 필요가 줄어든다. 가마솥에 감미(甘味)와 육류(肉類) 넣지 않으면 아궁이 화력(火力)을 강하게 높이지 않아도 된다.

400.

생냉(生冷)한 음식도 강한 아궁이 화력을 요구한다. 불로 조리하지 않은 날 것이 생냉한 음식인데 고미(苦味) 지닌 야채의 생식은 특히 조심해야 한다. 생야채 많이 먹으면 위양(胃陽)에 부담되기 때문이다. 그래서 나는 녹즙을 권하지 않는다. 녹즙은 만병통치약이 아니다. 아궁이 화력 약한 사람에게 녹즙은 적지 않은 부담이다. 기침(氣沈) 목적으로 고미(苦味)를 섭취하더라도 위양 배려해서 불기운 가해지는 조리가 요구된다.

401.

고미(苦味)의 청열약(淸熱藥)은 환제(丸劑)보다 탕제(湯劑)가 현대인에게 적합하다. 약재를 생으로 먹는 환약보다 물로 끓여 불기운 가해지는 탕약이 위양(胃陽)에 부담이 적어서다. 환약의 청열(淸熱) 효과가 더 우수하지만 토울(土鬱)로 인하여 아궁이의 강한 화력이 요구되는 현대인에겐 위양 부담 줄이는 일이 중요하다. 달콤하고 기름진 음식 탓에 약효 증폭보다 그 약효가 제대로 흡수되는 일이 더 중요하게 되었다.

402.

위양(胃陽) 배려해서 환제(丸劑)보다 탕제(湯劑)를 처방하듯이 나는 환자에게 녹즙보다 야채스프를 권한다. 야채를 생즙 내는 녹즙과 달리 야채스프는 불기운 가해져 만들어지기 때문에 위양 부담이 없다. 무, 당근, 우엉, 무청, 표고버섯, 이상 다섯 가지 야채 끓인 야채스프는 오행(五行)을 모두 지닌 건강식품이다. 무청은 목(木), 당근은 화(火), 표고버섯은 토(土), 무는 금(金), 우엉은 수(水)로 분류된다. 이처럼 오행에 맞추어 구성된 음식이다.

403.

야채스프는 오행(五行) 모두 갖추었지만 기운 중심이 양(陽)보다 음(陰)에 있다. 전체 함량 가운데 무(金)와 우엉(水) 비중이 77%나 되기 때문이다. 반면에 무청(木)과 당근(火)은 22%다. 이처럼 야채스프는 음 77% : 양 22%인 오뚝이 식품이다. 기운 침강(沈降) 이루어 무게 중심이 아래에 위치한 오뚝이로 만들어 준다. 요즘 야채스프가 주목받는 이유다. 특히 위암(胃癌) 환자의 관심 식품인데 이는 금(金)의 숙살지기(肅殺之氣)를 지녀서다.

404.

기운 발산(發散)보다 침강(沈降)이, 생발지기(生發之氣)보다 숙살지기(肅殺之氣)가 더 요구되는 현대인에게 야채스프는 녹즙보다 효과적이다. 토울(土鬱)로 위양(胃陽) 부족한 사람에게 녹즙은 부담이다. 생식도 녹즙과 마찬가지다. 생식보다 선식을 권한다. 불에 볶은 곡물로 만들어진 선식이 위양에 부담 없다. 녹즙과 생식은 위양 충실한 사람에게 효과적이다. 소화력 떨어진 사람은 야채스프와 선식이 바람직하다.

405.

평소 소화불량이 없다고 위양(胃陽)을 가볍게 다루지 말자. 아궁이 불씨는 늘 소중히 지켜야 한다. 자신이 열(熱) 체질이라며 일부러 찬 음식 먹는 사람이 있는데 이는 바람직하지 않다. 열 체질이라도, 양인(陽人)이라도 기초 체온은 36도 5부다. 찬 음식이 체질에 맞는 사람은 없다. 따뜻한 음식으로 위양을 지키는 일은 모든 사람에게 중요하다. 현대인이 홍삼에 매달리는 이유가 위양을 지키려는 본능인지도 모르겠다.

406.

위하수(胃下垂), 위무력(胃無力) 환자는 위양(胃陽)이 크게 부족하기 때문에 과일도 조심해야 한다. 고미(苦味)의 생야채뿐만 아니라 산미(酸味)의 생과일도 조심스럽다. 과일도 야채처럼 불기운이 가해진 형태로 권한다. 불에 굽거나 찐 과일 말이다. 열에 건조해도 좋다. 과일을 생으로 먹는 것은 습관에 불과하다. 바나나가 주식(主食)인 아프리카인들은 불에 구워 먹는다. 위양 지키는 방법을 본능적으로 아는 것이다. 서양인도 건조 과일을 즐겨 먹는다.

407.

냉장고 보급으로 위양(胃陽) 지키는 일이 더욱 중요해졌다. 차가운 음식 먹기가 쉬워졌기 때문이다. 냉장고에서 바로 꺼낸 야채와 과일을 생으로 먹으면 위양 부담이 가중된다. 불기운을 가할 수 없어 생으로 먹을 경우 냉장고에서 꺼낸 다음 냉기가 사라진 후에 섭취하자. 냉장고에 보관된 찬 음료 마시고, 생과일 먹는 것은 아궁이 화력을 약하게 만드는 행위다. 소화력 떨어진 사람은 특히 조심해야 한다.

408.

생선회도 신중히 먹자. 이 역시 생냉(生冷) 음식인 까닭이다. 나는 해산물을 날것으로 먹지 않는다. 날 해산물 탓에 식중독, 장염(腸炎) 걸린 환자를 자주 접해서다. 장염 환자로부터 듣는 이야기가 있다. 다른 사람도 같이 먹었는데 자신만 장염에 걸렸다는 말이다. 이는 위양(胃陽) 문제다. 위양 약한 사람은 식중독, 장염에 쉽게 걸린다. 이제는 해양 오염 때문에 해산물은 내장 제거한 다음 굽거나 끓여야 한다.

409.

파, 마늘, 양파 등 요리에 사용되는 양념은 매운맛이다. 이러한 양념은 요리 맛을 도우면서 위양(胃陽)을 증진시킨다. 신미(辛味)가 아궁이 화력을 지키는 것이다. 소금의 함미(鹹味) 역시 그렇다. 요리에 소금이 빠지지 않는 이유다. 음혈(陰血)이 소모되더라도 매운맛과 짠맛을 요리에 양념으로 사용할 수밖에 없다. 매운맛은 아궁이가 습(濕)하지 않게 만들어 불씨 보호하고, 짠맛은 불씨 일으키기 때문이다.

410.

채소와 해산물 즐기는 사람은 신미(辛味), 함미(鹹味) 의존도가 높다. 채소의 고미(苦味)와 해산물의 수기(水氣)가 위양(胃陽)에 부담이므로 이를 제어하고자 매운맛과 짠맛 찾는다. 채소와 해산물 요리의 양념으로 신미와 함미가 사용된다. 그래서 나는 고추의 캡사이신을 제외한 매운맛은 허용한다. 양념으로서의 파, 마늘, 양파 등을 인정한다. 그러나 건강보조식품으로서의 마늘 진액, 양파즙 등은 권하지 않는다.

411.

소금 섭취도 무염식(無鹽食)보다 저염식(低鹽食)을 권한다. 위양(胃陽) 지켜 아궁이 불씨 일으키는 소금의 필요성을 최소 부분 인정한다. 채식에 있어서 함미(鹹味)는 중요하다. 채독(菜毒)을 풀기 때문이다. 여기서 채독은 식물에 많이 함유된 칼륨에서 야기된다. 우리 몸의 체액 안정을 위해선 칼륨과 나트륨 균형이 필요한데 나트륨 섭취가 배제된 채식으로 칼륨 과잉되면 채독 병리(病理)가 나타난다.

412.

체액은 세포막 경계로 세포 내액(內液)과 외액(外液)으로 나뉜다. 내액은 칼륨 농도, 외액은 나트륨 농도가 높은데 나트륨을 세포 안으로 들이고, 칼륨을 밖으로 내보내는 선택적 투과와 이것을 원상태로 돌려놓는 나트륨 펌프 작용이 체액 순환을 이루면서 세포를 안정시킨다. 채식으로 칼륨 농도 높아지고, 나트륨 농도 낮아지면 삼투압 유지가 어려워 세포 내액이 많아지고, 외액은 부족해진다. 이것이 채독(菜毒) 상태다.

413.

함미(鹹味, NaCl)의 나트륨은 세포 외액(外液)에서 14배 높은 농도로 유지되면서 세포 내에 물이 차 세포 터지는 문제를 막는다.

함미가 생명 유지를 위해 필요한 이유다. 함미 부족하면 소화력부터 저하된다. 나트륨(Na) 이온은 담즙, 췌장액, 장액 등 알칼리성 소화액의 성분이고, 염소(Cl) 이온은 위산의 원료이기 때문이다. 염화나트륨의 소화액 구성은 함미가 위양(胃陽)을 북돋는다고 보는 한의학 관점과 통한다.

414.

체액(水) 순환 및 유지에 나트륨 역할이 절대적인 것만 보아도 함미(鹹味)의 수기(水氣) 제어 능력을 알 수 있다. 바닷물이 짠 이유도 오행(五行) 관점에서 보면 수기 제어에 있다. 바다의 엄청난 수기를 짠맛의 소금이 제어한다. 해산물의 짠맛은 해산물 자체가 수기 많은 생물인 증거다. 인류 조상이 바다에서 시작됨은 체액에 나타난다. 수분이 인체 70%를 차지하고, 그 수분이 바닷물처럼 함미를 지닌다는 사실 말이다.

415.

사냥으로 동물 잡아먹던 시절에는 소금을 따로 만들 필요가 없었다. 동물 체액에 함미(鹹味)가 있어서다. 인류가 농경생활하면서 육식을 통한 함미 섭취가 부족해지자 별도로 소금을 만들어야 했다. 식물에 함유된 칼륨으로 인해 소금의 필요성은 더욱 절실해졌다. 생명 유지를 위한 소금의 중요성은 인류의 농경생활로 부각되었다. 소금 만들기 위해 인간은 생명체가 처음 탄생한 바다로 향했다.

사람들은 바닷가에 염전(鹽田)을 만들어 바다와 태양으로부터 소금을 선물 받았다. 바닷물을 햇볕에 증발시켜 얻어낸 선물이 소금이다. 햇볕으로 만든 소금은 태양(太陽)이다. 바다의 함미(鹹味)는 태음(太陰: 바다)을 제어하는 태양(소금)이다. 바다의 짠맛에서 수중지화(水中之火)를 취상(取象)할 수 있다. 이는 신수(腎水) 속의 내제된 신양(腎陽)과 같다. 신양 북돋는 약재를 소금물로 볶는 이유다.

신양(腎陽)은 생명의 근본 양기(陽氣)다. 자동차 배터리와 같다. 배터리 없으면 시동 걸리지 않듯이 신양 부족하면 인체 양기가 촉발되지 않는다. 소금은 이처럼 중요한 신양을 지킨다. 신양은 신수(腎水) 속에 있어서 보존이 어렵다. 물(腎水) 속에서 불(腎陽) 지키기가 쉬운 일이 아니다. 그래서 소금 도움이 절대적으로 요구된다. 눈 녹이고, 물 말리는 소금이 신수를 제어해서 신양 배터리가 방전되지 않도록 만든다.

아궁이 불씨(胃陽)와 자동차 배터리(腎陽)를 북돋고 지키는 소금이 인간에게 중요하다. 그러나 이것은 소금을 많이 섭취할수록 좋다는 의미가 아니다. 바다를 보라. 바닷물에 소금이 보이는가? 바다의 소금 함유량은 3%에 불과하다. 맛으로만 존재가 느껴진다. 위양(胃陽) 북돋고, 신양(腎陽) 지키는 소금의 가치는 3% 이하에서 발휘된다. 요리에 있어서 소금은 양념이다. 양념은 소량만 사용된다. 양념이 많아지면 요리 망친다.

419.

현대인은 망친 요리를 먹고 있다. 지나친 양념으로 망가진 요리를 즐긴다. 맛으로는 알 수 없다. 맛 좋아도 건강 해치는 음식이 망친 요리임을 모른다. 그 주범이 소금임을 알지 못한다. 소금의 과잉 섭취로 염전(鹽田)처럼 변한 우리 몸의 아우성을 방관하고 있다. 체액에 함유된 전체 나트륨 양은 52.8g. 소금량으로 환산하면 138g. 한국인 하루 평균 소금 섭취량인 20g의 6.9배에 불과하다.

420.

한국인의 일주일 먹는 소금이 몸 전체 소금량과 동일함은 충격이다. WHO에서 지정한 소금 하루 권장량이 5g. 한국인은 4배 이상을 매일 섭취한다. 우리처럼 염장(鹽藏) 문화가 발달한 일본(10.7g)보다도 두 배다. 우리나라가 위암(胃癌) 발병률 1위인 이유다. 고혈압 환자가 엄청나게 많은 것도 이 때문이다. 30세 이상 고혈압 환자 비율이 27.9%, 60대는 50% 넘는다. 노인 둘 중에 한 명이 고혈압 환자다.

421.

고혈압 환자가 너무 많아 이제 사람들은 고혈압을 병으로 여기지 않는다. "혈압약 매일 먹는 것 외에는 건강합니다." 이렇게 말하는 환자가 부지기수다. 고혈압 양약을 비타민제로 여긴다. 자신이 중풍 같은 뇌혈관 질환과 심장마비 같은 심혈관 질환의 위협에 노출되어 있음을 모른다. 고혈압이라는 경고등 켜졌을 때 소금을 제한하면 막을 수 있는 중풍, 심장질환으로 현대인들이 추풍낙엽처럼 쓰러지고 있다.

422.

2007년 Lancet 학술지에 실린 Asaria P. 박사의 연구에 따르면 나트륨 15% 섭취 감소가 흡연인구 20% 감소보다 향후 10년간 심혈관질환에 의한 사망자를 줄이는 데 효과적이다. 소금이 담배 이상으로 문제되는 것이다. 담배는 누구나 해로움을 인식하지만 소금은 그렇지 않다. 스스로 짜게 먹는지조차 인식 못한다. 미각(味覺)이 소금에 중독되어서다. 담배 니코틴만 중독되는 것이 아니다. 나트륨 역시 마찬가지다.

423.

사냥용 매를 길들일 때 소금이 사용된다. 소금 맛을 잊지 못한 매는 다시 주인에게 돌아온다. 인간의 미각도 매와 다름없다. 염분 적은 음식에 맛을 느끼지 못한다. 그래서 짠맛에 매달린다. 주인에게 돌아오는 매처럼 소금에 속박당해 갈수록 짠맛을 찾는다. 소금 섭취는 하루 3g이면 된다. 바닷물의 소금 함유량이 3%이듯 하루 3g 소금이면 위양(胃陽)과 신양(腎陽)을 지킬 수 있다. 그 이상은 음혈(陰血)을 소모시키는 독(毒)일 뿐이다.

424.

현대인이 하루 3g 지키기는 불가능하다. 무염식(無鹽食)에 가깝기 때문이다. 하루 소금 섭취량 2.5g까지가 무염식인데 너무 싱거워 음식 맛을 느낄 수 없다. 그래서 미국은 하루 4.5g, 한국은 8.7g 이하를 권장하고 있다. 음식 맛 느끼면서 음혈(陰血) 소모 줄이는 마지노선이다. 그러나 현대인 대부분 한계선을 넘긴다. 실제 미국인의 하루 소금 섭취량은 9g, 한국인은 무려 20g 이상이다.

425.

하루 20g 이상의 소금 섭취. 우리나라 사람에게 어렵지 않다. 라면 하나만 먹어도 WHO 권장치(5g) 초과다. 라면 스프에 들어가는 평균 소금량이 4.3g. 라면을 그냥 먹는가? 김치 곁들이니 소금 섭취는 더욱 증가한다. 한국인에게 가장 인기 있는 식품이 라면인 것만 보아도 소금 과잉 이유를 찾을 수 있다. 육식 끊어도 라면은 먹지 않을 수 없다는 친구에게 말했다. "라면은 소금물이야."

426.

소금물은 성장기 아이에게 특히 심각하다. 성장에 필요한 음혈 (陰血)을 함미(鹹味)가 소모시키기 때문이다. 허열(虛熱) 지닌 소아 환자가 많은 이유다. 아이들이 좋아하는 음식 대부분 소금물, 염전 (鹽田)이다. 떡볶이 1인분에만 소금 3g. 하루 권장량의 반을 넘긴다. 짬뽕 한 그릇은 무려 9.8g. 권장량의 두 배다. 학교 급식도 문제다. 2009년 조사에 따르면 한 끼 급식에 2.3g 소금이 사용된다. 권장량의 반이다.

1~6세까지 아이 5%가 하루 10g 이상의 소금을 섭취하고, 7~12세는 28.5%가 그렇다. 13~19세는 무려 47.5%. 청소년 절반이 권장량 두 배 이상을 매일 먹고 있다. 이러한 아이들이 성인이 되는 미래에는 노인 대부분 고혈압 환자일 것이다. 고혈압 양약을 밥과 함께 먹는 반찬처럼 여길 것이다. 이미 임상에서는 고혈압 판정받는 청소년이 증가 추세다. 청소년의 경우 혈압 측정을 시도하지 않아 고혈압이 늦게 발견된다.

이제 고혈압은 노인성 질환이 아니다. 청소년에도 고혈압 환자가 적지 않다. 세포외 혈액에 나트륨 농도가 증가하면 농도 유지를 위해 세포안의 많은 수분이 혈액으로 빠져나와 혈압 높인다. 함미(鹹味)의 과잉 섭취로 음허(陰虛: 세포의 수분 손실)와 허열(虛熱: 고혈압)이 야기된다. 함미의 태양(太陽)이 너무 강렬하면 신양(腎陽)이 항진되어 상화망동(相火妄動) 일으킨다. 충전 오버된 배터리의 누전 전기에 감전하는 셈이다.

소금 장사의 선전에 현혹되지 말자. 기능성 소금을 약처럼 선전하고 있다. 천일염 역시 마찬가지다. 가공되지 않아 미네랄 풍부한 천연 영양제라는 표현은 위험하다. 많이 섭취할수록 좋다고 오인할 수 있어서다. 제아무리 품질 좋은 소금이라도 하루 3g 이상은 음혈(陰血)을 말리는 독(毒)이다. 정제 소금과 달리 천일염, 기능성 소금은 괜찮다는 주장은 틀리다. 고혈압 환자의 생명을 위협하는 망언이다.

430.

"많이 먹으면 폐(肺) 상하여 기침이 난다. 서북쪽 사람들은 적게 먹어서 오래 살고, 병이 적다. 동남쪽 사람들은 소금 먹기 좋아하여 오래 살지 못하고 병이 많다. 양념에 소금이 없어서는 안 되나 적게 먹거나 먹지 않는 것이 좋다. 기침이나 부종 있는 사람은 절대 먹지 말아야 한다." 이상은 소금을 설명한 『동의보감』 내용이다. 설명 중에 소금이란 글자 빼면 무슨 독극물을 경계하는 내용처럼 보인다.

431.

『동의보감』에 언급된 동남쪽은 중국 동남부 해안지역이다. 단계 선생이 활동하던 곳이다. 소금 섭취 많은 중국 동남부에서 양상유여(陽常有餘) 음상부족(陰常不足) 주장한 단계 선생의 자음론(滋陰論) 등장은 우연이 아니다. 소금을 과잉 섭취하는 지역적 식문화가 음상부족을 부채질했다. 현재 우리나라는 중국 동남부와 다름없다. 그 이상으로 소금을 섭취하고 있다. 지금 우리에게 음혈론(陰血論)이 절실한 이유다.

432.

"많이 먹으면 폐(肺) 상하여 기침이 난다." 『동의보감』에서는 소금의 폐음(肺陰) 소모를 지적했다. "기침이나 부종 있는 사람은 절대 먹지 말아야 한다." 폐음 부족한 사람은 소금 멀리하라는 가르침이다. 소금 함미(鹹味)는 음혈(陰血) 중에서도 수지상원(水之上源)인 폐음을 말린다. 냉각수인 폐음이 부족하면 엔진인 심열(心熱)이 가중된다. 소금 과잉으로 야기되는 고혈압, 중풍, 심장병 모두 폐조심열(肺燥心熱)이 원인이다.

423.

우리의 전통 음식은 함미(鹹味) 관점에선 건강식품이 아니다. 김치, 된장, 간장, 고추장, 젓갈 등 모두 그렇다. 전통 음식들이 건강하다면 이를 즐겨 먹는 우리나라 사람들에게 위암, 고혈압, 중풍 발병률이 세계적으로 높을 이유 없다. 김치류 30%, 국·찌개류 30%, 어패류 13%, 반찬 10%, 면류 9%, 나물류 7%. 이상은 영양사 학술대회에서 발표된 통계로 우리나라 사람이 소금을 섭취하게 되는 식품 순서다.

434.

순서를 보면 김치가 제일 문제다. 채소 즐기는 청소년일수록 나트륨 섭취량이 많다는 조사 보고가 있는데 여기서 채소는 김치를 의미한다. "우리 아이는 김치 좋아해서 매일 많이 먹어요." 부모님이 자랑 삼을 내용 아니다. 함미(鹹味)의 과잉 섭취를 의미하기 때문이다. "인스턴트는 전혀 먹지 않아요. 김치, 된장, 젓갈 같은 전통음식만 좋아해요. 그런데 왜 혈압이 높을까요?" 환자로부터 자주 받는 질문이다.

435.

채식만 하는데 왜 지방간이고 고지혈증일까? 이것은 설탕의 감미(甘味) 때문이다. 전통 식품만 먹는데 왜 고혈압일까? 이것은 소금의 함미(鹹味) 탓이다. 소식(小食)하는데 왜 속 쓰리고 아플까? 이것은 고추의 신미(辛味) 문제다. 육식, 인스턴트 차단만으로 건강한 것은 아니다. 식탁에 숨겨 있는 맛[味]을 점검하지 않으면 질병이 근본 치유되지 않는다. 미(味) 단속 없이 약(藥)에 의존하는 사람은 어리석다.

436.

식탁에서 함미(鹹味)를 단속해 보자. 먼저 김치다. 배추 절일 때 소금을 최소한 사용하자. 싱거울 정도로 양념을 가볍게 하자. 사먹는 김치가 문제다. 소비자 입맛을 맞추기 위해 짜게 만들어져서다. 노인 50%가 고혈압 환자인 현실에서 저염(抵鹽) 김치가 만들어져 판매되었으면 한다. 제아무리 친환경 김치라도 너무 짜면 건강에 해롭다. 식당 김치도 마찬가지니 밖에서는 가급적 김치 먹지 말자.

437.

김치(30%) 다음으로 국, 찌개(30%)를 점검하자. 소금, 간장, 된장 등 함미(鹹味)로 간 맞추기 때문에 국, 찌개를 먹지 말아야 한다. 밥과 함께 국물 마시는 습식(濕食) 문화가 염장(鹽藏) 문화와 함께 한국인으로 하여금 함미를 과잉 섭취하도록 만들었다. 습식은 식습관에 불과하므로 국, 찌개 없이 밥 먹어도 괜찮다. 습관 개선이 어렵다면 건더기만 건져 먹자. 국물은 마시지 말자. 국물은 소금물임을 명심하자.

438.

"수분 섭취하려면 국, 찌개 꼭 먹어야 해요." 이것은 틀린 말이다. 목마르다고 소금물 마시면 되겠는가. 갈증이 더 심해질 뿐이다. 몸을 건조하게 만든다. 수분(陰血) 지키려면 오히려 국, 찌개 금해야 한다. 그래서 음양 감식법이 의미 있다. 음양 감식법, 속칭 밥 따로 물 따로 건강법은 국, 찌개 먹지 않는 것인데 이 건강법이 대중에게 인기 있음은 함미(鹹味) 피해받는 음혈 부족 환자가 많은 증거다.

439.

김치 자체도 소금 덩어리인데 이것을 국, 찌개로 끓여 먹으면 설상가상이다. 된장 역시 그렇다. 짠 된장 대신 심심한 맛의 청국장 먹자. 청국장 끓일 때에는 간과 양념을 최소로 하자. 청국장은 생으로 먹는 것이 가장 효과적이다. 일본식 낫토가 좋다. 건강에 얼마나 좋은지는 다음 날 배변으로 확인된다. 국, 찌개로 먹는 된장은 발효식품이 아니다. 청국장, 낫토와 달리 쾌변으로 확인되지 않는다. 그냥 소금물이다.

440.

우리 음식에 함미(鹹味)가 많다 보니 광범위한 단속이 요구된다. 국, 찌개에 밥 말아 먹는 것은 최악이다. 반찬에 비벼 먹음도 나쁘다. 밥에 소금 뿌려 먹는 것과 다름없다. 반찬(10%)에 함미가 많아서다. 비빔밥의 경우 야채 비빌 때 간장, 된장, 고추장 넣지 말자. 조리된 나물(7%)의 염분으로 비빔밥 맛을 낼 수 있다. 염장한 어패류(13%)는 피해야 하고, 면류(9%) 먹을 땐 절대 국물 마시지 말자.

441.

젓갈, 게장 등 밥도둑 명칭 붙는 음식은 무조건 해롭다. 밥 찾게 만드는 것은 맛이 짜서다. 어느 원로 의료인은 환자에게 젓갈 먹지 말라고 지도한다. 옳은 가르침이다. 그런데 나의 지적은 젓갈로 그치지지 않는다. 김치와 된장처럼 건강 발효식품으로 인정받는 전통 음식도 경계시킨다. 음혈론(陰血論)을 주장하고, 음혈 부족 환자를 매일 진료하는 입장에서 음혈 말리는 함미(鹹味)를 염려하지 않을 수 없다.

442.

함미(鹹味)의 전통음식을 금하자는 것이 아니다. 덜 짜게 먹자는 말이다. 건강식품이라 여겨서 일부러 과식하지 말자. 전통식품의 소금이 두렵다고 인스턴트 가공식품을 찾으면 안 된다. 가공식품의 함미는 더 심각해서다. 여우 피하려다 범 만난다. 인스턴트에도 많은 나트륨이 첨가된다. 그래야 맛이 좋아져서 잘 팔리기 때문이다. 현대인 입맛에 맞추어 매출을 높이려면 달[甘]고 맵[辛]고 짭짤[鹹]해야 한다.

443.

외식(外食)도 마찬가지다. 식당 음식 모두 지나치게 짜고 맵다. 손님들이 그런 음식을 선호하니 어쩔 수 없는 모양이다. 가정식보다 1.5배 소금이 사용된다는 통계가 있다. 건강 위해 외식을 최대한 줄이자. 외식 필요하다면 함미(鹹味)와 신미(辛味) 사용이 적은 식당을 애용하자. 그런데 그러한 식당을 찾기 어렵다. 미각(味覺) 왜곡된 현대인은 어떤 식당이 소금 적게 사용하는지 감별조차 힘들어한다.

444.

미각(味覺)은 습성에 좌우된다. 식습관 고치면 왜곡된 미각이 바로 잡힌다. 싱거운 요리가 처음엔 맛없지만 일단 적응되면 짠 음식이 싫어진다. 매운맛, 단맛 역시 그렇다. 시큼한 맛과 쓴맛도 계속 먹으면 친숙해진다. 산미(酸味)와 고미(苦味)를 선호하게 된다. 이처럼 미각은 훈련으로 교정 가능하다. 3개월만 훈련하자. 함미(鹹味), 신미(辛味), 감미(甘味)를 멀리해 보자. 이렇게 미각이 교정되면 건강의 문이 열린다.

445.

"음식 관리했더니 몸이 이상해졌어요. 짜고 매운 음식을 못 먹겠어요." 미각(味覺) 교정된 환자들의 이야기다. 미각 바로 잡히면 맵고 짠 음식을 예전엔 어떻게 먹었는지 놀란다. 미각이 개선되면 함미(鹹味)와 신미(辛味)가 자연스레 싫어진다. 해롭다는 생각에서 멀리하는 것이 아니다. 혀가 본능적으로 거부한다. 따라서 맛 가리는 사람을 별나다 욕하지 마라. 혀의 건강한 본능에 따를 뿐이다.

446.

함미(鹹味), 신미(辛味), 감미(甘味) 탐닉은 왜곡된 미각(味覺)이다. 혀의 본능이 아니다. 혀의 건강한 본능은 담미(淡味), 산미(酸味), 고미(苦味) 선호에 있다. 문명 탓에 기운 승부(升浮)한 현대인에게 기운 침강(沈降)하는 맛으로 안내하는 것이 혀의 본능이다. 이러한 본능을 왜곡하면 성인병, 문명병이 생긴다. 고혈압, 당뇨 등의 성인병과 아토피, 알레르기, 자가 면역 등의 문명병은 유전 질환이 아니다. 식습관으로 왜곡된 미각 문제다.

447.

성인병과 문명병이 가족력 보인다고 유전 질환으로 여기지 말자. 피할 수 없는 숙명이라고 생각지 말자. 가족력 나타내는 것은 식습관이 세대에 걸쳐 전달되기 때문이다. 엄마가 짠 음식 선호하여 그런 음식 만들면 자식이 짠맛에 익숙해지고, 이에 그 후손도 함미(鹹味)를 과잉 섭취한다. 이처럼 왜곡된 미각은 가족 내에서 악습(惡習)으로 이어진다. 몇 세대의 오랜 세월 동안 혀의 본능이 왜곡된다.

448.

성인병과 문명병 치유가 힘든 것은 몇 세대에 걸쳐 왜곡된 미각 (味覺)을 바로잡기 쉽지 않아서다. 오랜 세월 길들여진, 맛의 노예에서 해방되기 쉬운 일인가. 특히 함미(鹹味)로부터의 해방이 어렵다. 염장(鹽藏)은 수백 년 동안 형성된 식문화이기 때문이다. 냉장고 덕분에 염장 필요 없는 시대에 살고 있는 현대인들이 여전히 짠 음식에 매달리는 것은 조상들이 압박시킨 맛의 굴레에서 벗어날 수 없어서다.

449.

가족 가운데 누군가 용기 내어 왜곡된 미각(味覺)이 만든 질병

업보(業報)를 끊어야 한다. 그래야 가족력이 종결된다. 짜고 맵게 먹는 습관을 지닌 가족 중에서 어느 한 사람이 발심하여 함미(鹹味)와 신미(辛味)를 멀리해야 한다. 그렇게 해서 혀의 본능을 되찾으면 그 사람의 후손부터는 가족 병력(病歷)에서 해방된다. 이것이 현대인의 해탈(解脫), 성불(成佛)이다. 맛의 악습에서 벗어남이 해탈이고, 질병 없는 건강한 사람 되는 것이 성불이다.

450.

미각(味覺) 교정의 필요성은 개인과 가족으로 국한되지 않는다. 국가 경제에도 중요하다. 만성 적자에 시달리는 건강보험 재정문제를 근본적으로 해결하는 방법이다. 보험료 상승은 사후약방문과 다름없다. 밑 빠진 독에 물 붓기다. 혀의 본능을 되찾아 함미(鹹味)와 신미(辛味)의 악습(惡習)으로부터 벗어나 성인병, 문명병을 줄이는 것이 근본 해결책이다. 소금 사용만 현저히 줄여도 엄청난 의료비용을 절약할 수 있다.

451.

홍보와 계몽으로 부족하다. 우리 정부도 미국의 블룸버그 뉴욕 시장처럼 소금과의 전쟁을 선포해야 한다. 뉴욕처럼 소금을 국민 건강의 공적으로 규정하여 모든 식당과 식품업체의 소금 함유량을 25% 줄이도록 의무하시켜야 한다. 사생활 침해라는 비판이 있겠지만 국민 건강이 더 중요하다. 그러나 금연 확대의 유일 대책인 담배 값 인상마저 국민 눈치 보는 우리 정부가 소금과의 전쟁을 벌이길 기대하기는 무리다. 안타깝다.

블룸버그 시장은 뉴욕 시민을 위해 연이어 음식 전쟁을 선포했다.
트랜스 지방과의 전쟁→소금과의 전쟁→청량음료와의 전쟁. 선포로
그치지 않고 행정 규제를 통해 맹렬하게 전투 중이다. 간접흡연도
강력히 규제해서 뉴욕시 흡연율을 22%에서 16%로 끌어내렸다. 미국
도시 가운데 최하위다. 복잡한 현대 사회에서 건강을 혼자 노력으로
지키기는 역부족이다. 우리나라에도 뉴욕 시장과 같은 행정가, 정치인이
절실하다.

정부가 국민 욕구를 통제하기란 쉬운 일이 아니다. 그 욕구가 자유로
위장될 경우 더욱 그렇다. 개인 자유를 제약하지 말라고 반발해서다.
그러나 정부는 국민 건강을 위해 자유로 위장된 욕구를 절제시켜야
한다. 인기 잃더라도 말이다. 의료인 역시 마찬가지다. 환자에게 듣기
좋은 이야기만 전해선 안 된다. 의료가 서비스업으로 인식되면서 환자
욕구를 거스르지 않는 것이 의료인의 불문율처럼 되어 버렸다.

사람은 누구나 행동 통제를 거부한다. 환자도 자신 생활을
의료인으로부터 지적당하길 싫어한다. 무얼 하면 좋다는 조언과
달리 무엇 하면 안 된다는 지적은 부담스러워한다. 따라서 지적하는
의료인은 환자에게 인기 없다. 지적 내용이 옳다고 생각해도 개선
거부하는 환자들은 자기를 제약하는 의료인을 일부러 피한다. 나에게

환자가 많지 않은 이유다. 내 글들이 대중 주목을 받지 못하는 이유다.

455.

"그 한의원은 먹지 못하게 하는 음식이 많아 진료 받기 싫어." 우리 한의원에 대한 평가다. 그러나 나는 환자 늘리기 위해 지적을 멈출 생각이 없다. 의료를 비즈니스로 여기지 않는다. 질병 일으킨 환자의 잘못된 욕구를 지적해 고치게 만드는 것이 진정한 의료라 믿는다. 나는 언론과의 인터뷰를 거부한다. 인터뷰 질문이 늘 같아서다. "무얼 먹어야, 어떻게 행동해야 건강에 좋을까요?"

456.

무얼 먹어서, 어떻게 행동해서 건강해지는 방법은 없다. 해로운 음식 먹지 않아서, 나쁜 행동 하지 않아서 건강해지는 방법은 있다. 만성 호흡기 질환자가 질문한다. "무얼 먹어야 빨리 치료될까요?" 흡연 행동부터 고치라고 지적하자 다시 묻는다. "그럼 무얼 먹어야 흡연 피해 줄일까요?" 이처럼 사람들은 자신 욕구에 손해 보는 일을 하지 않으려 한다. 욕구 지적하는 조언과 정보를 본능적으로 거부한다.

457.

음혈론(陰血論)은 현대인의 욕구를 지적한다. 음혈을 지키기 위해 무얼 먹지 말아야 하는지, 어떤 행동이 나쁜지 지적한다. 이러한 지적 없이 음혈 보충 음식과 행동만 소개하는 것은 도둑이 왕래하는 은행에 저축 권하는 것과 같다. 은행을 지키려면 저축 이전에 도둑 잡는 법부터 알려야 한다. 그러나 음혈론 독자들은 심기 불편할 것이다. 욕구 지적의 글에 마음 편치 않아서다.

458.

우리 사회는 음주와 흡연에 상당히 관대하다. 엄청난 피해에도 불구하고 관대한 것은 음주, 흡연이 습관화된 사회에 살고 있어서다. 발암 물질이 조금만 검출되어도 판매 중지되는 현실에서 담배 연기에 관대한 사람들을 보면 관습이 얼마나 무서운지 알 수 있다. 따라서 관습을 지적하려면 용기가 필요하다. 반발 각오한 용기 말이다. 나의 용기는 환자로부터 나온다. 미각(味覺) 교정으로 건강해진 환자들로부터 나온다.

459.

신문에서 장(腸) 건강 위한 열 가지 실천사항을 보았다. 그 가운데 두 가지를 지적한다. "된장, 절임식품 등 발효식품 매일 먹는다.", "미역, 다시마, 김과 같은 해조류 즐긴다." 제아무리 훌륭한 발효식품, 해조류라도 함미(鹹味) 과잉은 건강에 나쁘다. 짠맛이 적은 발효식품, 해조류를 권한다. 독자에게 필요한 정보는 실천사항이 아니다. 피해야 할 금지사항이다. 네거티브(negative) 정보가 건강 효과적이다.

460.

음혈(陰血) 양생법(養生法)

⑤ 생명 유지를 위해 필요한 소금은 소량(하루 3g)이므로 싱겁게

먹자. 전통 발효식품이라도 많은 소금이 들어가면 피해야 한다. 김치 담글 때 소금과 양념을 최소한 사용하고, 된장보다 청국장, 낫토를 먹자. 국, 찌개 먹지 않으면 염분 섭취를 크게 줄일 수 있다. 인스턴트 가공식품엔 보이지 않는 소금(나트륨)이 다량 첨가되므로 먹지 말아야 한다. 미각(味覺) 교정되면 짠맛이 저절로 싫어진다.

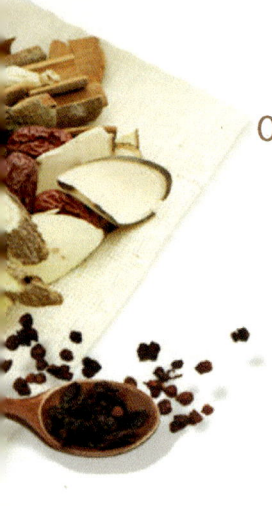

여섯 번째 방법: 카페인 음료 마시지 말자

461.

[카페인 중독] 고미(苦味)가 양상유여(陽常有餘)한 현대인에게 필요한 맛이라고 설명하니 커피에 대한 문의가 많다. 쓴맛 지닌 커피가 건강식품인지 묻는다. 나는 쓴맛 하면 뿌리 야채가 생각나는데 사람들은 그렇지 않은가 보다. 그만큼 커피가 인기라는 증거다. 커피가 고미임은 사실이다. 커피의 주성분인 카페인은 쓴맛 나는 물질이다. 그러나 커피는 여러분의 기대와 달리 현대인에게 적합하지 않다. 고미일지라도 말이다.

462.

청열(淸熱) 작용으로 항진된 양기(陽氣)를 진정시키는 고미(苦味)가 실열(實熱)과 허열(虛熱)을 다스리지만 이뇨(利尿), 사하(瀉下) 효능을 겸한 고미는 음혈(陰血) 부족 환자에게 조심스럽다. 소변(利尿)과 대변(瀉下)으로 음혈을 소모시키기 때문이다. 따라서 모든 고미가 현대인에게 필요한 것은 아니다. 이뇨, 사하 작용 가진 고미를 음식이나 기호품 삼으면 안 된다. 급할 때 잠시 쓰는 약물이다.

목통, 대황, 망초, 노회, 감수, 대극, 견우자, 상륙 등의 약재가 그렇다. 고미(苦味)의 기침(氣沈)이 청열(淸熱)로 그치지 않고, 소변, 대변으로 음혈(陰血)을 소모시킨다. 이런 약재는 한의사도 함부로 사용하지 않는다. 환자의 음혈 상태에 맞추어 신중히 처방한다. 음혈 부족을 주로 진료하는 우리 한의원에선 찾아볼 수조차 없는 약재가 한의사 처방 없이 쉽게 유통되고 있다. 건강보조식품과 일반의약품으로 말이다.

대황, 망초 들어가는 방풍통성산(防風通聖散)이 다이어트약으로 유통되고 있다. 방풍통성산은 변비 있는 실열(實熱) 환자에게 사용되는 처방으로 음혈(陰血) 충실해야 복용 가능하다. 비만(肥滿)이라도 음혈 부족한 사람에겐 부담이다. 전신 부종(浮腫)을 비만으로 오인하는 환자에게 특히 그렇다. 정상 체형을 비만으로 오인하는 사람 많은 우리 현실에서 한의사 처방 없이 방풍통성산의 일반 유통은 옳지 않다.

노회(蘆薈)라는 약재가 건강보조식품으로 유통되고 있다. 알로에가 노회(蘆薈)다. 알로에는 몸에 열(熱) 많은 사람의 변비 치료약으로 대변 소통되면 복용을 중단해야 한다. 장기 복용할 경우 위양(胃陽)을 손상시켜 소화력이 저하되기 때문이다. 인삼, 홍삼의 열독(熱毒)을 해독시키는 덕에 홍삼 남용하는 현대인에게 도움되는 바 있지만 해독

목적이 달성되면 곧 중단해야 한다. 표열(表熱) 진정을 위해 피부에 붙이는 외용(外用)은 괜찮다.

466.

감수, 대극, 견우자, 상륙은 대황, 망초, 노회보다 기침(氣沈) 작용 거세 독극물로 분류된다. 대량의 수분을 대소변으로 맹렬하게 배출시킨다. 고미(苦味)도 강렬하다. 흉수(胸水)나 복수(腹水) 차는 응급상황 아니면 사용할 일이 없다. 응급상황에선 양방 시술이 더 효과적이므로 이제는 한의사 처방에서 멀어진 약재가 되었다. 견우자는 나팔꽃 씨앗이고, 상륙은 황기 모양과 비슷해 오용되기 쉬우니 조심해야 한다.

467.

이뇨(利尿), 사하(瀉下) 작용하는 고미(苦味) 약재 가운데 비교적 순한 것이 목통이다. 목통은 심열(心熱) 다스리는 도적산(導赤散)의 주성분이다. 도적산은 폐조심열(肺燥心熱)한 현대인에게 응용 가능한 처방으로 심열을 급히 다스릴 경우에 적합하다. 심열로 소변 붉으면서 적게 나오는 환자에게 적합하다. 그러나 이뇨 작용 때문에 폐조심열 환자가 장기간 복용하면 폐조 부담이 더 커진다. 폐음(肺陰)을 말리는 것이다.

468.

몸에 수습(水濕) 정체되고, 심열(心熱)로 소변불리(小便不利)한 사람에게 목통은 훌륭한 약재다. 이처럼 이뇨(利尿), 사하(瀉下)시키는 고미(苦味) 약재가 무조건 나쁜 것은 아니다. 환자 상태에 맞추어 효과적으로 사용할 수 있다. 한의사 진단과 처방을 통해 말이다. 내가 염려하는 것은 이런 약재가 음식으로 남용될 경우다. 이뇨, 사하 작용의 약재는 대중에게 쉽게 노출되어선 안 되는데 이미 기호식품으로 자리 잡은 약물이 있다. 바로 커피다.

469.

커피도 이뇨(利尿) 작용하는 고미(苦味) 약재다. 목통처럼 순하게 작용한다. 그러나 대황, 망초, 노회보다 순하다고 기호식품으로 괜찮은 것이 아니다. 지속적으로 음혈(陰血)을 소모시키기 때문이다. 카페인 중독은 상수도에 작은 구멍이 뚫린 상태다. 작은 구멍으로 매일 벌어지는 소량의 누수(漏水)를 아무도 인식 못한다. 콸콸 쏟아지면 상수도 공사를 하겠지만 졸졸졸 조금씩 새는 것이라 문제 삼지 않는다.

470.

바위 뚫는 낙수(落水)처럼 졸졸 새는 소량의 누수(漏水)가 더 무섭다. 문제 삼지 않고 그냥 방치해서다. 카페인 음료 매일 마시는 행위는 음혈(陰血) 누수를 방치하는 것이다. 음혈 흐르는 상수도에 미세한 구멍 내는 카페인을 문제 삼지 않는 것이다. 수도 요금이 갑작스레 많이 나오면 상수도에 누수 구멍 없는지 확인해야 하는데 이를 살피지 않고 방치하는 모습이 카페인 중독된 현대인의 자화상이다.

471.

　현대인은 누수(漏水) 구멍을 찾아도 고치지 않는다. 누수 원인을 알아도 개선하지 않는다. 카페인이 음혈(陰血)을 도둑질한다고 지적해도 계속 탐닉한다. 중독이 그래서 무섭다. 카페인 중독도 니코틴, 알코올 중독처럼 벗어나기 어렵다. 중독성 물질이 건강에 좋을 리 없음을 명심하자. 상수원(上水源) 풍부한 사람이면 몰라도 음혈 부족한 사람은 상수도의 누수 구멍을 방치하면 안 된다. 카페인 음료를 완전히 금해야 한다.

472.

　금연(禁煙), 금주(禁酒)처럼 커피에서 벗어나는 금음(禁飮) 클리닉이 필요할 정도로 카페인 중독이 만연되어 있다. 카페인 심각성을 아무도 주목하지 않는 현실에서 커피는 담배와 술 이상으로 음혈(陰血) 부족한 현대인에게 문제된다. 도심 거리의 상가를 보자. 커피 판매하는 상점들이 우후죽순으로 있다. 주요 브랜드 커피업체 10여 곳의 매장만 2천 개다. 1천 개에 달하면 시장포화로 제 살 깎아먹기 될 것이라는 우려가 사라진 지 오래다.

473.

　현대인의 커피홀릭이 시장포화 우려를 잠재웠다. 국내 커피소비량은 1인당 연간 300잔. 2015년에는 1인당 400잔으로 증가할 전망이니 '하루 세 잔'이라는 유행어 생길 정도다. 그런데 커피전문점에서 판매되는 원두커피 점유율은 30%에 불과하다. 전체 커피시장의

70%는 커피믹스와 같은 인스턴트커피가 차지한다. 통계에 따르면 대형 마트에서 가장 많이 팔리는 상품이 커피믹스로 연간 10%씩 매출 증가 추세다.

474.

인스턴트커피는 편의점에서도 승승장구하고 있다. 전국 점포에서 캔커피와 컵커피가 음료 판매량 1위를 차지한다. 매출액 기준으로 커피는 2009년부터 탄산음료를 제치고 1위에 올라섰다. 매출이 해마다 30% 이상 증가하다 보니 원두커피를 판매하는 유명 브랜드 업체마저 커피믹스를 출시할 정도로 인스턴트커피가 인기다. 이와 같은 현대인의 커피홀릭에 편승하여 도넛, 제과, 패스트푸드 업체도 커피 산업에 뛰어들었다.

475.

커피전문점, 카페, 다방에서 판매되는 원두커피 / 마트와 편의섬에서 판매되는 커피믹스, 캔커피, 컵커피 / 도넛, 제과, 패스트푸드점에서 판매되는 커피음료. 이러한 커피 범람은 건강한 사회 모습이 아니다. 카페인 중독에서 비롯된 병리(病理) 현상이다. 정부는 알코올, 니코틴처럼 카페인도 국민 건강 위협하는 중독 물질임을 인식해서 개인 문제로 가볍게 넘기지 말아야 한다. 술과 담배처럼 카페인 음료의 해로움을 국민에게 알려야 한다.

476.

술, 담배와 달리 커피는 문제 삼기 어렵다. 커피홀릭의 반발이 무서울 정도로 강하다. 진료실에서 식이요법 안내 받은 환자가 자주 하는 질문이 있다. "하루에 커피 한 잔은 괜찮지요?" 나의 대답은 매몰차다. "한 잔도 안 됩니다." 답변에 인상 구기는 환자가 적지 않다. 카페인 중독에서 벗어나기 쉽지 않은 것이다. 트위터에서도 앞으로 전개될 나의 카페인 지적에 심기 불편할 팔로워가 많을 것이다.

477.

카페인의 대표 효능은 각성이다. 중추신경을 자극하기 때문인데 각성이 기분전환과 함께 작업능률을 올리면서 기호음료로 자리 잡게 되었다. 그러나 각성은 양날의 칼이다. 능률 증진이라는 이로움과 함께 숙면 방해의 해로움도 있어서다. 카페인 반감기가 네 시간이므로 저녁에 피하면 되지만 커피홀릭 현대인은 밤낮 가리지 않고 마신다. 불면(不眠) 아니면 괜찮다고 생각한다.

478.

불면 아니더라도 숙면 취하지 못하면 카페인을 멀리해야 한다. 아침에 가볍게 일어나지 못하는 경우가 그렇다. 수면의 질이 떨어진 상태로 어렵게 기상하여 잠에 취한 머리를 각성시키려 커피를 마신다. 이렇게 시작해서 저녁까지 이어지는 커피홀릭은 숙면을 방해한다. 그러면 다음 날 아침에 커피 각성이 다시 요구된다. 카페인의 악순환이다. 현대인의 카페인 중독은 이처럼 수면 부족과 맞물린다.

479.

각성시켜 숙면 방해하는 사실만으로도 카페인은 음혈론(陰血論)의 경계 물질이다. 음혈론은 숙면을 중시하기 때문이다. 숙면 취할수록 음혈이 생성된다. 카페인에 제아무리 좋은 효과가 있어도 음혈 생성을 방해하는 이상 건강에 긍정적일 수 없다. 더구나 카페인 각성에는 내성이 있다. 자주 섭취할수록 더 많이 먹어야 각성 효과를 얻는다. 이러한 내성이 현대인을 카페인 중독으로 유도하고 있다.

480.

각성 과도하면 머리 맑아지는 정도를 넘어 불안, 초조, 손 떨림, 두통 등을 일으킨다. 중추신경에 과부하가 걸려서다. 심한 경우 환각까지 벌어진다. 인스턴트커피를 하루 일곱 잔 이상 마시는 사람은 하루 한 잔 마시는 사람보다 환영이나 환청에 시달릴 가능성이 세 배 높다는 연구 보고가 있다. 카페인 함량 많은 원두커피의 경우 하루 세 잔만 마셔도 환각이 나타난다고 한다. 카페인 각성이 존재하지 않는 것을 보고 듣게 만든다.

481.

카페인 각성에서 비롯된 환각은 종교로 활용되었다. 신(神)과 접촉하는 도구로 사용된 것이다. 커피와 녹차 유래가 그렇다. 알코올이 계율로 금지된 이슬람교와 불교가 술 대신에 커피, 녹차를 비약(秘藥) 삼았다. 커피는 13세기부터 이슬람 사원에서, 녹차는 3세기부터 불교 전파와 함께 음용되었다. 이처럼 종교로부터 카페인 보급이 시작됨은 현대인에게 알리는 바가 크다. 카페인의 정신 영향이 적지 않음을 시사한다.

482.

진료실에서는 오버센스(over sense) 환자를 자주 접한다. 지나친 생각에 빠진 예민한 사람들 말이다. 사소한 일에도 확대 해석으로 고민하기 때문에 신중히 상담한다. 나는 오버센스 환자에게 묻는다. "하루에 카페인 음료 어느 정도 마시나요?" 노골적으로 묻지 않아도 얼굴 보고 진단하는 망진(望診)을 통해 감지된다. 환자 안신(眼神: 눈동자 기운)을 보면 감지된다. 안신이 광(光)하면 카페인 중독 여부를 확인한다.

483.

안신(眼神)이 광(光)한 사람은 머리에 기운이 몰린다. 체질적인 양인(陽人)과 수련, 수행 부작용으로 주화(走火)된 사람이 그렇다. 마약, 향정신성 의약품, 약물 때문인 경우도 있는데 카페인이 여기에 속한다. 따라서 신광(神光) 감지되면 카페인 섭취를 확인한다. 기운이 머리에 몰려 신광한 사람은 카페인 섭취를 금지시킨다. 카페인 각성이 폭주할 가능성 높아서다. 카페인 민감도가 상대적으로 크기 때문이다.

484.

카페인 민감성은 사람마다 다르다. 같은 양을 섭취해도 반응 크기 다른데 이는 체질과 기운 분포의 영향 받아서다. 체질적으로 음인(陰人)보다 양인(陽人)의 민감성이 높다. 선천 또는 병리적으로 기운 분포가 머리에 집중된 사람도 카페인 반응이 크다. 이런 사람들은 카페인으로 환각이 벌어질 수 있다. 카페인 폭주를 경험하지 못한 사람은 모른다. 카페인 없이 살다가 자판기 커피 한 잔에 졸도한 사람이 있음을 말이다.

485.

커피 마시면 방향 감각 잃는 사람도 진료실에서 보았다. 전기 과부하로 퓨즈 끊어지듯이 카페인 각성 폭주에 뇌(腦) 기능이 잠시 멈춘다. 커피 때문에 졸도하고 방향감 잃는 경우는 희소하다. 그러나 이처럼 극단적인 모습은 아니더라도 카페인 폭주에 정신 혼란 겪는 현대인이 많다. 문제는 자신 의식(意識)이 혼란 상태인지 모른다는 점이다. 카페인 내성 탓이다. 흔들리는 땅 위에 계속 살면 지진(地震)이 자연스러워진다.

486.

체질 비중은 과거와 다를 바 없지만 기운 분포는 그렇지 않다. 문명이 양성(陽性)으로 기운 승부(升浮)시킨 탓에 현대인의 기운 분포가 머리에 몰려 있다. 현대인의 카페인 폭주를 염려하는 이유다. 불행히도 폭주는 염려로 그치지 않고 임상에서 확인된다. 인터넷에서도 확인된다. 온라인 논쟁으로 말이다. 상대 논점을 파악하지 못하고 자기주장만 내세우는 것은 명료하지 못한 의식(意識) 혼란에서 비롯된다.

487.

머리에 기운 몰리면 육근(六根: 眼耳鼻舌身意)이 예민해진다. 보고, 듣고, 냄새 맡고, 맛보고, 느끼고, 생각하는 것에 쉽게 반응한다. 모든 현상을 예민하게 대응해서 쉽게 말 내뱉고, 행동한다. 익명(匿名) 상태에서는 언어폭력을 동반한다. 인터넷의 독버섯인 악플러들이 그렇다. 악플러는 육근이 예민해진 질병에 걸린 사람이다. 머리에 몰린 기운을 아래로 내려야 하는 환자다.

488.

악플러 탓에 자살자가 속출하는 현실에서 그들의 폭력을 인터넷 문화로 여겨선 안 된다. 처벌받을 범죄이자 치료받아야 할 질병이다. 인터넷 실명제는 미봉책이다. 승부(升浮)된 기운의 침강(沈降)으로 육근(六根)을 진정시키는 것이 근본 해결책이다. 따라서 각성 폭주 일으키는 카페인을 통제해야 한다. 지금처럼 범람하면 육근에 휘둘리는 사람이 많아진다. 현대인이 카페인 각성에 의존함은 그만큼 의식(意識)이 명료하지 않다는 증거다.

489.

의식(意識) 명료하면 비난에 의연하다. 육근(六根)이 진중(鎭重)해서 타인의 공격과 비난에 발끈하지 않는다. 스쳐 지나가는 바람, 흘러가는 강물처럼 여긴다. 기운 침강(沈降)된 사람, 기운 분포가 오뚝이처럼 몸 아래에 있는 사람은 인터넷 악플에 흔들리지 않는다. 인터넷 폭력은 육근 예민한 악플러 탓이지만 악플 대상자의 육근도 예민하기 때문에 커진다. 가해자와 피해자 의식이 서로 발끈하면 인터넷 폭력이 확대된다.

490.

악플에 무관심으로 대처하자. 거센 바람이 스쳐가길 기다리자. 악플러와의 대화는 상황을 악화시킨다. 육근(六根) 예민한 사람은 자신이 보고 싶은 것만 보고, 듣고 싶은 것만 듣기 때문이다. 존재하지 않는 환각에 따라 또 다른 악플로 공격한다. 무대응이 상책이다. 정도가 지나칠 경우, 스쳐 지나가지 않고 머무는 바람일 경우 함께 육근에 휘둘리지 말고, 법적으로 해결하면 된다.

491.

트위터 BLOCK 기능이 요긴하다. 악플에 무관심하도록 돕는다. 그런데 악플러는 인터넷 밖에도 있다. 직장이나 가정에 존재하는 악플러의 폭력에 대처하려면 명료한 의식(意識)으로 육근(六根)에 휘둘리지 않는 정신적 BLOCK이 요구된다. 감각과 생각의 BLOCK은 어려운 일이지만 각성 폭주시키는 카페인 음료 멀리하면 정신적인 BLOCK이 강화된다. 이것은 스트레스 해소법이기도 하다.

492.

정신적 BLOCK, 육근(六根) 통제는 어렵다. 육근(眼耳鼻舌身意)이 번뇌(煩惱)의 뿌리이기 때문이다. 인간의 번뇌가 육근에서 비롯된다는 말이다. 보는 것, 듣는 것, 냄새 맡는 것, 맛보는 것, 피부로 느끼는 것,

생각하는 것 많을수록 번뇌의 고통이 커진다. 현대인에게 스트레스 많은 이유다. 문명 발달할수록 육근의 움직임이 활발해져서다. 인터넷이 현대인의 지식을 확대시킨 만큼 육근 통제를 어렵게 만들고 있다.

493.

누진통(漏盡通). 육근(六根)으로부터의 자유가 누진통이다. 육근으로 기운 빠지지 않는 경지다. 육근의 자유는 감각과 생각의 중단 아니다. 육근에 집착하지 않는 것이다. 보고, 듣고, 느끼고, 생각하되 그 대상에 집착하지 않는 능력이다. 대상에 집착하여 마음 고정되면 육근으로 기운이 새어나간다. 반면에 육근 사용해도 마음 정체 없으면 기운 빠지지 않는다. 그러나 누진통은 중생에게 불가능한 일이다.

494.

우리는 육근(六根)으로 희로애락(喜怒哀樂) 일으키고, 이러한 감정에 집착해 산다. 인간의 모든 고통이 여기서 비롯된다. 성인(聖人)도 육근에서 희로애락 벌어진다. 그러나 누진통(漏盡通) 지닌 성인은 이렇게 생긴 희로애락에 얽매이지 않는다. 육근으로부터의 자유는 육근 차단하거나 희로애락을 일으키지 않는 것이 아니다. 희로애락 감정에 집착하지 않음이다. 그냥 관(觀)할 뿐이다.

495.

희로애락(喜怒哀樂)을 관(觀)하면 감정에 얽매이지 않는다. 화가 났을 때 분노 표출 전에 '내가 화가 났구나. 이 분노는 어디서 비롯된 감정인가.'를 3초 정도 생각하면 그 감정이 지나간다. 이것이 관법(觀法)이다. 찰나로 일어나는 감정을 관하면 희로애락이 마음에 머물지 않고, 물처럼 흘러간다. 흐르는 물은 느낄 수 있어도 붙잡지 못한다. 관법으로 마음 흐르게 만들면 희로애락을 느껴도 그 감정에 얽매이지 않을 수 있다.

496.

고인 물 썩듯이 마음도 흐르지 않으면 병든다. 분노[怒]와 슬픔[哀]을 가슴에 품어 기쁨[喜]과 즐거움[樂] 들어올 자리 막으면 마음 흐름 멈춘다. 반대 경우도 그렇다. 희락(喜樂)만 품어 노애(怒哀) 막아도 마음 흐름 멈추어 병든다. 희로애락 자체가 기운 흐름이다. 노(怒: 氣升)/ 희(喜: 氣浮)/애(哀: 氣降)/락(樂: 氣沈). 기운 순환을 위해선 희로애락 모두 필요하다. 어느 하나에 집착하면 기운이 정체된다.

497.

특정 감정에 마음 고정시키면 기운 정체되어 병든다. 분노, 슬픔뿐만 아니라 기쁨과 즐거움 역시 그렇다. 감정을 관(觀)하여 느끼더라도 마음으로 붙잡지 말아야 하는데 쉬운 일 아니다. 관법(觀法) 수행이 필요하다. 수행을 통해 관법에 익숙해지면 정신적 BLOCK이 형성된다. 감각과 생각을 차단하는 BLOCK이 아니라 마음 흐르게 만드는 BLOCK이다. 정신적 BLOCK을 지닌 사람에게 악플러의 폭력은 지나가는 천둥소리에 불과하다.

정신적 BLOCK은 나에게 절실하다. 관법(觀法)을 수행하지만 희로애락(喜怒哀樂)을 고정시키지 않고 흐르게 만들기 여전히 어렵다. 체질적으로 양인(陽人)인 데다가 기운 분포가 머리에 몰려 육근(六根: 眼耳鼻舌身意) 움직임이 활발해서다. 활발한 만큼 육근 대상에 민감하게 반응한다. 나는 보고, 듣고, 냄새 맡고, 맛보고, 피부로 느끼고, 생각하는 것에 무척 민감하다. 피곤할 정도로 예민하다.

나는 우주, 심해와 같은 광활한 모습이 무서워 보지(眼) 못한다. 층간 소음을 듣기(耳) 싫어 아파트 꼭대기에 산다. 냄새 맡기(鼻) 불쾌해 담배 연기를 노골적으로 피한다. 이상한 맛을(舌) 느끼면 음식을 그냥 뱉는다. 타인과 피부 접촉(身)이 불편해 마사지나 지압조차 거부한다. 생각(意)이 너무 많아서 단순한 현상에도 의미 부여한다. 이처럼 나의 육근(六根)은 예민하다. 민감한 육근은 내 생활을 평범치 못하게 만들었다.

거리에서 뛰어 다닌다. 흡연하는 보행자를 앞지르기 위해서다. 공중 화장실에선 1분 이내에 소변본다. 담배 냄새 맡지 않으려고 호흡 참아서다. 이웃 소음에 항의한 적도 여러 번이다. 이사할 때에는 집 주변에 어린아이 없는지부터 확인한다. 식당은 단골집만 간다. 인사동의 많은 식당 가운데 내가 가는 곳은 오직 하나다. 그 식당도 간접흡연 문제로 자주 가진 않는다. 사교 모임을 피한다. 음식이 문제거니와 참석자의 흡연이 싫어서다.

501.

예민한 육근(六根)은 이토록 생활을 불편하게 만든다. 마음에 불편이 꽉 차서 행복의 자리를 빼앗는다. 마음 불편은 진료실에서도 마찬가지다. 환자와의 피부 접촉이 부담스러워 복진(腹診)이나 맥진(脈診)하지 않는다. 장난꾸러기 소아 환자가 오면 표정 일그러진다. 주의력 부족해 같은 질문을 반복하는 환자에게 짜증낸다. 환자의 하소연에 피해의식 보인다. 차도 없으면 크게 고심한다.

502.

육근(六根)의 민감성이 장점으로 발휘되기도 한다. 진맥(診脈) 기피한 덕에 망진(望診)과 문진(聞診) 실력이 늘었다. 보고 듣는 것에 예민한 감각이 환자의 기색형태(氣色形態) 보아 진단하는 망진과 환자 목소리의 성음(聲音) 들어 진단하는 문진에 큰 도움이 되었다. 맥진보다 어려운 망진, 문진을 예민한 눈과 귀 덕분에 숙달할 수 있었다. 그리고 생각 많은 덕분에 진료의 관(觀)을 세울 수 있었다. 음혈론(陰血論) 역시 그렇다.

503.

진단을 섬세히 하는 장점은 정신 피곤의 단점으로 이어진다. 신료에 많은 에너지를 소모시켜 정신 과로를 일으킨다. 일주일에 두 번

휴진하고, 아침 열한 시 30분부터 오후 다섯 시까지 진료하며 침(鍼) 환자 보지 않는 이유다. 한약 처방을 희망하는 환자만 내원하라는 안내 탓에 돈 밝히는 한의사로 오해받지만 이는 과로 줄이기 위한 불가피한 방침이다. 단순 상담은 온라인으로 가능해서다.

504.

이제 나는 동료 한의사에게 한의원을 양도하고 일주일에 3일, 예약 진료할 계획이다. 나머지 시간엔 무얼 할 것인지 묻는 질문에 이렇게 답한다. "예민한 육근을 진정시키려 합니다." 갈수록 생활을 단순화시키는 내 모습에 욕심 없는 사람이라며 칭찬하는 분들에게 말씀드린다. "욕심도 정신적 여유 있어야 부릴 수 있더군요." 나도 성공한 사람이 부럽다. 성공 자체가 부러운 것은 아니다. 성공의 밑바탕인 정신적, 육체적 건강이 부럽다.

505.

양인(陽人) 체질 모두가 나 같진 않다. 머리에 기운 모인 사람 전체가 나처럼 감각이 병적으로 예민한 것은 아니다. 머리에 기운 모이는 양인 체질 가운데 음혈(陰血)이 크게 부족할 경우 그렇다. 내가 비록 양인 체질인 데다가 선천적으로 기운이 머리에 집중된 사람이지만 어려서부터 육근(六根)에 휘둘리진 않았다. 스무 살 전까지는 이러지 않았다. 어떤 이유로 음혈이 크게 소모되면서 감각이 폭주하기 시작했다.

506.

고등학교 시절, 음혈(陰血) 고갈 문제가 처음 벌어졌다. 이 문제는 다음 파트 주제라 언급을 미룬다. 엄청난 문제로 음혈 흐르는 상수도 파이프가 손상된 상태에서 대학시절의 습관이 파이프 여기저기에 구멍 뚫었다. 음혈이 줄줄 새어나가 일으킨 허열(虛熱)이 육근을 예민하게 만들기 시작했다. 더구나 음혈 파이프에 구멍 뚫은 대학시절 습관도 육근을 민감하게 만드는 요인이었다. 커피 탐닉이 그 습관이었다.

507.

대학시절, 담배 피우지 않고, 술 즐기지 않았던 나에게 커피는 유일한 기호품이었다. 하루에 다섯 잔 이상 마셨다. 커피전문점 없던 시절이라 원두커피는 접할 수 없었고, 자판기 커피와 인스턴트 커피믹스를 마셨다. 등교 직후 마셨던 모닝커피 맛은 지금도 잊을 수 없다. 하숙생인 나에게 커피포트는 소중한 재산이었다. 나의 커피 탐닉은 공황장애 벌어진 본과 2학년까지 4년간 이어졌다. 카페인의 음혈(陰血) 소모가 4년 동안 지속되었다.

508.

고등학생 때의 문제로 크게 손상되고, 대학시절 커피 탐닉으로 구멍 뚫린 음혈(陰血) 파이프는 본과 2학년 1학기 기말고사를 앞두고 폭빌했다. 저녁에 급하게 먹은 탕수육이 폭발 스위치였다. 탕수육 급체를 풀고자 마신 캔커피가 문제되었다. 카페인으로 위신 분비 촉진시키려는 시도가 틀렸다. 급체에 커피 마시니 속이 더 답답해지면서 전신에 기분 나쁜 식은땀이 줄줄 흘렀다. 땀으로 새어나가는 음혈을 목격했다.

509.

그 이후 일은 앞서 언급했다. 가슴에 뜸 시술로 공황장애가 시작되었다는 이야기 말이다. 공황장애는 내 머리에 총을 쏘았다. 식체(食滯)라는 총에 커피가 총알 장전하고, 뜸이 방아쇠 당겼다. 공황장애로 머리에 총 맞은 나의 육근(六根)은 무섭게 폭주했다. 감각되는 모든 것들이 불안, 공포로 느껴졌다. 보고(眼) 듣고(耳) 냄새 맡고(鼻) 맛보고(舌) 피부로 느끼며(身) 생각하는(意) 대상들이 왜곡되었다. 공황장애 환자라면 누구나 공감할 것이다.

510.

총상은 치유되었지만 총알 파편이 몸에 남아 있다. 공황장애는 치유되었으나 폭주된 감각이 후유증으로 남아 나를 예민하게 만들었다. 자라 보고 놀란 가슴 솥뚜껑 보고 놀란다는 속담이 옳다. 치유된 지 20년 가까이 되었어도 여전히 나는 공황장애가 내 머리에 다시 총구 겨눌까 봐 걱정된다. 그래서 나는 절대 커피를 마시지 않는다. 총알만 장전하지 않으면 총구가 내 머리를 향해도 문제될 것 없어서다.

511.

졸업 후 군대에서 상관이 준 커피도 마시지 않았다. 당시 한방에는 공중보건의 제도가 없어서 한의사도 사병으로 입대했는데 장교 주는 음료를 사병이 거부하는 것은 쉬운 일이 아니다. 그 정도로 철저하게 카페인을 차단했다. 카페인 총알을 공황장애 손에 쥐어주고 싶지 않았다. 나는 카페인 섭취가 공황장애를 재발하게 만든다고 생각한다. 총알 파편으로 예민해진 육근(六根)이 진정되지 않는 이상 커피를 가까이할 수 없다.

512.

얼마 전 일이다. 친환경 단체에서 생산된 가공식품을 먹었는데 몸에 이상 반응이 느껴졌다. 머리 맑아지면서 시야가 확대되는 느낌이었다. 성분 확인하니 예상대로 커피 함유된 가공식품이었다. 카페인을 20년 만에 먹은 것인데 내성 없는 상태라 각성작용이 바로 확인되었다. 커피 마시고 졸도하거나 방향 감각 잃는 것이 허무맹랑한 일 아님을 경험했다. 커피 마셔도 아무 느낌 없는 사람은 카페인 내성 생긴 중독자다.

513.

하루 네 잔 이상의 커피를 매일 마시지 않고 견딜 수 없으면 카페인 중독이다. 그렇다고 이것이 세 잔 이하에 대한 면죄부 아니다. 사람에 따라 카페인 감수성이 다르기 때문이다. 양인(陽人) 체질과 머리에 기운 몰린 사람, 음혈(陰血) 부족 환자는 카페인 감수성이 크다. 이런 사람은 하루 한 잔도 안심할 수 없다. 체질, 기운 분포 상관없이 음상부족(陰常不足)한 현대인에게 커피는 바람직한 음료가 아니나.

514.

카페인에 있어서 각성 다음으로 쉽게 인지되는 것이 이뇨(利尿)다. 커피 마시면 소변이 자주 마렵다. 이것을 두고 몸의 노폐물이 빠져서 좋다고 주장하는 사람이 있는데 억지다. 카페인 이뇨는 해독(解毒) 아닌 만성 탈수(脫水)를 야기한다. 하루 여섯 잔 이상의 커피 섭취가 전체 수분양의 2.7%를 배출시킨다는 연구 보고가 있다. 카페인 중독자 가운데 건조증(안구, 구강, 피부) 환자가 많은 이유다.

515.

우리 조상들은 침도 뱉지 말고 아꼈다. 음혈(陰血) 부족한 사람은 함부로 체액(體液) 버리지 말라는 가르침이다. 하물며 소변을 자주 보게 만들어서야 되겠는가. 카페인 자극 없이 계속 소변 마려운 사람이 있다. 양방에서는 방광이 과민해서 그렇다고 하는데 한의학에서는 심열(心熱) 문제다. 폐음(肺陰)으로 진정되지 않는 심열은 소변으로 빠진다. 따라서 심열 많으면 소변을 자주 본다. 이런 경우에 잦은 소변은 심열 다스리는 생리 반응이다.

516.

심열(心熱) 다스리는 생리 현상일지라도 잦은 소변은 음혈(陰血)을 소모시키므로 치료 대상이다. 보폐음(補肺陰) 청심열(淸心熱)시켜 잦은 소변을 해결해야 한다. 심리 불안하면 소변 자주 마려운 것은 불안이 폐조심열(肺燥心熱)의 대표 증상이기 때문이다. 심열은 실증(實症)인 경우 분노로 표출되고, 허증(虛症)이면 불안, 초조로 나타난다. 카페인

이뇨는 심장 허열(虛熱)을 가중시켜 불안을 증폭한다.

517.

물 많은 수조에서 물고기는 평화롭지만 물 적은 곳에선 파닥거리며 불안하다. 우리 몸도 이와 같아서 물(陰血) 부족하면 정신적으로 파닥거린다. 심리 불안정한 사람은 약에만 매달리지 말고, 몸 수조에서 물새는 것 막으면서 부족해진 물을 채우자. 그런데 카페인은 수조에 구멍 뚫으면서 물 보충까지 방해한다. 혈액 생성에 필요한 철분 흡수를 막는다. 철분제 섭취 후에 커피 못 마시게 하는 이유다.

518.

철분 흡수를 방해하는 카페인 작용 때문에 빈혈 환자는 커피 금해야 한다. 커피 탐닉하면 철분제 섭취할 의미가 없다. 특히 임신부가 유념해야 한다. 임신하면 철분제를 권유받는데 커피 마시는 상황에선 철분제가 도움되지 않는다. 임신 중 카페인 섭취는 자궁으로 공급되는 혈액을 줄여 태아 빈혈을 야기한다. 저체중아 출산과 조산의 원인이기도 하다. 커피 마시는 임신부를 종종 보는데 태아 건강이 염려된다.

519.

임신 중에 술, 담배 금하는 것은 상식이다. 커피도 마찬가지다. 임신부는 금주(禁酒), 금연(禁煙)뿐만 아니라 커피 금음(禁飮)도 요구된다. 체내에 카페인 반감기가 네 시간임을 면죄부 삼아 하루 한 잔은 괜찮다고 생각하는 임신부가 많은데 임신하면 반감기 길어짐을 모른다. 임신부와 신생아, 간(肝) 약한 사람은 카페인 반감기가 수일 걸리기도 한다. 임신부는 철분제와 엽산제 챙기기 전에 커피부터 금해야 한다.

520.

소화기 약한 사람도 커피를 멀리해야 한다. 고미(苦味) 약물은 위양(胃陽)에 부담이므로 환자의 소화상태에 따라 신중히 써야 함을 앞서 설명했는데 카페인 역시 그렇다. 카페인이 위산과 소화액 분비를 촉진한다며 이를 소화제 삼는 경우가 있는데 오산이다. 대학시절 내 경험이 증거다. 커피 카페인은 고추의 캡사이신처럼 위장 점막을 자극한다. 따라서 소화기 염증, 궤양으로 속 쓰림과 통증 있는 사람은 절대 금해야 한다.

521.

역류성 식도염에도 커피가 해롭다. 위장과 식도 사이에서 위산역류 차단하는 괄약근을 카페인이 느슨하게 만들기 때문이다. 단맛의 커피는 설상가상이다. 설탕 역시 괄약근을 약화시켜서다. 내가 한의대생 때 탕수육 급체 풀고자 캔커피 마셨더니 속 답답해지면서 식은땀 흘렸던 반응이 위산역류다. 카페인으로 촉진된 위산이 탕수육 소화는커녕 식도로 역류된 것이다. 캔커피 단맛과 함께 괄약근을 약화시켜서 말이다.

522.

위산 역류되는 상황에서 가슴에 뜸 뜨니 식도 염증이 심해졌다. 불타는 느낌으로 가슴 조이고 아픈 심번(心煩)은 역류성 식도염의 악화 증상이었다. 위산이 역류되어도 가슴에 뜸을 시술하지 않았더라면, 탕수육으로 체했을 때 캔커피 마시지 않았더라면, 애당초 탕수육을 먹지 않았더라면 역류성 식도염의 심번이 공황장애로 이어지지 않았을 것이다. 탕수육과 캔커피 그리고 뜸 선택한 연이은 착오가 돌이킬 수 없는 문제를 일으켰다.

523.

여러분도 과거 나처럼 커피 한 잔으로 돌이키기 힘든 상태가 벌어질 수 있다. 몸 상태에 따라서 말이다. 음혈(陰血)이 부족하면 그렇다. 음혈 부족 환자는 물 넘치기 직전의 찰랑거리는 컵과 같다. 순간의 작은 충격에 컵 물이 왈칵 쏟아진다. 캔커피와 뜸 충격에 공황장애 벌어지고, 복분자술과 매운 복어찜 충격에 안구건조증 야기되며, 가구의 휘발성 유기화합물 충격에 습진 생긴 내가 증인이다.

524.

음혈(陰血) 풍부한 사람은 작은 충격으로 쉽게 병들지 않는다. 캔커피, 뜸, 복분자술, 복어찜, 유해 가구 충격을 순간 받아도 공황장애, 안구건조, 습진 등으로 이어지지 않는다. 총알 장전하지 않으면 방아쇠 당겨도 발사되지 않듯이 말이다. 애당초 음혈 부족이라는 총알을 장전하지 말아야 오발을 막을 수 있다. 살다 보면 순간의 판단 착오로 방아쇠 당길 일이 많다. 방아쇠 당기는 족족 발사되어 몸에 총상 입혀서야 되겠는가.

525.

총알 장전된 현대인이 적지 않다. 현대 문명이 야기한 음상부족(陰常不足)은 총알 장전하고, 양상유여(陽常有餘)는 방아쇠 민감도 높인다. 문명 발달할수록, 현대인의 욕구가 커질수록 장전되는 총알 많아지고, 방아쇠가 쉽게 당겨진다. 손가락 그림자에도 총이 연발된다. 알레르기, 자가 면역 같은 면역 항진 질환이 대표적이다. 손가락으로 방아쇠 당기지 않고, 몸만 조금 움직여도 자동 발사되는 질환들이다.

526.

아토피, 알레르기 피부염, 알레르기 비염, 알레르기 결막염, 천식, 베체트, 루프스, 류머티즘, 클론씨병, 갑상선 기능 항진 등이 음혈(陰血) 부족으로 총알 장전된 상태에서 방아쇠 민감도 높아 쉽게 발사되는 질환들이다. 많은 현대인들이 안전장치 풀려 작은 충격에 연발되는 총을 자신에게 겨누며 면역 저하를 걱정하고 있다. 면역을 증진시켜야 한다며 홍삼 같은 보양(補陽)에 매달리면 방아쇠 민감도가 더 높아짐을 모른다.

527.

"저하된 면역을 증진시킵니다." 홍삼 선전 문구다. 선전답게 현대인의 관심사를 건드린다. 면역 저하를 염려하는 현대인이 많다는 말이다.

그런데 현대인에게는 면역 저하보다 항진 문제가 훨씬 더 많다. 의복과 주거 환경 열악하고, 영양 부실했던 과거에는 면역 저하가 심각했지만 지금은 그렇지 않다. 면역 항진 질환이 많다. 그럼에도 왜 현대인은 면역 저하의 망령에 사로잡혀 있을까?

528.

피곤해서다. 현대인은 자신의 피로를 면역 저하로 착각한다. 커피홀릭에서 벗어나 숙면 취하면 해결될 피로를 면역 저하로 오인해 홍삼에 매달린다. 면역 항진된 사람이 홍삼 먹으면 피로 더 심해지면서 면역 문제가 악화된다. "면역 항진되어 그렇습니다." 이렇게 진단하면 환자들은 놀란다. "이제까지 저는 면역력이 저하된 상태인 줄 알았어요." 면역 저하와 보양(補陽)의 망령이 이토록 무섭게 질기다.

529.

작은 충격에 쉽게 쏟아지는 컵을 지녀도 어떤 것이 충격을 주는지 알면 반복되는 피해를 줄일 수 있다. 비록 내가 음혈(陰血)이 부족한 사람이지만 충격을 바로 인지해 멀리한 덕분에 질병의 고통을 감소할 수 있었다. 만약 공황장애 상태에서 여전히 커피 마시고 뜸 시술을 계속 가슴에 했더라면 고통은 더 길어졌을 것이다. 안구건조 상태에서 매운 음식의 캡사이신 충격을 깨닫고 피하지 않았더라면 더 오랜 세월 고생했을 것이다.

530.

자신에게 가해지는 충격이 무엇인지조차 모르는 환자가 많다. 충격 때문에 컵 물이 계속 쏟아지는 상황에선 충격부터 차단하는 것이 순리다. 건강에 문제 생기면 생활과 음식, 환경의 어떤 자극이 충격 주는지 파악해야 한다. 치료에 앞서 그 충격부터 반드시 차단해야 한다. 그런데 환자들은 하소연만 한다. 충격으로 엎어진 컵을 치료로 빨리 세워 달라며 호소한다. 반복된 충격에 계속 엎어지고 있음은 모르면서 말이다.

531.

의료인 책임이 크다. 충격이 무엇인지 환자에게 지적할 의무가 있어서다. 그러나 의료인도 모르는 경우가 많다. 의료인은 양생(養生), 섭생(攝生) 전문가가 아니기 때문이다. 별도의 연구가 필요하다. "다른 의사는 먹어도 괜찮다고 하던데요." 충격 음식을 지적하면 환자로부터 자주 듣는 이야기다. "의사도 잘 모를 수 있습니다. 제 지적이 믿기 어려우면 세 달만 속는 셈치고 음식 충격을 차단해 보시기 바랍니다." 나는 이렇게 답한다.

532.

과학으로 설명할 수 없다고 틀린 것 아니다. 과학적으로 모를 뿐이다. 따라서 환자 질문에 "모른다."고 답할 용기가 의료인에게 필요하다. "괜찮다."는 안다는 전제에서 표현되는 말이다. 괜찮다는 의료인의 말 한 마디에 충격이 방치되어 난치(難治)에 빠지는 환자가 적지 않다. 다른 병원과 한의원을 전전하다가 내원하는 환자를 접하는 입장에서 자주 목격한다. 치료 힘든 이유가 치료 자체에 있지 않음을 목격한다.

533.

신참 한의사에게 조언한다. 같은 질환인데 일반 환자와 달리 치료가 어려우면 환자 생활을 점검해야 한다고 말이다. 처방과 시술에 어떤 부족함이 있는지 고민하기 전에 환자의 습관과 식탁, 거주 환경부터 살피라고 조언한다. 쓰러진 컵을 세우는 치료도 중요하지만 컵 엎어트리는 충격 찾는 일이 우선된다. 반복된 충격으로 계속 컵이 엎어지는 상황에서 컵 세우는 방법만 고민하는 것은 의료인의 정신 에너지를 소모시킨다.

534.

충격 찾기는 어렵다. 환자가 충격 모두를 의료인이 찾아 주기 바라는 것은 무리다. 환자와 함께 생활하지 않아서다. 생활 속의 세세한 충격을 어찌 의료인이 찾아내겠는가. 음혈(陰血)이 부족할수록 작은 자극이 충격으로 작용하는 까닭에 찾기 어렵다. 음혈론(陰血論)에서 지적하는 내용은 음혈 소모시키는 큰 충격들이다. 음혈론의 지적들을 모두 차단해도 여전히 음혈 부족하다면 세밀한 충격이 남아 있어서다.

535.

세밀한 충격은 환자 스스로 찾아야 한다. 치료를 위한 고민과 연구는 의료인 이상으로 환자에게도 필요하다. 처방과 시술에 대한 연구는 의료인 담당이지만 세밀한 충격 찾기는 환자 몫이다. 의료인이 지적하는 충격만 차단해도 치유되는 환자들은 그런 고민 필요 없다. 그러나 난치병(難治病)은 환자 스스로 노력해야 한다. 자신의 생활과 습관 그리고 욕심을 관(觀)하는 수행자로서의 자세가 요구된다.

536.

딸아이가 세 살 때 일이다. 두드러기가 났다. 소장(小腸)이 미숙한 나이라 가끔 음식 알레르기가 나타나므로 식탁을 점검해 보았으나 충격 음식을 찾을 수 없었다. 한약으로 호전되지 않았다. 컵 쓰러트리는 충격이 계속 존재했던 것이다. 충격이 반복되는 상황에선 컵 세우는 치료가 무의미하다. 그래서 우리 부부는 딸아이에게 가해지는 충격을 찾고자 고심했다. 식탁에선 찾을 수 없었기에 아이 행동과 습관을 유심히 관(觀)했다.

537.

일주일 동안 관(觀)한 결과 두드러기 원인을 찾았다. 스티커가 원인이었다. 스티커 접착제가 충격으로 작용했다. 아이 손가락에 접촉된 접착제가 몸 전체에 두드러기를 일으킨다고 생각하기는 쉽지 않다. 스티커 놀이를 좋아해서 온종일 접착제 만지작거리는 아이 행동을 관하지 않으면 찾아낼 수 없다. 함께 생활하지 않는 타인은 어찌 찾겠는가. 가족이라도 세심하게 관하지 않으면 발견하기 어렵다.

538.

스티커 놀이를 중단시키니 두드러기가 바로 사라졌다. 쓰러트리는 충격을 차단하면 컵이 쉽게 세워진다. 한약으로 호전되지 않는다고 처방 구성을 고민했으면 난치(難治)에 빠졌을 것이다. 충격 막으면 간단히 해결될 문제를 두고 말이다. 임상에서는 이와 같은 일들이 비일비재하다. 한약으로 호전되지 않는다고 하소연하는 환자들은 난치가 처방 부족 탓이 아닐 수 있음을 알아야 한다. 스스로 엄밀히 관(觀)해서 충격을 찾아야 한다.

539.

난치(難治)는 치료법 없어서가 아니다. 생활 속의 충격을 찾지 못해서다. 문명이 발달할수록 난치는 늘어난다. 복잡한 인간관계가 만들어낸 스트레스와 물질만능주의가 일으킨 환경오염이 엄청나게 많은 충격을 생산하고 있다. 이런 충격들이 생활 깊이 숨을수록 치료가 어렵다. 난치병 지료는 숨바꼭질이나. 숨어 있는 충격들을 모두 찾아내야 치유된다. 나의 음혈론(陰血論)은 난치 치료를 위한 숨바꼭질 안내서다.

540.

환경오염이 난치(難治) 충격인 까닭에 나는 환경운동가처럼 되었다. 충격 차단으로 치료하려면 공해 문제를 고민할 수밖에 없다. 딸아이 두드러기의 원인이었던 스티커 접착제도 오염물질이다. 이에 선진국에선 유아용 스티커에 화학 접착제를 사용하지 않는다. 난치를 줄이려면 국가 차원의 법적 규제가 절실하다. 정부가 환경오염을 강력하게 규제할수록 난치 충격이 줄어 국민이 건강해진다. 의료비용이 낭비되지 않는다.

541.

컵 쓰러트리는 충격을 찾아 막으면 컵 세우는 비용이 크게 줄어든다. 환자가 충격 찾는 수고를 회피할수록 컵 세우는 의료비용이 증가한다. 충격 방치는 적지 않은 돈으로 세운 컵을 환자 스스로 다시 쓰러트리는 행동이다. 충격 차단에는 비용이 들지 않는다. 환경오염 피하고, 자기 욕심 통제하는 일에는 돈이 필요 없다. 그런데 환자들은 돈 들지 않는 방법을 놔두고, 의료비용 지출에 매달린다. 이 얼마나 비경제적인가.

542.

시력 떨어지면 돈 들여 블루베리 사먹기 전에 고추의 매운 음식 차단하자. 피곤해지면 돈 주고 홍삼 사먹기 전에 수면 습관 개선하자. 정신 예민해지면 약물로 의료비용 지출하기 전에 커피의 카페인 금하자. 매운 음식 차단하고, 수면 습관 개선하며, 카페인 금하는 일에는 1원의 비용도 쓰이지 않는다. 스스로 통제하기 싫어 돈 써야겠다면 이 점 명심하자. 밑 빠진 독에 물 붓기 식으로 비용 낭비됨을 말이다.

543.

달리는 말에는 명마(名馬), 준마(駿馬), 둔마(鈍馬)가 있다. 준마는 주인이 때리는 채찍 맞으면 빠르게 달린다. 명마는 주인이 들고 있는 채찍 그림자만 보아도 달린다. 반면에 채찍으로 맞아도 달리지 않는 말이 둔마다. 현대인의 건강도 마찬가지다. 건강에 가해지는 충격을 깨닫고 이를 차단하면 준마, 충격 받기 전에 질병 예방하면 명마, 무엇이 충격인지 알면서도 차단 의지 없어서 질병에 계속 시달리면 둔마다.

544.

건강한 사람은 음혈론(陰血論)에 따르지 않아도 괜찮다. 그러나 건강치 못한 사람은 반드시 실천해야 한다. 그래야 준마(駿馬)가 될 수 있다. 건강하더라도 음혈론 지켜서 질병 예방하면 명마(名馬)이지만 현대인에게 명마를 기대하기 무리다. 둔마(鈍馬)만 되지 말자. 둔마가 의료비용 과다 지출로 국가 GDP 향상에는 기여하나 국민 경제는 빈약하게 만든다. 해마다 건강보험료를 상승시킨다.

545.

중독 물질이 환자를 둔마(鈍馬)로 만든다. 니코틴, 알코올, 카페인 같은 중독 물질이 환자로 하여금 담배, 술, 커피를 끊기 어렵게 만든다. 해로운지 알면서도 중독되어 금하기 힘든 것들이다. 그 가운데 커피 저항이 가장 크다. 담배, 술과 달리 금기에 대한 반론이 강하다. 커피의 경우 건강에 이로운 점도 많다고 주장한다. 커피의 일곱 가지 유익한 효능. 커피 애호가들이 자주 내세우는 정보인데 1989년 일본 과학 잡지에 실린 내용이나.

졸음 방지 / 공부 능률 향상 / 다이어트 효과 / 운동 지구력 증진 / 음주 후 숙취 해소 / 입 냄새 예방 / 동맥경화 억제. 이상 일곱 가지가 일본 잡지에 실린 커피의 이로운 점이다. 그런데 잡지 원문을 보면 마지막 문구가 인상적이다. "같은 약이라도 사람에 따라 효능 다른 한약처럼 커피 카페인도 그럴 수 있다." 이 문구가 일곱 가지 효능보다 중요하다. 체질과 건강 상태에 따라 일곱 가지 효능이 오히려 해로울 수 있다는 뜻이기 때문이다.

과학 잡지답게 마지막에 중요 문구를 넣었다. 카페인 남용을 경계한 것이다. 양인(陽人) 체질, 기운 분포가 머리에 몰린 사람, 음혈(陰血) 부족 환자에게 일곱 가지 효능은 해롭게 작용한다. 가장 중요한 문구는 제외되고 일곱 가지 효능만 인터넷에 흘러 다니면서 커피 애호가의 방패 역할을 하고 있다. 카페인 탐닉을 합리화시키는 방패 말이다. 방패가 아무리 크고 튼튼할지라도 방패 쥘 힘조차 없는 사람에게 무거운 방패는 생명을 위협한다.

커피의 일곱 가지 방패를 살펴보자. 졸음 방지와 공부 능률 향상은 카페인 각성인데 머리에 기운 몰려 육근(六根) 예민한 사람은 버려야 할 방패다. 다이어트 효과와 음주 후 숙취 해소는 카페인 이뇨로 음혈(陰血) 부족한 사람은 손에서 놓아야 할 방패다. 입 냄새 예방하는 방패는 커피에 우유, 크림이 들어갈 경우 쓸모없어진다. 다이어트 방패 역시 그렇다. 커피에 크림, 설탕 들어가면 무용지물이다.

549.

운동 지구력 높이는 커피 방패는 오히려 근력(筋力)을 약화시킨다. 운동할 때 에너지원인 글리코겐이 부족해지면 피하지방이 운동에너지로 사용되는데 카페인이 피하지방을 에너지로 빨리 변환시킨다. 카페인이 운동 에너지 쥐어짜서 지구력을 높인다. 이러한 일이 반복되면 근력이 저하된다. 과격한 운동을 하는 직업 선수에게 일시적으로 사용되는 방패를 일반 사람들이 들어선 안 된다. 카페인 남용이 운동력을 떨어트리기 때문이다.

550.

카페인의 근력(筋力) 약화는 임상에서 확인된다. 흥미로운 것은 거피가 상체(上體) 근력을 특히 저하시킨다는 점이다. 상제 중에서도 목[項]과 어깨[肩] 근육을 약하게 만든다. 목이나 어깨 아파서 침 시술받는 환자에게 카페인 의존도를 확인해 보면 알 수 있다. 목 뻣뻣하면서 아픈 항강통(項强痛)과 어깨와 팔 아픈 견비통(肩臂痛)을 만성적으로 호소하면서 눈에 신광(神光)이 감지되는 환자 대부분 카페인 중독이다.

551.

커피의 동맥경화 억제 방새는 논란 여시가 있나. 반대 결과노 있어서다. 하루 다섯 잔 이상 마시면 심근경색 발생률이 두세 배

늘어난다는 보고가 있다. 커피가 중성지방 증가시켜 동맥경화를 촉진한다는 것이다. 이와 반대로 커피가 동맥경화 예방하는 HDL 콜레스테롤을 증진시켜 동맥경화 억제한다는 연구도 있다. 이처럼 반대 정보가 충돌할 때 소비자는 네거티브(negative) 관점을 가져야 안전하다.

552.

'좋다'와 '나쁘다'가 충돌할 경우 후자(後者)를 따르는 것이 네거티브 관점이다. 반대 방향으로 제시되는 데이터(dat)a 가운데 네거티브 정보로의 선택이 안전하다. 소비자는 '좋으니 하자'보다 '나쁘니 하지 말자'를 선택해야 한다. 정보는 상술(商術)로 왜곡될 수 있어서다. 실험실 데이터도 조건 설정에 따라 변형 가능하다. 따라서 실험 의뢰자가 누구인지, 정보 생산자가 누구인지 정확하게 파악할 필요가 있다.

553.

실험 의뢰자와 정보 생산자가 어떤 제품을 만드는 기업이면 실험 결과와 정보가 마케팅에 활용될 가능성 높다. 마케팅 위해 데이터(dat)a가 왜곡, 변형될 수 있다. 언론에서 쏟아져 나오는 건강 정보들 가운데 '어느 제품이 건강에 좋다.'고 증명하는 데이터를 순진하게 믿지 말자. 일부 기업이 소비자 현혹시키려 정보까지 왜곡한 문제를 고발한 서적도 있다. 『거짓말, 새빨간 거짓말 그리고 과학』이란 책이다.

동맥경화뿐만 아니다. 당뇨병 역시 커피와의 관계에 있어서 정보 차이를 보인다. 커피가 당뇨병 예방한다는 연구 보고가 있는가 하면 반대로 카페인이 당질대사를 방해하여 당뇨병에 좋지 않다는 실험 결과도 있다. 어느 데이터가 옳은지 더 많은 연구가 필요하다는데 실험에 앞서 트레이드오프(trade off), 이해 당사자의 득실이 배제되어야 한다. 그 전까지 우리는 네거티브 관점으로 커피가 당뇨병에 해롭다고 생각하자.

카페인 음료가 당뇨에 효과적이라고 말하는 사람들이 있다. 녹차가 그렇다는 주장이다. 찻잎(Camellia sinensis)에도 커피열매(Caffee arabica)처럼 카페인이 함유되니 녹차 역시 카페인 음료가 맞다. 그런데 찻잎(2~5%)에는 커피열매(0.8~1.75%)보다 많은 카페인이 함유되어 있다. 그럼에도 왜 우리는 녹차가 커피보나 선상한 음료라고 생각할까? 왜 녹차에 함유된 카페인은 커피 카페인보다 안전하다고 여길까?

두 가지 이유 때문이다. 하나는 녹차의 경우 찻잎 우려낼 때 커피보다 적은 카페인이 용출된다. 그래서 찻잎의 카페인 함량이 커피열매보다 많지만 음료에는 훨씬 적다. 원두커피 한 잔에 카페인 110~150mg 들어가는 반면에 녹차는 15~30mg이다. 다른 하나는 녹차에만

존재하는 카테킨(Catechin)과 데아닌(Theanine) 덕분이다. 카테킨이
카페인 흡수를 방해하고, 데아닌이 카페인 생리작용을 억제한다.

557.

녹차에는 쓴맛[苦味]만 있지 않다. 커피와 달리 떫은맛[澁味]도
있다. 녹차 특징인 삽미(澁味)는 카테킨에서 비롯되는데 녹차가 건강
음료로 인식됨은 카테킨의 삽미 덕분이다. 삽미로 인해 녹차가 당뇨에
효과적이라는 주장이 나온다. 삽미의 기운 수렴작용은 산미(酸味)보다
강해서 체내 포도당이 수렴되지 못해 소변으로 배출되는 당뇨병을
다스린다. 용골(龍骨), 모려(牡蠣)가 당뇨병 치료에 쓰이는 것도 삽미
약재라서 그렇다.

558.

음혈(陰血) 부족 환자를 주로 진료하는 입장에서 나는 용골, 모려
같은 삽미(澁味) 약재를 많이 처방한다. 산미(酸味)로 기운 수렴 부족한
환자에게 사용한다. 기운 발산(升浮) 만성화된 고혈압, 당뇨 환자는
산미의 기운 수렴만으로 치료가 어렵다. 삽미 도움이 필요하다. 그래서
나는 고혈압과 당뇨 처방에 용골, 모려를 처방한다. 삽미의 수렴을
증폭시키기 위해 용골, 모려를 불에 구워서(煆) 처방한다.

559.

떫은맛, 삽미(澁味)는 현대인에게 절실하다. 산미(酸味), 고미(苦味)
와 함께 기운 침강(沈降)을 이루기 때문이다. 현대인에게 기운 침강의

필요성은 앞서 자세히 설명했다. 삽미는 산미(과일), 고미(야채)와 달리 음식으로 많지 않아 약재로 활용된다. 삽미 약재로는 용골, 모려뿐만 아니라 연자육, 감실, 산수유, 금앵자, 상표초, 오적골, 백반 등이 있다. 기운 승부(升浮) 많은 현대인에겐 이상 약재들의 쓰임이 크다. 한의사들이 주목해야 한다.

560.

삽미(澁味)의 강력한 수렴은 체액 손실 막는다. 땀, 소변, 대변으로 소실되는 음혈(陰血)을 차단한다. 이것은 산미(酸味), 고미(苦味)에 없는 삽미 고유의 특징이다. 삽미 약제가 현대인에게 보약(補藥)으로 처방될 수 있음은 음혈 누수(漏水) 막아서다. 음혈 흐르는 상수도 파이프에 뚫린 구멍을 삽미가 메운다. 구멍 뚫린 파이프에 물 채우는 것보다 누수 구멍 차단하는 일이 우선됨은 상식이다. 삽미가 그래서 중요하다.

561.

잦은 소변[頻尿], 잘 때 오줌싸기[夜尿], 저절로 새는 소변[遺尿], 뿌옇고 탁한 소변[小便白濁], 묽은 대변[便溏], 설사, 냉대하(冷帶下), 낮에 많은 땀[多汗], 잘 때 흘리는 땀[盜汗] 등의 치료약에 삽미(澁味) 약재가 빠지지 않는다. 오미(五味) 가운데 삽미가 땀, 소변, 대변으로의 체액 손실을 유일하게 차단한다. 그런데 삽미 금해야 하는 환자가 있다. 체액 순환이 원활하지 않아 소변불리(小便不利), 변비(便秘)인 경우 그렇다. 감기 중에도 피해야 한다.

562.

삽미(澁味)는 정액(精液) 누설까지 통제한다. 가벼운 자극에 쉽게 배출되는 정액[漏精], 흥분 없이 저절로 새어 나오는 정액[滑精], 소변과 함께 배출되는 정액[尿精], 수면 중의 사정[夢精] 등을 삽미 약재가 다스린다. 이처럼 정(精) 지키는 삽미 작용은 음혈론(陰血論)에서 무척 중요하다. 한의학에서 정은 음혈 구성하는 선천 원료이기 때문이다. 이에 단계 선생도 건강 위해선 정을 낭비 없이 잘 간직해야 한다고 누차 강조했다.

563.

삽미(澁味)가 이렇게 중요하다면 떫은맛의 녹차를 즐겨 마셔도 될까? 그렇지 않다. 카테킨의 삽미를 지녔지만 녹차도 커피처럼 카페인 음료이기 때문이다. 감잎차, 매실차 같이 순수한 삽미 음료가 있는데 떫은맛 섭취를 위해 카페인 들어가는 녹차에 매달릴 이유 없다. 녹차의 삽미는 칼집에 불과하다. 카페인 칼을 넣어 둔 칼집 말이다. 녹차가 커피보다 상대적으로 건강한 것은 삽미의 칼집 덕분이다. 칼집 있는 칼 사용이 안전해서다.

564.

카페인은 날카로운 칼날이다. 커피는 칼집 없는 칼이고, 녹차는 칼집 있는 칼이다. 칼집 있어야 칼 잡기 안전하다. 그러나 카페인 칼날로 위협해서 음혈(陰血) 빼앗는 것은 칼집 있어도 마찬가지다. 녹차가 커피보다 안전해도 음혈 부족에 해롭기는 마찬가지다. 상대적으로 덜 해롭다고 녹차라는 카페인 음료를 건강식품으로 탐닉해선 안 된다. 음혈 부족 환자에겐 녹차도 커피처럼 멀리해야 할 음료다.

565.

녹차 경계하는 정보는 거의 없다. 같은 카페인 음료지만 커피와 달리 녹차 카페인을 문제 삼는 데이터가 드물다. 녹차 성분인 카테킨과 데아닌이 카페인의 안전장치이기 때문이다. 카테킨이 카페인 칼날 보관하는 칼집이고, 데아닌이 칼날을 무디게 만든다. 데아닌 역할이 크다. 녹차의 데아닌은 마음에 평온을 주고, 심신 이완시켜 스트레스를 풀어준다. 카페인 각성을 데아닌이 제어해 감각 폭주를 막는다.

566.

카페인으로 자발운동 항진된 상태에서 데아닌을 투여하면 경련이 진정된다. 카페인의 수면 방해도 데아닌이 억제시킨다. 데아닌을 섭취하면 심리적 인징 상태에서 발생하는 뇌파(腦波)가 증가된다. 이처럼 카페인과 반대되는 데아닌이 녹차에 함께 들어간다. 카페인 흥분을 데아닌이 진정시킴으로써 카페인의 날카로운 칼날을 무디게 만든다. 녹차 칼날이 커피 칼날보다 상대적으로 안전한 이유다. 여기에 녹차는 카테킨 칼집까지 추가된다.

567.

커피 탐닉하면 커피홀릭이라 부르는 반면 녹차는 나도(茶道)라 한다. 날카로운 카페인 칼날을 마구 휘둘러 감각 폭주시키면 홀릭(중독)이지만 칼집 있고 무뎌져 안전해진 칼날을 정신 수행에 활용하면 도(道)다. 수행자의 녹차 탐닉에는 이유 있다. 진리로 향하는 자신만의 길[道]을 만들려면 길 앞에 놓인 장애물(煩惱) 없애는 칼이 필요하다. 휘둘렀을 때 자신 몸 헤치지 않으면서 장애물만 제거할 수 있는 무기가 요구된다.

568.

미얀마 북부에서 중국 운남성 일대가 원산지인 녹차는 처음엔 약재로 사용되었다. 종기 염증 진정시키고, 방광 통증 가라앉히며, 졸음 쫓아주는 약으로 쓰였다. 이러한 녹차가 기호음료로 자리 잡은 데에는 불교 역할이 크다. 승려들이 수행 도구로 삼은 녹차가 신자들을 통해 기호음료로 전파되었다. 3세기 중반부터 녹차는 불교 전래와 함께 일반 대중에게 보급되었으니 녹차 유행에는 이와 같은 종교 배경이 있다. 커피처럼 말이다.

569.

이슬람 커피와 불교 녹차. 카페인 각성이 종교에 활용되었다. 날카로운 칼날이 감각 항진으로 신(神)과의 접촉을 돕는 것이 커피라면 녹차는 무뎌진 칼날로 정신 집중시켜 도(道) 닦는 데에 방해되는 번뇌(煩惱)를 물리친다. 도가(道家) 관점에서 카페인은 상단전(上丹田) 수련을 도와 신명(神明) 이루는 비약(秘藥)이다. 그런데 상단전 수련은 하단전(下丹田: 精充)과 중단전(中丹田: 氣壯)이 완성된 수행자만 할 수 있다.

570.

정충(精充)→기장(氣壯)→신명(神明). 도가(道家) 수련은 단계를 거친다. 그래야 부작용이 없다. 주화입마(走火入魔)의 부작용 말이다. 하단전(下丹田)과 중단전(中丹田) 완성 없이 상단전(上丹田) 수련에 임하면 기운 승부(升浮)로 감각 폭주된다. 감각 폭주는 초능력으로 발휘되어 수련 성과처럼 오인되기 쉬운데 이는 주화입마에 불과하다. 진리 추구하는 도(道)와 거리 멀다. 정충하지 않은 상태에서 극도로 기운 승부시키면 폐인(廢人)이 된다.

571.

"전생이 보인다.", "몸 상태가 투시된다.", "사주와 관상이 이렇다." 수행자나 종교인이 이런 식으로 이야기하면 마음에 담지 마라. 주화입마(走火入魔)로 감각 폭주된 상태에서 나온 말이다. 상단전(上丹田) 수련으로 신명(神明) 열린 도인(道人)의 가르침이 아니다. 정충(精充)→기장(氣壯)→신명(神明) 이룬 도인은 이런 이야기를 하지 않는다. 수련 과정에서 얻은 초능력을 번뇌(煩惱)의 마장(魔障)으로 경계하는 까닭이다.

572.

수행자나 종교인이 초능력 내세우면 이렇게 말해주자. "수행이 더 필요하시군요." 감각 폭주에 따른 초능력은 기운 침강(沈降)으로 하단전(下丹田) 완성 없이 기운 승부(升浮)시켜 상단전(上丹田)에만 집중한 결과다. 이에 수련, 수행이 더 요구된다. 주화입마(走火入魔)의 치료가 절실하다. 그런데 대중은 이런 사람에게 현혹된다. 주화입마 환자를 스승 삼는 한의사도 있다. 감각 폭주로 진료에 임하면 한의학이 사이비 종교로 변질된다.

573.

상단전(上丹田) 수련 비약(秘藥)인 카페인이 그래서 위험하다. 정충(精充), 기장(氣壯)이 이루어진 수행자에게는 비약이지만 그렇지 못한 사람에겐 독약(毒藥)일 수 있다. 주화입마(走火入魔)로 유도하는 독약 말이다. 녹차의 다도(茶道)는 기운 분포가 아래에 위치한 오뚝이 같은 사람에게 유익하다. 정충 이루지 못한 수행자, 음혈(陰血) 부족한 사람에게 다도는 건강 해치는 커피홀릭과 다름없다. 녹차 중독이다.

574.

감정 제어하는 정신적 BLOCK을 갖춘 상태에서 카페인 각성은 육근(六根)의 휘둘림, 감각의 폭주 없이 정신 수련을 돕는다. 그런데 경지 높은 수행자만 정신 BLOCK을 갖출 수 있으니 카페인으로 비약(秘藥) 삼을 사람은 많지 않다. 나는 정신 수행을 위해 카페인 칼날 휘두르다가 도(道)에 방해되는 장애물 없애기는커녕 자기 몸에 상처 내는 수행자를 임상에서 접한다. 수행자도 이럴진대 일반 대중은 오죽하겠는가.

575.

"성질이 차고, 맛은 달고 쓰다. 독이 없다. 기를 아래로 내려

식체(食滯) 삭힌다. 머리와 눈을 맑게 한다. 소변 잘 누게 하고, 갈증 그치게 한다. 잠이 적어지게 한다. 굽거나 볶아서 생긴 독을 풀어준다. 따뜻하게 마셔야 한다. 차갑게 마시면 담(痰) 뭉친다. 오래 마시면 기름기 제거되어 몸이 마른다." 이상은 『동의보감』에 기록된 녹차 효능이다. 『동의보감』에는 고차(苦茶)라는 약명(藥名)으로 기록되어 있다.

576.

고차(苦茶)라는 명칭답게 녹차는 고미(苦味)로 성질이 차고, 기운을 아래로 내린다. 그러나 카페인 때문에 커피와 같은 효능이 나타난다. 머리와 눈 맑아지고, 잠이 적어지는 것은 카페인 각성(覺醒)이고, 소변 잘 누게 하는 것은 카페인 이뇨(利尿)다. 『동의보감』에 커피 기록은 없지만 이상 내용을 커피 효능이라 보아도 무리 아니다. 고차가 녹차뿐만 아니라 원두커피이기도 한 셈이다.

577.

커피와 달리 녹차는 삽미(澁味)로 갈증 그치게 한다. 『동의보감』에는 '지소갈(止消渴)'로 기록되어 있는데 여기서 소갈은 당뇨병을 포함한다. 녹차가 당뇨병 치료약으로 쓰일 수 있음을 언급한 것이다. 그러나 이는 일시 효과다. 녹차가 삽미 덕분에 소갈을 잠시 멈추게 하지만 이뇨 탓에 장기적으로는 당뇨에 해롭다. 효과적인 당뇨 치료약 많은데 이뇨로 음혈(陰血)을 소모시키는 녹차에 매달릴 이유 없다.

'구복거인지령인수(久服去人脂令人瘦: 오래 마시면 기름기 제거되어 몸이 마른다.)'『동의보감』기록은 녹차를 비롯한 카페인 음료의 문제를 함축한다. 몸이 마름은 음혈(陰血) 소모를 뜻하기 때문이다. 이것을 다이어트에 악용하지 말자. 카페인 음료가 체중 감량에 효과적인 것은 사실이나 건강에 필요한 체액 말리는 탓에 득(得)보다 실(失)이 크다. 다이어트 부작용은 임상에서 음혈 부족(陰血虛)으로 확인된다.

녹차의 구복거인지령인수(久服去人脂令人瘦)는 기름진 음식 먹었을 때 활용하자. 육류 소화시키는 용도로 마시면 된다. 굽거나 볶은 육류의 소화제로 우수하다. 굽거나 볶아서 생긴 독 풀어주는 효능을 응용하자. 중국인이 녹차를 애용할 만하다. 기름에 굽거나 볶은 요리를 선호하기 때문이다. 음혈(陰血) 부족해서 커피 금하는 나도 기름진 중국 음식 먹으면 식사 후에 녹차 마신다. 녹차를 소화제 및 해독제 삼는다.

육류 소화, 해독은 녹차의 서양 전파에 큰 역할을 했다. 육류가 주식(主食)인 서양인에게 녹차가 필요했던 것이다. 녹차는 14세기에 실크로드 통해 중국에서 러시아, 인도, 페르시아, 터키까지 전달되었고, 17세기에는 바닷길 통해 동남아시아와 유럽 각지로 전파되었다. 네덜란드 동인도회사의 배에 선적해 암스테르담으로 운반한 것이 유럽으로 건너간 최초의 녹차다. 네덜란드가 녹차 수입의 바닷길을 먼저 독점했다.

581.

1669년 영국 동인도회사가 중국으로부터 녹차 수입에 성공하면서 네덜란드 물리치고 바닷길을 독점했다. 처음에는 영국인도 녹차를 마셨지만 수질(水質) 특성상 녹차 발효시킨 홍차가 적합했다. 현재 영국인은 평생 10만 잔 이상의 홍차를 마신다고 하니 그들의 카페인 중독은 이렇게 시작되었다. 19세기에 인도와 스리랑카에서 대규모로 홍차를 생산하자 유럽 국가 대부분 녹차 대신 홍차를 선택했다.

582.

영국의 홍차 독점을 기피한 이탈리아, 프랑스, 미국 등은 커피를 선택했다. 이러한 국가들은 원두커피 점유율이 월등하게 높다. 이탈리아 99%, 프랑스 93%, 미국 92%다. 녹차를 처음 받아들인 유럽이 네덜란드 암스테르담이라면 커피는 이탈리아 베네치아다. 이슬람 음료였던 커피를 1615년에 유럽 처음으로 접한 이탈리아는 1645년 유럽 최초의 카페를 만들었는데 이후로 카페는 프랑스 파리에서 발전했다.

583.

프랑스 카페는 단순히 커피 마시는 장소가 아니었다. 정보 교환하는 사교 장소이자 정치를 고민하는 토론장이었다. 파리의 카페에서 탄생한 새로운 사상은 시민 의식을 바꾸어 프랑스 혁명의 원동력이 되었다. 1696년 뉴욕에 처음으로 카페 등장한 미국에서는 1730년내 되어서야 일반 가정에 커피가 보급되었다. 그러나 서부의 가난한 개척자들은 커피구하기 쉽지 않아 민들레 뿌리를 커피 대용 삼았다.

584.

민들레 커피. 서부 개척자들이 볶아 마셨던 민들레 뿌리가 현대인에게도 커피 대용으로 유효하다. 카페인에 민감한 사람을 위한 민들레 커피가 제품화되어 있다. 민들레는 한약재로 쓰인다. 한약명이 포공영(蒲公英)이다. 고미(苦味)로 성질 차가운 포공영은 금은화, 연교와 함께 대표적인 청열해독약(淸熱解毒藥)이다. 열독(熱毒)을 치료하는 한약재로서 다양한 염증을 진정시키는데, 특히 유선염(乳癰)에 효과적이다.

585.

양상유여(陽常有餘)해서 염증 질환 많은 현대인에게 포공영은 훌륭한 약재다. 커피, 녹차와 달리 음혈(陰血)을 소모시키지 않으므로 민들레 커피를 안전하게 기호음료 삼을 만하다. 다만 성질 냉(冷)해서 장기 복용하면 위양(胃陽) 부담으로 소화력이 떨어질 수 있다. 불에 볶는 로스팅 과정 거치면 차가운 성질이 완화되지만 음인(陰人) 체질은 민들레 커피를 남용해선 안 된다. 소화력 떨어진 양인(陽人) 역시 마찬가지다.

586.

포공영 고미(苦味)는 한약으로 맛보아 알지만 민들레 커피는 마셔본 적 없어 커피 맛과 얼마나 비슷한지 모르겠다. 카페인을 잊지 못해 커피 비슷한 맛을 찾는 것 자체가 커피홀릭의 심각성을 알려 준다. 커피홀릭에 빠진 현대인이 카페인 위험을 깨달아 민들레 커피를 대안 삼을 수 있으면 다행이다. 녹차, 우롱차, 홍차 대용으로도 괜찮다. 기호음료가 필요하다면 카페인 각성과 이뇨를 피할 수 있는 민들레가 괜찮다.

587.

민들레 커피처럼 카페인 대체할 음료 개발이 시급하다. 그러나 다양하게 개발되어도 대체가 쉽지 않다. 카페인 중독 때문이다. 사회적으로도 대중이 카페인 각성을 요구하고 있다. 종교적 각성을 목적으로 전파 시작된 카페인 음료가 이제는 정치적 각성으로 활용되고 있다. 프랑스 혁명이 시작된 파리 카페에서처럼 말이다. 미국의 커피파티와 티파티가 그렇다. 현대인은 커피와 녹차 카페인을 정치적 각성 도구로 삼는다.

588.

보수와 진보 모두 정치 각성을 바탕으로 한다. 예컨대 공화당 지지층으로 구성된 티파티는 보수적 각성 모임이고, 민주당 지지층인 커피파티는 진보적 각성 모임이다. 이처럼 정치적 각성 모임의 명칭이 카페인 음료인 것이 흥미롭다. 카페인 각성이 오버랩되어서다. 녹차, 커피 홀짝홀짝 마시면서 카페인 힘을 빌려 정치 각성에 힘쓰고 있다. 그러나 이러한 정치 각성은 바람직히지 않다. 보수와 진보 모두 말이나.

정치 각성은 종교 각성과 다르다. 신(神)을 느끼기 위해 커피 마신 이슬람교와 정신 집중으로 번뇌 없애려고 녹차 마신 불교와 달리 티파티와 커피파티의 정치 각성은 상대를 비판하는 무기로 이용된다. 종교 수행의 도구였던 카페인 각성이 정치적으로 뜻을 달리하는 사람들을 공격하는 데에 사용되고 있다. 자신만 옳고, 타인은 무조건 틀리다며 목소리 높이는 언행은 보수와 진보 모두 마찬가지다.

각성은 잘못을 깨달아 정신 차리는 것이다. 자신을 관(觀)해서 스스로 반성하는 행동이다. 그러나 현대인의 정치 각성은 타인 비판에 사용되고 있다. 각성 칼날이 자신 아닌 타인에게 향한다. 자신에게 휘두른 각성 칼날은 주화입마(走火入魔)라는 개인의 건강 문제로 국한되지만 타인을 겨누면 사회가 혼란해진다. 이러한 모습은 우리의 정치 풍토에서 쉽게 확인된다. 개인의 정치 성향 역시 그렇다.

카페인으로 감각 폭주하면 정치 각성이 심해진다. 타인을 비판하고 공격하는 칼날이 날카로워 진다. 대안 없는 비판, 반대 위한 반대가 난무한다. 사람들은 정치인을 욕하지만 폭주된 감각으로 각성된 칼날을 타인에게 휘두르기는 대중도 마찬가지다. 타인 향한 비판은 자신에 대한 반성을 바탕으로 이루어져야 한다. 정치 각성이 자기반성으로부터 시작되어야 정치가 안정된다. 정치적 혼란을 바로잡기 위해 폭주된 감각을 진정시키자.

592.

건강에 관한 내 글은 진보적인데 정치 성향은 보수라며 비판하는 분들이 계신데 답답한 지적이다. 글과 정치 성향이 일치해야 하는가. 글 주제에 따라 보수, 진보가 혼재할 수 있고, 정책에 따라 정치 성향이 보수, 진보를 교차할 수 있다. 보수라고 진보를 무조건 반대하고, 진보라 해서 보수 전체를 배척하는 행동이야말로 감각 폭주되어 병든 정치 각성이다. 정치인뿐만 아니라 대중 역시 이러하므로 정치가 항상 혼란스럽다.

593.

친여당(親與黨)이라고 야당 정책을 무조건 반대하고, 친야당 (親野黨)이라 해서 여당 정책 모두 비판해야 하는가. 여야를 떠나 순수하게 정책으로 평가해야 한다. 중도(中道) 정치는 검은색, 흰색 섞인 어중간한 회색이 아니다. 여야 색안경 없이 정책 자체를 냉정하게 평가하는 정치 자세다. 정치인이나 대중에게 보수 또는 진보 명찰을 달아 주면 안 된다. 명찰을 가슴에 부착하는 순간 색안경 끼고 정치 각성에 빠지기 때문이다.

594.

올바른 정치 풍토에서는 정책에 따리 성향이 딜라진다. 어느 정책에서는 보수적 입장이지만 다른 정책에는 진보적 자세일 수 있다.

이처럼 각각의 정책에 따라 보수와 진보가 교차하면 가슴에 붙일 정치적 각성 명찰이 없어진다. 한 사람을 두고 칼로 두부 자르듯 보수, 진보 나누는 것 자체가 난센스(nonsense)인데 카페인 음료로 인해 오버 센스(over sense)한 사람이 많은 현실에서 이러한 난센스가 당연해졌다.

595.

미국 시사주간지 뉴스위크는 인터넷 발달로 사라지고 있는 열세 가지를 선정했다. 그 가운데 우리가 주목할 내용이 있다. 'fact'가 선정된 것이다. 엄청난 정보가 인터넷에 떠돌고 있지만 사실(fact)이 사라진 상태라고 뉴스위크는 지적했다. 옳은 지적이다. 팩트 부재된 인터넷 정보를 정치적 각성 무기로 삼는 모습은 트위터에서도 심심치 않게 보인다. 심지어 정치 각성을 위해 팩트 자체를 왜곡시키는 난센스도 벌어진다.

596.

인터넷에 횡행하는 온갖 음모론도 감각 폭주된 오버 센스에서 비롯된다. 왜곡된 팩트들이 모여 만들어진 음모론은 팩트보다 강하게 현대인의 감각을 자극한다. 폭주된 감각을 지닌 현대인에게는 음모론 자체가 엔터테인먼트인 셈이다. 여기에 정치 각성과 자본주의 상술이 양념처럼 끼어들면 음모론으로 왜곡된 팩트들이 오락을 넘어 생명까지 지닌다. 인터넷이라는 배양지에서 스스로 성장하여 팩트보다 질긴 생명력을 가진다.

597.

인터넷 자체가 폭주된 감각이고, 정치 각성이며 오버 센스다. 검증 없는 정보 생산이 마구잡이로 이루어진다. 익명으로 말이다. 뉴스위크가 선정한 열세 가지 중에는 '집중력'과 '대화 예절'이 포함된다. 인터넷으로 인해 사람들이 집중력을 잃어 주의가 산만해졌고, 익명성으로 인해 정중하게 의견 제시하는 대화 예절이 사라졌다는 지적이다. 자신과 생각이 다르면 집중력 잃고 발끈해서 예의 없이 언어폭력을 자행한다.

598.

트위터를 보면 무서울 때가 있다. 감각 폭주로 휘둘러지는 각성 칼날이 난무해서다. 특히 정치 각성이 엄청나다. 어떤 정책과 사안에 정치 성향을 피력하면 각성 칼날이 바로 날라 온다. 반대 의견을 문제 삼는 것이 아니다. 반대 의사를 표현하는 방식이 무섭다. 익명성을 이용해 언어폭력 가하는 사람이 많다. 오버 센스로 발끈해서 난센스로 대응하는 사람들이 인터넷에 적지 않다.

599.

내가 네티즌의 오버 센스를 비판할 입장은 아니다. 나 역시 인터넷에 매달리지 않은가. 트위터에 음혈론(陰血論)을 연재하면서 대중 반응을 살피고 있지 않은가. 음혈론도 오버 센스에 빠질지 모른다는 자기반성 속에서 연재되고 있지만 그 내용 역시 현대 문명을 향해 휘누르는 칼날이다. 기운 분포가 머리에 몰려 감각 폭주된 나야말로 정치 각성이 강하다. 음혈론 내용이 정치적임을 눈치채신 분들도 계실 것이다.

600.

나 역시 정치 각성으로 음모론에 관심 많다. 몇몇 이슈에 대해선 음모가 아닐지 의심한다. 이뿐만 아니다. 종교 각성으로 종말론에도 흥미 가진다. 엄밀히 말해 종말 아닌 금화교역(金火交易)이지만 이것을 인류 역사의 대변혁으로 믿는다. 치성한 화기(火氣)가 금기(金氣)로 진정됨이 금화교역인데 인류 문명이 양(陽)에서 음(陰)의 시대로 전환하는 것이다. 물질문명에서 정신문명으로 바뀌는 과정이 금화교역이다.

601.

내가 음혈론을 트위터에 연재하면서 책 출간을 서두름은 금화교역(金火交易)을 준비하려는 이유에서다. 지구 자전축 이동으로 시작되는 금화교역은 종말이라 여겨질 정도의 혼란을 거치는데 여기서 생존하려면 항진된 양기(陽氣)를 제어해 음혈(陰血)을 지켜야 한다. 폭주된 감각을 진정시켜 기운 분포를 아래로 내려야 한다. 양기 항진된 사람은 음(陰) 시대를 맞이할 수 없고, 감각 폭주된 사람은 정신문명을 누릴 수 없다.

602.

음혈론은 건강을 지키는 데에 국한하지 않는다. 금화교역(金火交易) 시대의 생존법을 제시한다. 정확히 언제 금화교역이 이루어질지 나도 모른다. 양기 항진되고, 감각 폭주하는 사람들이 급속도로 증가함을 볼 때 그 시기가 가까움을 느낀다. 금화교역 시기가 다가올수록 음혈(陰血) 부족한 사람은 육체적, 정신적으로 더 큰 고통을 받는다. 지금 내가 그렇다. 음혈 부족 환자들은 탄광 속 카나리아처럼 금화교역을 경고하고 있다.

603.

여러분은 금화교역(金火交易)에 신경 쓰지 않아도 된다. 수행 부작용으로 주화입마(走火入魔)에 빠졌던 사람의 요설(饒舌)로 여겨도 된다. 서로 다른 팩트들이 하나를 가리킬 경우 그 하나 역시 진리의 팩트일까? 나는 양상유여(陽常有餘) 음상부족(陰常不足)한 현대인이 가리키는 팩트 모두가 금화교역 하나로 모아짐을 본다. 카페인에 중독되어 커피 탐닉하는 모습마저도 금화교역으로 향하는 과정임을 느낀다.

604.

금화교역(金火交易)으로 향하는 인류 역사의 큰 흐름을 음혈론(陰血論)이 바꿀 순 없다. 사실 나에겐 바꾸고픈 욕심이 없다. 음혈론 실천하는 사람이 없어도 섭섭지 않다. 금화교역의 흐름 속에서 현대인들이 음혈론에 주목하지 않음은 당연하다. 엑셀만 있는 폭주 자동차의 운전자에게 브레이크 밟으라는 지적이 통하겠는가. 그러나 금화교역 대변혁을 본능적으로 느끼는 극소수의 사람은 공감하리라.

605.

대변혁 준비하자고 노아의 방주처럼 피난처 만들자는 이야기가 아니다. 우리 몸의 음혈(陰血)을 악착같이 지키자는 말이다. 머리에 몰린 기운을 아래로 내리자는 주장이다. 이는 현대인의 습관 하나하나를 교정해 나가는 일이다. 거창하진 않지만 아주 세심하고 번거로운 일이다. 욕심 통제가 필요하기 때문이다. 카페인 차단 역시 그렇다. 음혈 말리는 여러 중독 가운데 그나마 차단 쉬운 카페인부터 통제를 시작해야 한다.

606.

카페인 통제를 요청했더니 커피 대신 녹차, 우롱차, 홍차, 코코아 선택하는 사람이 있는데 이 역시 카페인 음료다. 음혈(陰血) 소모는 커피와 다름없다. 나는 진료실에서 커피와 다른 카페인 음료의 피해도 목격한다. 몇 시간 동안 연이어 녹차 마신 후에 염불하다가 졸도하신 스님을 뵌 적 있다. 만성 소화 장애에 시달리는 다도인(茶道人)을 진료한 적도 여러 번이다. 이상 모두 카페인 탓에 음혈이 소모되고, 소화기 자극 받은 분들이다.

607.

녹차 음료가 냉장 가능한 형태로 생산되고 있다. 그러나 녹차의 냉장 음료는 바람직하지 않다. 끓이지 않고 바로 마시는 간편함이 건강에 부담이다. 끓이지 않아 차가운 것이 문제다. 녹차는 따뜻하게 마셔야 해서다. 『동의보감』에서도 지적한다. 녹차를 차갑게 마시면 담(痰)

뭉침을 경고한다. 비위(脾胃)에 담 막혀 소화력이 크게 저하된다. 냉커피 역시 마찬가지다. 카페인 음료를 차갑게 마시면 피해 커진다.

608.

다양한 한방차와 허브티가 개발된 현실에서 카페인 음료에 매달릴 이유 없다. 기호음료 선택은 습관이므로 바꿀 수 있다. 카페인 중독은 상대적으로 벗어나기 쉽다. 커피 맛과 비슷한 민들레 커피에만 의존할 필요 없다. 민들레 커피보다 효과적인 음료도 많다. 나는 한방차에 대한 관심이 크다. 음혈(陰血) 보충 한방차를 개발 중이다. 카페인 음료 대체하는 기호음료를 넘어서 치료 목적으로 개발하고 있다.

609.

현대인에게 한약 처방이 갈수록 힘들어지고 있다. 한약 소화, 흡수를 어려워해서다. 그런데 이것은 한약 때문이 아니다. 현대인의 소화기가 무력해진 탓이다. 태어나면서 백미, 흰 밀가루, 설탕의 부드러운 음식만 먹고 성장한 현대인의 위장이 현미, 통밀같이 딱딱하고 거친 음식으로 단련된 우리 조상의 위장과 같을 수 없다. 문헌에 기록된 한약 처방들은 과거 위장 튼튼했던 사람을 대상으로 만들어졌다.

610.

음혈(陰血) 보충하는 처방들이 특히 그렇다. 부족해진 혈(血) 채우는 보혈(補血) 처방과 음(陰)이 소모되어 생긴 허열(虛熱) 다스리는 보음(補陰) 처방이 그렇다. 음혈 부족을 주로 진료하는 나로서 무척 난감하다. 보혈, 보음 처방 효과가 아무리 좋아도 소화, 흡수 어려우면 무용지물이기 때문이다. 전쟁터에 들고 간 무기가 쓸모없어진 셈이다. 이에 새로운 무기 개발이 필요하다. 현대인에게 맞는 보혈, 보음 처방의 개발 말이다.

611.

온고지신(溫故知新). 옛 처방을 살펴 현 시대에 맞게 개선시키자. 현대인의 무력한 소화를 고려하여 온고지신해야 한다. 내가 숙지황을 쓰지 않는 이유다. 숙지황이 보음(補陰), 보혈(補血)을 대표하지만 소화에 부담되어 사용하지 않는다. 나는 스승의 처방까지도 변형했다. 지방(地方) 가운데 계지, 나복자 용량을 반 이하로 줄였다. 소화기 자극을 염려해서다. 효과가 반감되어도 소화, 흡수에 컴플레인 없어야 한다는 생각이다.

612.

온고지신(溫故知新)해도 한약의 소화, 흡수를 부담스러워하는 환자가 있다. 소화제마저도 복용하면 속 불편하다고 하소연한다. 부드러운 음식에 길들여진 탓이다. 그만큼 위장 활동이 무력하고, 소화기 점막이 약하다. 이와 같은 환자가 많아지고 있다. 부드러운 음식에 대한 의존도가 갈수록 높아서다. 한약 시장이 점차 위축되는 이유다. 현대인이 거친 음식을 멀리하는 만큼 한약 선호가 줄어든다.

613.

한약 효과가 예전만 못함을 경험하는 한의사가 많다. 약재의 품질 저하도 원인이지만 소화, 흡수시키지 못하는 환자들이 늘어서다. 보약(補藥) 효능이 특히 떨어짐을 주목해야 한다. 보약을 두고 건강보조식품처럼 효과가 고만고만하다고 생각하는 사람이 많은데 절대 그렇지 않다. 나는 보약 처방할 때 환자에게 당부한다. "보약 효과가 있어야 합니다. 효과를 느끼지 못하면 별도의 소화기 치료가 요구됩니다."

614.

한약 효과가 없으면 한의사는 세 가지를 점검해야 한다. 처방에 부족함이 있는지, 환자의 식이 및 생활에 문제가 있는지, 한약의 소화, 흡수에 어려움이 없는지 말이다. 첫 번째, 두 번째는 한의사의 연구와 지적으로 해결할 수 있지만 세 번째는 한계가 있다. 한의사가 이 문제를 풀려면 한약을 다시 사용해야 하기 때문이다. 소화기 처빙으로 환자의 소화, 흡수가 개선되면 다행이지만 그 처방마저 부담스러우면 난감해진다.

615.

음양(陰陽) 감별만 제대로 이루어지면 한약 부작용은 없다. 음양 감별은 한방 진단의 기본이므로 한의사 처방은 부작용 없이 안전하다. 한의원에서 한약 클레임(claim)이 드물다. 그러나 컴플레인(complain)은 적지 않다. 소화, 흡수의 불만이 갈수록 많아지고 있다. "한약의 소화, 흡수에 대한 불평이 늘고 있는데 처방에 어떤 문제가 있는지 모르겠어." 이런 고민을 하는 한의사가 적지 않다.

616.

한약 클레임이 드문 상황에서 한의사의 관심사는 소화, 흡수 컴플레인 줄이는 일이다. 그런데 쉬운 일이 아니다. 거친 음식에 단련된 옛 사람을 대상으로 만든 처방을 현대인에게 맞도록 고치기 어렵다. 새로운 처방을 만드는 것이 더 쉬울지도 모른다. 나는 이런 연구가 상대적으로 용이하다. 나 자신이 한약 소화, 흡수 떨어지는 전형적인 현대인이기 때문이다. 처방 개선 및 개발에 자가 테스트가 가능하다.

617.

나는 5분 도미 먹는다. 남들은 내가 현미 먹는 줄 알지만 그렇지 않다. 현미 소화에 부담 느낀다. 30년 이상 부드러운 음식 먹어 온 내가 마이너스 건강법의 주창자라 해서 소화 상태 무시하고 갑자기 현미로 바꿀 수 없었다. 그래서 10년 넘게 5분 도미 먹고 있다. 향후에도 현미로 개선할 생각 없다. 현미가 아무리 좋아도 소화에 부담되면 오히려 해롭기 때문이다. 나와 같은 사람을 임상에서 자주 접한다.

618.

나처럼 현미 소화에 부담 느끼는 환자에겐 한약 처방이 신중해야 한다. 특히 보혈(補血), 보음(補陰) 처방에 관찰이 요구된다. 한약 맛이 중탁(重濁)하면 환자 컴플레인이 바로 발동한다. 한약 소화에 어려움을 호소한다. 그런데 한약 맛의 경청(輕淸)과 중탁 기준이 명확치 않다. 사람마다 맛의 느낌이 다르다. 한의사가 복용한 느낌으로 나눌 경우 한의사의 소화력이 좋으면 환자 기준으로 가늠하기 어려워진다.

619.

아이러니하게 소화력 약한 한의사에겐 컴플레인이 적다. 어떤 처방이 중탁(重濁)한지 몸소 체험해서다. 나는 확신을 가지고 처방한다. 내가 복용해서 소화, 흡수에 괜찮으면 환자에게도 부담 없다. "제 한약은 소화, 흡수에 어려움 없습니다. 복용 중에 소화불량, 속쓰림, 복통, 설사 등이 생기면 한약 문제 아닙니다. 무언가 음식을 잘못 먹어섭니다." 처방할 때 이렇게 당부한다. 나의 예민한 위장이 컴플레인을 예방하는 셈이다.

620.

그럼에도 컴플레인을 종종 받는다. 아무리 부드리운 한약을 처방해도 먹기 힘들어하는 환자가 있다. 환자는 한약 알레르기 또는 한약 맞지 않는 체질이라고 생각하는데 그렇지 않다. 소화기가 몹시 무력하거나 지나치게 예민한 것이다. 이런 경우 단미(單味) 처방이 요구된다. 한 가지(單味) 약재만 끓여서 복용해야 한다. 약재 많아질수록 한약 맛이 중탁(重濁)하기 때문이다. 음식 재료 풍부하면 요리가 걸쭉해지듯이 말이다.

나의 처방은 단순해지고 있다. 처방에 들어가는 약재 종류가 심플해지고 있다. 현대인의 소화, 흡수를 위해 처방이 점차 경청(輕淸)해진다. 임상 경험 늘수록 처방이 요리와 같음을 느낀다. 음식 재료를 많이 사용한다고 훌륭한 요리는 아니다. 재료 숫자보다 재료의 조화가 중요하다. 요리사의 손맛과 같은 한의사의 진단 변증(辨證)이 중요하다. 정확한 변증 아래 약재 조화가 이루어지면 심플한 처방으로 빠른 효과를 볼 수 있다.

많은 약재로 구성된 중탁(重濁)한 처방이 나쁜 것은 아니다. 높은 확률로 포괄적이게 질병을 치료할 수 있어서다. 그물과 같다. 약재 많이 들어갈수록 그물이 커진다. 많은 고기를 잡게 하는 그물처럼 중탁한 처방은 질병을 폭넓게 치료한다. 그런데 효과가 느리다. 커다란 그물을 다루려면 시간 걸리듯이 말이다. 반면에 낚싯대는 빠르다. 심플한 약재로 구성된 경청(輕淸)한 처방은 낚싯대로 재빠르게 고기 낚듯이 효과가 빠르다.

포괄적으로 치료하는 그물과 빠른 효과 보이는 낚싯대 가운데 어떤 것을 고기잡이에 사용할지는 환자 소화력과 한의사 진단력에 달렸다. 소화, 흡수 떨어지는 환자에게는 한약 맛이 경청(輕淸)한 낚싯대를 사용하고, 진단 어려워 변증(辨證)이 명료하지 않은 환자에게는 치료가 포괄적인 그물을 사용한다. 변증이 명료하지 않은데 위장까지 무력한 환자는 그물 크기를 잘 조정해야 한다. 쉬운 일이 아니다.

624.

진단이 확실하면 그물 필요 없다. 어디에 물고기 있는지 진단 가능하면 낚싯대가 적합하다. 물고기 보이는 곳에서 낚시질하면 빨리 잡을 수 있다. 그러나 훌륭한 낚시꾼이라도 물 속 깊이 헤엄치는 물고기를 볼 순 없다. 이에 그물이 필요하다. 짐작 가는 부근에 낚싯대 대신 그물 던지면 시간이 걸려도 고기가 잡힌다. 낚싯대 사용하는 명의(明醫)일지라도 그물 사용이 요구되는 환자가 있기 마련이다.

625.

명의(明醫)의 그물 사용은 괜찮지만 진단력 부족한 한의사가 낚싯대 쓰는 것은 문제다. 물고기 위치를 정확히 모르는데 마구잡이로 낚시질하면 되겠는가. 대략 짐작 가는 곳에 그물 던져야 함에도 불구하고 빨리 치료할 욕심으로 낚시질하면 물고기 잡을 수 없다. 그물 사용도 만만치 않은 일이다. 어디에 물고기 있는지 짐작조차 어려운 경우가 있다. 그래서 한약은 한의사가 처방해야 한다. 물고기 위치를 짐작하는 진단 변증(辨證)이 가능해서다.

626.

한방 진단의 기본인 팔강변증(八綱辨證)은 물고기 위치 알리는 표시등이다. 음양(陰陽), 표리(表裏), 허실(虛實), 한열(寒熱) 감별이 여덟 가지 방향으로 물고기 위치를 알려준다. 팔강변증 명료한 환자에게는 낚싯대 사용하고, 그렇지 못한 환자에겐 그물 던지면 된다. 팔강변증 불가능하면 처방할 수 없다. 나는 물고기가 여덟 방향 어디로 헤엄치는지 모르면 치료에 자신 없다고 말씀드린다.

627.

약재 한 가지로 구성된 단미(單味)는 가장 경청(輕淸)한 처방이다. 심플한 간이 낚싯대. 변증(辨證)이 명료하지 않으면 바늘 없는 낚싯대로 세월 낚는 강태공처럼 무용지물이다. 그러나 소화 부담 없다는 점에서 현대인에게 유용하다. 한의원에서 치료용 낚싯대로 사용하기에는 너무 심플하기 때문에 차(茶)로 권한다. 카페인 음료 대신 마시는 한방차 말이다. 질병 예방하는 양생(養生)과 치료 돕는 섭생(攝生)에 활용 가능하다.

628.

한약의 소화, 흡수 어려운 환자는 단미(單味) 한방차를 약 삼을 수 있다. 그런데 한의사 변증(辨證)이 먼저 요구된다. 물고기 위치가 확인되지 않으면 간이 낚싯대로 잡을 수 없기 때문이다. 마구잡이 선택된 한방차는 강태공의 바늘 없는 낚싯대다. 팔강변증(八綱辨證)으로 진단 가능한 한의사의 추천이 요구된다. 물고기 방향만 확실하면 간이 낚싯대로도 훌륭하게 낚을 수 있다. 한방차 역시 치료 한약이다.

629.

　한방차를 임의 선택하지 말자. 잘못 고르면 건강에 문제된다. 단미(單味)로 경청(輕淸)해서 소화, 흡수에 부담 없는 만큼 부작용도 신속히 나타난다. 감기 중에 계피차 마셨다가 고열(高熱)로 고생한 사람, 소화불량 중에 감초차 마셨다가 속이 더 답답해진 사람, 자가 면역 상태에서 인삼차 마셨다가 염증 심해진 사람, 대변 소통이 어려운데 감잎차 마셨다가 변비 악화된 사람 등 셀 수 없을 정도다.

630.

　단미(單味) 한방차가 카페인 부작용은 없지만 음식 아닌 약물이므로 마실 수 없는 상황이 있다. 이에 한의사 조언이 필요하다. 그래야 한방차를 통한 양생(養生), 섭생(攝生) 효과가 증폭된다. 한약재 생산, 유통 업체인 옴니허브가 개발한 한방차를 한의원에서 판매하는 시도가 긍정적이다. 한약과 병행하여 양생, 섭생 용도로 한의사가 직접 환자의 한방차 선택을 돕도록 한 것이다.

631.

　한의원에서 차(茶)까지 판매할 필요 있냐는 비판도 있다. 그러나 한방차 판매는 단순한 이윤 추구가 아니다. 카페인 음료가 만연한 현실에서 환자 치료에 도움된다. 중탁(重濁)한 한약의 소화, 흡수 어려운 환자에게 대안일 수 있다. 갈수록 위축되는 한약 시장을 한방차가 보완할 수 있다. 한방차를 상품으로 여기지 말고, 한약 삼아 한의사가 사용하는 치료 도구로 만들자.

632.

　나는 핸드그린 쇼핑몰에서 한방차 상담을 하고 있다. 옴니허브 제품을 대상으로 한다. 품질을 믿어서다. 한방차 생산 업체는 많지만 우수한 품질을 일정하게 유지하기가 쉽지 않다. 옴니허브가 재배, 유통하는 의료용 한약재를 공급받는 한의사로서 한방차 역시 옴니허브 제품을 선택한다. 옴니허브에서 개발한 단미차(單味茶)는 열 가지다. 구기자차, 둥글레차, 당귀차, 모과차, 오미자차, 상엽차, 백련차, 귤피차, 박하차, 자소엽차.

633.

　열 가지 단미차(單味茶)는 감미(甘味) 세 가지(구기자차, 둥글레차, 당귀차), 산미(酸味) 두 가지(모과차, 오미자차), 고미(苦味) 두 가지(상엽차, 백련차), 신미(辛味) 세 가지(귤피차, 박하차, 자소엽차)다. 한 가지 약재가 재료인 까닭에 대표하는 맛(味)이 있다. 그래서 단미차(單味茶)다. 반면에 복합차(複合茶)도 있다. 다양한 약재가 배합된 한방차다. 여러 맛이 섞여 단미차보다 중탁(重濁)한데 한약에 가까운 음료다. 쌍화차가 그렇다.

634.

　구기자차: 음혈(陰血)이 부족한 사람에게 가장 적합하다. 감(甘)한 맛으로 음혈을 보충하는데 소화에 부담 없다. 그래서 한방차로 애용된다. 나는 구기자차로 하루를 시작한다. 기상하자마자 구기자차 마시면서 트위터에 음혈론을 연재하고 있다. 특히 구기자는 블루베리에

견줄 정도의 시력 개선(明目) 효과가 있다. 음혈론 연재로 모니터 계속 보느라 피곤해진 눈의 음혈을 보충하고자 구기자차를 마신다.

635.

간(肝) 음혈(陰血)뿐만 아니라 음혈의 근본 원료인 신정(腎精)까지 보충한다. 신허(腎虛) 처방인 육미지황탕(六味地黃湯)과 병행하면 효과적이다. 신허 환자가 육미지황탕 복용하면서 섭생 차원으로 구기자차를 마시면 좋다. 다만 구기자차는 감기로 열(熱) 나거나 비습(脾濕)으로 설사하는 경우에는 피해야 한다. 그리고 재배 과정에서 많은 농약이 사용되므로 친환경 제품을 선택해야 한다.

636.

둥글레차: 구기자차와 함께 음혈(陰血)을 보충한다. 감(甘)한 맛으로 음혈 보충하되 소화에 부담 없는 효과가 구기자와 같다. 둥글레차는 구기자차보다 대중에게 친숙하다. 둥글레가 구황(救荒) 작물이기 때문이다. 흉작으로 먹을 것 없던 시절에 둥글레로 허기 채울 수 있었다. 위(胃) 음혈 보충하는 둥글레를 밥 삼은 것이다. 밥 굶는 사람이 드물어 구황 필요 없는 지금은 한방차로 애용되고 있다. 하루 한 끼 정도는 식사 대신 가능하다.

637.

둥글레의 약명은 옥죽(玉竹)이다. 구기자가 간신(肝腎) 음정(陰精)을 보충한다면 옥죽은 폐위(肺胃) 음액(陰液)을 증진시킨다. 구기자는 인체 하부(下部) 음혈, 옥죽은 상부(上部) 음혈을 돕는다. 간 기능과 비뇨, 생식기계통 약한 사람은 구기자차, 호흡기와 소화기계통 약한 사람은 둥글레차가 적합하다. 옥죽은 구기자보다 성질이 차가워 열성(熱性) 질환에도 사용 가능하다. 비위(脾胃)에 습담(濕痰)이 있어 소화력 떨어지는 사람은 신중히 마셔야 한다.

638.

당귀차: 빈혈이나 저혈압에 효과적이다. 보혈(補血) 대표하는 약재가 당귀이기 때문이다. 감미(甘味)로 혈액을 증진시키는데 다소 매운맛[辛]이 함께 느껴진다. 그 매운맛을 통해 혈액이 순환(活血)된다. 당귀의 단맛이 보혈하고, 매운맛이 활혈(活血)시킨다. 당귀의 혈액 순환은 생리 통하게 하는 조경(調經)으로 발휘되어 생리불순과 월경통 심한 여성에게 좋다. 당귀차를 여성 한방차라 말해도 과언 아니다.

639.

당귀에는 일당귀와 토당귀가 있다. 일당귀는 감미(甘味), 토당귀는 신미(辛味)가 강하다. 보혈(補血) 목적으로 한방차 삼는 것은 일당귀다. 매운맛 강한 토당귀는 기운 발산(發散)이 우수해서 감기약으로 쓰인다. 달콤한 향과 맛이 나는 일당귀와 달리 토당귀는 매콤한 자극이 뚜렷해 한방차로 무리다. 토당귀가 주로 유통되는 현실에서 당귀차의 올바른 선택이 요구된다. 소화불량과 설사에는 당귀차를 마시지 말아야 한다.

640.

모과차: 기운 수렴을 대표하는 한방차다. 감미(甘味) 없어 음혈을 보충하진 않으나 산미(酸味)가 기운 수렴하므로 기운 발산 탓에 고통받는 현대인에게 요긴하다. 구토, 설사 같은 기운 발산을 멈추게 한다. 기운 수렴하면서 습담(濕痰) 일으키는 다른 약재와 달리 모과는 병리적인 습(濕)을 제거한다. 그 습이 소화기에서 벌어지는 구토, 설사와 근육에서 생기는 근육 경직, 살에서 발생하는 부종에 효과적이다.

641.

카페인 음료는 근육 긴장시키지만 모과차는 긴장된 근육을 풀어준다. 컴퓨터 사용으로 목 근육 뻣뻣하고 어깨 아픈 현대인은 커피 대신 모과차를 선택하자. 노동으로 근육통 잦은 사람 역시 마찬가지다. 설탕에 재운 모과는 바람직하지 않다. 설탕이 병리적인 습(濕)을 조성하기 때문이다. 감미류 없이 시큰한 맛 지체를 즐기자. 다만 강한 산미(酸味)로 장(腸) 기운을 수렴하므로 변비에는 피해야 한다. 지나치게 마시면 이가 약해진다.

642.

오미자차: 기운 수렴이 모과보다 강하다. 다섯 가지 맛이 난다고 오미자(五味子)라 부르는데 산미(酸味)가 강하다. 시큰한 맛이 기침, 땀, 정액, 설사 같은 기운 발산을 멈추게 한다. 모과차가 소화기 발산(구토, 설사)을 다스린다면 오미자차는 호흡기 발산(기침, 땀)을

진정시킨다. 모과차보다 강한 수렴 작용이 정액 새는 문제(滑精)까지 치료한다. 모과차와 달리 감미(甘味)가 있어서 음혈(陰血)을 보충한다.

643.

같은 기운 수렴이라도 모과차는 습(濕) 말리는 반면에 오미자차는 음혈(陰血) 보충한다. 그러나 감기 중에 복용할 수 없음은 같다. 오미자차가 진정시키는 기침은 폐기(肺氣) 수렴 떨어진 노인성 기침이다. 감기로 인한 기침 아니다. 기침감기에 오미자차 마시면 열(熱)이 뭉친다. 땀으로 발산해야 할 감기 기운을 땀 멈추게 만드는 오미자가 수렴시키면 감기 악화된다. 오미자 탓에 감기 심해진 환자를 자주 접한다.

644.

모과차도 마찬가지다. 목감기에 마시면 안 된다. 경직된 목 근육 풀어주는 모과차를 목감기에 좋다고 오인하지 말자. 감기 더 심해진다. 한 잔 정도 괜찮다고 생각지 마라. 열 감기에 오미자차 마셨다가 그 한 잔 때문에 고열(高熱)로 악화된 환자를 본 적 있다. 현대인의 감기가 오래 감은 이처럼 감기 치유에 역행하는 일이 생활 속에 벌어져서다. 감기 중엔 기운 수렴하는 산미(酸味)와 삽미(澁味)를 멀리해야 한다.

645.

상엽차: 열(熱)을 다스리는 한방차다. 감기를 비롯한 열증(熱症)에 마실 수 없는 모과차, 오미자차와 달리 상엽차는 고미(苦味)로

열을 식힌다. 그래서 성질이 차갑다. 맛이 쓰면 한방차로 부담인데 상엽차에는 약간의 감미(甘味)가 있어 음료 삼을 만하다. 감미 덕에 폐(肺)와 간(肝) 음혈(陰血)이 보충된다. 폐음(肺陰) 부족한 기침과 간혈(肝血) 부족한 시력 저하를 치료한다. 음혈 보충하는 장(臟)이 구기자차(肝), 둥글레차(肺)와 같다.

646.

상엽차는 간혈(肝血) 보충하는 구기자차와 폐음(肺陰) 돕는 둥글레차 효능을 약하게 지니면서 열(熱)까지 식히므로 충혈 동반된 시력저하와 기침감기에 마실 수 있다. 양상유여(陽常有餘)해서 고미(苦味) 제어가 요구되는 현대인에게 훌륭한 한방차다. 뽕나무 잎이 상엽인데 눈에 열감(熱感) 느끼면서 시력에 문제 있거나 얼굴 뜨거운 상기(上氣)로 기침하는 사람에게 상엽차, 즉 뽕잎차가 적합하다. 감기약 삼을 수 있으니 감기 중에는 커피 대신 상엽차 마시자.

647.

백련차: 마음 안정시키는 한방차다. 상엽차처럼 고미(苦味)를 지녀 성질 차갑다. 상엽차가 간열(肝熱)과 폐열(肺熱) 식힌다면 백련차는 심열(心熱)을 제어한다. 불안, 초조한 신경쇠약과 불면, 심장 마구 뛰는 심계항진에 백련차가 효과적인 것은 심열을 다스려서다. 현대인은 백련차의 청심안신(淸心安神)에 주목해야 한다. 안신(安神)은 폭주된 감각 진정을 의미하기 때문이다. 카페인으로 폭주된 감각을 백련차가 진정시킨다.

648.

백련차, 즉 연꽃잎이 카페인 부작용을 치유한다. 머리에 몰린 기운을 아래로 내려 감각 폭주를 가라앉힌다. 진흙에서 피어나는 연꽃. 그 연꽃이 불교를 상징함은 우연 아니다. 마음 수행 강조하는 불가(佛家)에서 심열(心熱) 진정시키는 연꽃의 의미가 크다. 염화미소(拈華微笑). 말없이 연꽃 한 송이 집어든 석가모니에게 미소 지은 제자 가섭. 깨달음의 경지에서는 이처럼 말이 필요 없다. 감각 폭주에 의존할 필요 없다.

649.

깨달음 얻고자 종교적 각성에 매달리지 말자. 오히려 각성을 침잠(沈潛)시켜야 한다. 진리는 예민해진 감각으로 말 많으면 멀어진다. 감각 잠재운 염화미소로 가까워진다. 수행자에게는 감각 폭주시키는 커피, 녹차 대신 백련차가 바람직하다. 종교적 각성을 넘어 정치 각성까지 보이는 수행자 많은 현실에서 연꽃이 더욱 절실하다. 연꽃의 청심안신(淸心安神)은 종교 수행 도울 뿐만 아니라 정치 혼란도 진정시킨다.

650.

연잎에는 고미(苦味) 외에도 삽미(澁味) 있어서 기운 수렴이 강력하다. 오미자 이상이다. 강한 수렴으로 지혈(止血) 효과 보인다. 모과차가 소화(土) 기운 수렴하고, 오미자차가 호흡(金) 기운 수렴한다면 백련차는 혈액의 순환(火) 기운을 수렴한다. 잦은 커피와 소변 출혈, 대변 출혈에 백련차가 도움된다. 한의학에서는 연잎보다 연꽃 종자인 연자육(蓮子肉)을 약재로 많이 사용한다. 설사와 새는 정액 막으면서 신경 안정제로 처방한다.

651.

굴피차: 소화 돕는 한방차다. 신미(辛味)로 성질 따뜻해서 기운 소통시키고 습(濕) 말린다. 특히 소화기에 정체된 습담(濕痰)을 제거해 소화 장애를 다스린다. 매운맛 때문에 음혈(陰血) 부족 환자의 장기 복용은 부담이지만 성질이 완만하므로 순환제, 소화제 삼을 수 있다. 굴피의 매운맛이 상대적으로 완만한 것은 고미(苦味)를 함께 지녀서다. 쓴맛의 기운 침강(沈降)이 매운맛의 승부(升浮)를 통제한다.

652.

굴피는 고미(苦味)보다 신미(辛味) 강하지만 오래되면 쓴맛이 깊어진다. 이처럼 쓴맛이 강해진, 오래 묵은 굴피를 진피(陳皮)라 부른다. 진피는 한의학에서 감초보다 많이 활용되는 약재다. 기운 소통으로 습담(濕痰) 제거하면서 음혈(陰血) 소모도 없기 때문에 변증(辨證) 구애 받지 않고 모든 처방에 사용 가능하다. 굴피의 매운맛이 부담되는 음혈 부족 환자에게는 굴피보다 진피가 좋다. 굴피차 대신 진피차를 권한다.

653.

오래 묵은 귤껍질일수록 좋은데 최소 3년 묵은 것을 진피로 사용한다. 3년 이상 묵으면 귤피 뒷면의 하얀색 물질이 없어지는데 이래야 진피 효과가 발휘된다. 귤 먹을 때 모은 껍질을 건조시켜 3년 이상 보관하자. 이렇게 보관되어 뒷면에 하얀 물질 없어진 귤껍질을 끓인 것이 진피차다. 소화기 약한 음혈(陰血) 부족에 이처럼 훌륭한 한방차는 없다. 3년 준비한 정성에 보답 있을 것이다. 반드시 친환경 귤을 선택해야 한다.

654.

현재 일본에서는 귤피차가 다이어트 한방차로 인기다. 부종(浮腫) 다스리는 귤피 효능이 다이어트로 활용되고 있다. 그러나 부종 심한 가성(假性) 비만에 효과적이다. 지방 세포 크거나 많은 진성(眞性) 비만에는 다이어트 효과 없으니 음혈(陰血) 부족한 진성 비만 환자가 남용하는 일은 없어야 한다. 진피차는 괜찮다. 옴니허브에서 진피차도 개발, 출시하기 바란다. 소비자가 직접 진피 만들기는 어렵다.

655.

박하차: 커피 대용 한방차다. 신미(辛味)로 기운 발산시키지만 성질이 서늘해 열(熱)을 식힌다. 서늘한 성질의 매운맛이 머리 맑게 하므로 카페인 각성을 대체할 수 있다. 정신이 명료하지 못해 각성이 요구될 때 커피 대신 박하차 마시자. 박하의 청량감이 도움된다. 커피홀릭의 탈출 도구로 삼을 수 있는데 음혈(陰血) 부족한 사람은 박하차도 커피처럼

장기 복용할 것이 못된다. 특히 땀 많이 흘리는 사람은 피해야 한다.

656.

박하차는 상엽차처럼 감기약으로 사용할 수 있다. 청두목(淸頭目), 이인후(利咽喉) 작용으로 두통 동반한 감기와 목 붓고 아픈 감기에 효과적이다. 상엽차가 기침 감기약이라면 박하차는 목감기약이다. 고미(苦味)의 상엽과 달리 박하는 신미(辛味) 지녀 감기 기운을 땀으로 배출한다. 그래서 박하차가 상엽차보다 감기약답지만 땀 한 방울도 아껴야 하는 음혈(陰血) 부족 환자에게는 부담이니 감기에 잠깐 마시자.

657.

자소엽차: 녹차 대용 한방차다. 박하차처럼 신미(辛味) 지니면서 귤피차처럼 성질 따듯하다. 이에 박하차처럼 감기 치료(解表散寒)하고, 귤피차처럼 기운 소통(行氣寬中)시킨다. 박하차와 달리 성질 따듯하므로 고열(高熱) 감기에는 적합하지 않다. 소화 장애 동반한 감기에 효과적이다. 특히 임신부 감기에 좋다. 자소엽에는 태아 진정 효능(安胎)이 있어서다. 고열을 동반하지 않는 임신부 초기 감기에 안심하고 마실 수 있다.

658.

자소엽은 차조기잎으로 육류, 생선, 게를 해독한다. 고기나 회를 깻잎과 함께 머는 이유다. 깻잎이 차조기잎과 비슷해서다. 이에 자소엽차를 녹차 대용 삼을 수 있다. 기름진 음식을 소화시키는

263

녹차처럼 마실 수 있다. 임신부가 소화제 삼아도 괜찮다. 입덧에 활용 가능하다. 다만 신미(辛味) 지닌 한방차이므로 장기 복용은 권하지 않는다. 그래도 카페인보단 안전하다. 커피 대신 박하차, 녹차 대신 자소엽차로 카페인 중독에서 벗어나자.

659.

옴니허브 열 가지 단미차(單味茶)를 설명했다. 맛이 경청(輕淸)해 소화, 흡수에 부담 없지만 너무 심플해서 양생(養生), 섭생(攝生)하기에는 부족하다. 그래서 개발된 것이 복합차(複合茶)다. 한 가지 재료 아닌 여러 한약재로 구성된 한방차 말이다. 쌍화차, 십전차 같은 전통 복합차 외에도 다양한 제품이 개발되어 있다. 4~6가지 약재가 들어가서 기존 한약과 단미차의 중간 형태인 제품들이다.

660.

옴니허브가 개발, 출시한 복합차는 열두 가지다. 그날의 차, 가비온 차, 으슬으슬한 차, 까칠한 날, 산만한 날, 우울한 날, 수험생 아침차, 수험생 저녁차, 따듯한 차, 청량한 차, 쾌청한 차, 촉촉한 차. 어려운 한자(漢字) 붙은 한약 처방명과 달리 이해하기 쉬운 한글 이름이다. 이름만으로 효능을 알 수 있다. 한약 시장 잠식한다며 이러한 제품을 반기지 않는 한의사가 많지만 나는 긍정적이다.

661.

한약 잠식을 걱정하지 말고, 적극 활용하자. 소비자에게 어떤 한방차가 적합한지 감별해 주자. 소비자는 건강에 도움되어 유익하고, 한의사는 신뢰 얻어 좋다. 한방차가 건강보조식품으로 유통되면 한약 시장을 잠식하겠지만 한의사가 처방 보조로 삼으면 대중의 한약 친숙도를 높인다. 이에 옴니허브는 한의원에만 공급되는 한열조습(寒熱燥濕) 복합차 네 가지를 개발하여 한의사가 처방 보조 삼도록 했다.

662.

따뜻한 차: 열(熱)한 성질의 복합차다. 황기, 생강, 계피, 대추로 구성된다. 인체의 상중하(上中下), 표중리(表中裏) 모두 덥힌다. 황기가 상표(上表), 생강이 중(中), 계피가 하리(下裏)를 따뜻하게 만든다. 황기는 인체 상부(上部)의 폐(肺) 기운 도와 호흡기를 튼튼히 하고, 체표(體表) 기운을 도와 면역 증진시킨다. 황기를 단미차(單味茶)로 마시면 면역 증진제(補氣固表) 삼을 수 있다. 그러나 땀을 그치게 하므로 감기 중에 마시면 안 된다.

663.

생강은 인체 중부(中部)의 비위(脾胃)를 따뜻하게 한다. 비위 습담(濕痰)을 제거하는 효능이 우수해 소화 장애 치료한다. 생강이 요리 양념으로 사용되는 이유다. 메슥거림(惡心), 구토, 멀미, 임신부 입덧에 생강은 단미(單味)로도 좋다. 신미(辛味)가 기운을 발산시키므로 감기약

삼을 수 있다. 열(熱) 없는 초기 감기에 효과적이다. 따듯한 성질이
강해서 열 감기에는 적합지 않다. 임신부가 생강차 즐기면 태열(胎熱)
조성된다.

664.

계피는 인체 하부(下部)의 신양(腎陽)을 북돋는다. 그리고 체리
(體裏), 즉 몸속을 따듯하게 한다. 몸이 찬 사람은 계피를 단미차
(單味茶) 삼을 수 있다. 하부를 덥히므로 자궁 냉(冷)해서 벌어지는
여성의 생리 질환에 효과적이다. 남성의 성(性) 기능도 개선시킨다.
신양 북돋는 효과가 강장제, 정력제로 활용될 수 있다. 그러나 황기,
생강보다 성질이 열(熱)해서 감기 비롯한 열성, 염증성 질환엔 피해야
하고, 태열(胎熱) 야기하므로 임신부는 금해야 한다.

665.

손발 차다고 계피차 즐기는 사람 많은데 양인(陽人) 체질에는
맞지 않다. 양인이 계피차 마시면 열(熱) 뭉친다. 양인 중에도 손발
찬 사람이 있다. "손발과 아랫배 늘 차가운데 제가 왜 양인인가요?"
이렇게 질문하는 양인에게 답한다. "가슴에만 열이 몰려 사지(四肢)로
온기(溫氣) 퍼지지 않아 그렇습니다." 이런 경우 계피차를 마시면
열이 더욱 뭉쳐 가슴 답답해진다. 가슴에 몰린 열을 풀어야 손발이
따듯해진다.

666.

음혈(陰血) 부족하면 체내 온도가 불균형해진다. 음혈이 체온을 항상(恒常)시켜서다. 음혈 부족할수록 몸 부위에 따라 온도차 크다. 가슴은 뜨거운데 아랫배 찬 사람, 손발은 차가운데 머리 뜨거운 사람이 그렇다. 인체 상하(上下)의 한열(寒熱) 차이가 심해진다. 심지어 좌우(左右)의 한열차가 생기기도 한다. 예컨대 오른쪽 몸만 춥다고 호소하는 사람이 있다. 표리(表裏) 차이도 벌어진다. 피부는 열(熱)한데 몸속이 한(寒)한 경우 말이다.

667.

인체 상하(上下), 좌우(左右), 표리(表裏)에 한열(寒熱) 차이 있는 사람은 음혈(陰血) 부족하다. 음혈을 보충하면서 한열 문제를 치료해야 한다. 음혈 보충 없이 한열만 다스리면 쉽게 재발한다. 음혈이 부족할수록 처방이 복잡하다. 전체적으로 차가운 몸은 따듯한 순환제만 써도 된다. 가벼운 경우 계피차로도 호전된다. 가슴은 뜨거운데 손발이 차면 처방이 복잡해진다. 음혈 보충 약재 + 뜨거운 가슴 식히는 약재 + 차가운 손발 덥히는 약재

668.

복잡한 처방이라고 약재를 마구잡이 섞는 것은 아니다. 레시피 필요한 요리처럼 한약 처방도 약재 배합이 중요하다. 전문 용어로 군신좌사(君臣佐使)라 하는데 같은 질병이라도 환자와 증세에 따라 군신좌사가 달라진다. 가슴 뜨거운데 손발 찬 경우 뜨거운 가슴 식히는

약재와 찬 손발 덥히는 약재 가운데 무엇의 배합 비중 높일지 환자의 체질과 음혈 부족 상태, 병의 진행에 따라 한의사가 선택한다.

669.

음혈(陰血) 부족 환자도 신미(辛味) 도움이 필요한 경우 있다. 음혈 소모시키는 매운맛이 음혈허(陰血虛)에 해롭지만 불가피하게 요구되기도 한다. 음혈 부족이 심해 한열(寒熱) 차이가 나타났을 때 부분적인 차가운 문제를 해결하기 위해서다. 매운맛을 단미(單味)로 사용해선 안 되고, 요리 양념처럼 처방에 소량 배합한다. 신미의 온열약(溫熱藥)이 추가되는 일부 피부질환 처방이 그렇다.

670.

가려움 동반하는 피부질환은 혈열(血熱)이 원인이므로 성질 차가운 청열약(淸熱藥)을 사용한다. 따듯한 온열(溫熱) 처방을 하지 않는다. 그런데 피부는 열(熱)한데 몸속이 오히려 냉(冷)한 환자가 있다. 음혈(陰血) 부족 심해서 표리(表裏) 한열(寒熱)이 다른 것이다. 이런 경우에는 청열약만 쓰지 않는다. 음혈 보충하는 약재와 함께 속 덥히는 온열약을 소량 추가한다. 청열약으로 치료되지 않는 피부병 환자들이 이러한 케이스다.

671.

체질 처방도 마찬가지다. 양인(陽人)이라고 무조건 차가운 약재만 사용하지 않는다. 음혈(陰血) 부족 심해서 몸에 한열(寒熱) 차이 생긴 양인에게는 따듯한 약재도 처방한다. 단미(單味)로 처방하진 않고, 서늘한 성질의 양인 처방에 소량 추가한다. 냉면에 겨자 넣고, 추어탕에 초피가루 뿌리듯이 말이다. 온열약(溫熱藥) 중에서 건강(乾薑)과 계피, 육계(肉桂)가 처방 양념으로 효과적인데 나는 이보다 성질 순한 생강과 계지(계피나무 가지)를 활용한다.

672.

황기, 생강, 계피, 대추로 구성된 옴니허브 따듯한 차 중에선 대추가 양념이다. 황기, 생강, 계피의 온열(溫熱)을 대추가 제어한다. 대추도 성질이 따듯하지만 음혈(陰血)을 보충하므로 생강, 계피의 신미(辛味) 피해를 보완한다. 아울러 대추는 폭주된 감각을 진정시켜 마음이 안정되게 한다. 단미차(單味茶)로도 좋다. 대추차 효능은 백련차와 비슷한데 백련차는 고미(苦味)로 청심(淸心)하고, 대추차는 감미(甘味)로 보심혈(補心血)해서 신경쇠약을 다스린다.

673.

대추차는 장조(臟躁)에 효과적이다. 장조는 감정 기복 큰 히스테리로 음혈(陰血) 부족 심한 여성에게 나타나는 신경성 질환이다. 감각 예민하고, 신경질과 짜증 잘 부리는 사람에게 대추차를 권한다. 다만 소화기가 약해서 대변 묽거나 소화 장애가 있으면 부담이다. 이런 경우엔 생강과 함께 끓인 생강-대추차가 바람직하다. 생강, 대추가 서로의 단점(생강: 음혈 소모 / 대추: 소화력 저하)을 보완한다.

강삼조이(薑三棗二). 한약 처방 서적에 자주 등장하는 용어다. 처방에 엄지손가락 마디 크기의 생강편 세 개와 대추 두 개를 넣으라는 뜻이다. 생강-대추차 끓일 때 강삼조이에 맞추어도 되지만 환자 증세에 따라 배합량을 달리하면 좋다. 양인(陽人) 체질은 대추, 음인(陰人)은 생강을 더 많이 하면 된다. 소화기 약한 사람의 신경쇠약에는 대추>생강, 음혈 부족한 사람의 감기에는 생강>대추. 이런 식으로 생강-대추차의 배합량을 달리할 수 있다.

청량한 차: 한(寒)한 성질의 복합차다. 황금, 치자, 뽕잎, 발아콩으로 구성된다. 인체 상부(上部: 心肺) 화(火)와 하부(下部: 肝膽) 습열(濕熱)을 모두 식힌다. 황금은 청열약(淸熱藥)을 대표하는 삼황(三黃: 황금, 황련, 황백) 가운데 하나다. 하초(下焦) 열 다스리는 황백, 중초(中焦) 열 진정시키는 황련과 비교해서 황금은 상초(上焦) 화열을 식힌다. 청열약 대표하는 약재답게 성질 차가운 고미(苦味)를 지니므로 단미차(單味茶) 삼기에 부담이다.

황금은 속 썩은 풀이라 부른다. 자란지 2, 3년 지나면 내부가 썩기 때문이다. 검게 빈 공간이 생겨서 원통 모양이 되어야 인체 상부(上部)의 화열(火熱)을 제대로 식힐 수 있다. 반면에 1년생은 내부가 썩지 않고 충실하다. 이 상태의 황금을 자금(子芩) 또는 조금(條芩)이라 부르는데 상부 아닌 인체 하부(下部)에 작용한다. 폐(肺)에 뭉친 화(火)를 풀어주는 것이 고금(枯芩)이라면 조금은 대장(大腸) 습열(濕熱)을 진정시킨다. 조금의 쓴맛이 고금보다 강하다.

677.

황금(枯芩)은 폐열(肺熱)을 다스리고, 치자는 심열(心熱)을 식힌다. 치자(心), 황금(肺)이 함께 배합되면 인체 상부(上部) 화열(火熱)의 진정 효과가 증폭된다. 심열로 생긴 불면에 치자를 단미차(單味茶) 삼을 수 있는데 황금처럼 고미(苦味)로 인해 맛이 부담스럽다. 그리고 이뇨(利尿) 작용이 있어서 음혈(陰血) 부족 환자는 장기 복용이 불가하다. 치자가 심장 화열을 소변으로 빼내는 과정에서 음혈이 소모된다.

678.

치자는 심화(心火)뿐만 아니라 간열(肝熱)도 식힌다. 이뇨(利尿)를 겸비하므로 간(肝)에 습열(濕熱)이 쳐서 생긴 횡달에 효과적이다. 간염, 담낭염, 담석증 등에 활용 가능하다. 심장과 간이 주관하는 물질이 혈액이므로 사심화(瀉心火), 청간열(淸肝熱) 효능의 치자는 혈열(血熱)도 다스린다. 그래서 나는 가려움 동반된 피부질환에 치자를 처방한다. 가려움이 혈열에서 비롯하기 때문이다. 혈열로 인한 출혈(코피, 혈뇨, 혈변)도 치자가 지혈시킨다.

679.

뽕잎은 앞서 단미차(單味茶)에서 설명했다. 상엽차가 뽕잎이다. 고미(苦味)만 가진 황금, 치자와 달리 상엽은 약간의 감미(甘味)를 지닌다. 상엽의 감미가 구기자(肝), 둥글레(肺)의 보음혈(補陰血) 효과를 약하게 나타내고, 상엽의 고미는 치자(肝), 황금(肺)의 청열(淸熱) 작용을 동시에 보인다. 청량한 차 가운데 상엽 고미는 황금, 치자의 효능을 증폭시키고, 감미는 치자의 이뇨로 음혈 소모되는 문제를 제어한다. 뽕잎이 청량한 차의 양념이다.

680.

황금, 치자, 뽕잎만으로 복합차(複合茶) 삼기에 무리다. 쓴맛이 부담이다. 비록 뽕잎에 감미(甘味) 있지만 고미(苦味)가 더 강하다. 그래서 배합된 것이 발아콩이다. 발아콩은 단맛을 지녀 황금, 치자, 뽕잎의 쓴맛을 부드럽게 만든다. 그렇다고 청량한 차의 차가운 성질을 중화시키지 않는다. 오히려 청열(淸熱) 작용을 강화한다. 발아콩도 황금, 치자처럼 청열약에 속해서다. 청열약 중에서 고미(苦味) 없는 약재가 발아콩이다.

681.

발아콩의 약재명은 대두황권(大豆黃卷)이다. 검정콩을 발아시켜 건조한 것이다. 습열(濕熱) 다스리는 청열약(淸熱藥)인데 표증(表證) 겸비한 습열에 효과적이다. 감기약 삼을 수 있다는 말이다. 습열 동반되는 여름 감기, 장마철 감기에 단미차(單味茶)로 마실 수 있다.

기온과 습도 높은 여름에 몸이 무겁거나 근육통 있고 설사하는 사람에게 좋다. 대두황권은 여름에 활용되는 장하지약(長夏之藥)이다. 감미(甘味)를 지녀 맛에 부담 없다.

682.

쾌청한 차: 조(燥)한 성질의 복합차(複合茶)다. 백출, 복령, 율무, 연잎으로 구성된다. 성질 건조하다고 음혈(陰血) 부족에 해로운 한방차는 아니다. 신미(辛味) 아닌 감미(甘味) 지닌 약재들이라 건조한 성질이 완만하다. 이뇨(利尿)나 사하(瀉下) 작용으로 소변, 대변을 통해 음혈 빼내는 성질 강한 약재들에 비하면 쾌청한 차의 조(燥)한 성질은 양반이다. 오히려 쾌청한 차는 설사와 땀을 멈추게 해서 음혈의 낭비 막는다.

683.

백출은 나의 애용 약재다. 성질이 조(燥)히지만 김미(甘味)로 부드럽다. 건조한 성질이 비습(脾濕)을 제거해 소화불량을 다스린다. 소화력 약해 보음(補陰), 보혈(補血)이 어려운 환자에게 반가운 약재다. 감미가 있음에도 비습 제거하는 것은 백출이 고미(苦味)도 지녀서인데 단맛이 더 강해 비위(脾胃) 기운 북돋는 보기약(補氣藥)으로 분류된다. 인삼보다 보기(補氣) 효능은 미약하지만 체질 상관없이 안전하게 사용할 수 있다.

684.

백출과 혼용되는 창출(蒼朮)이라는 약재가 있다. 창출은 신미(辛味)를 지녀 건조한 성질이 백출보다 강하다. 땀으로 기운 발산시켜 음혈(陰血)이 소모된다. 따라서 음혈 부족에는 창출을 사용하지 않는다. 반면에 백출은 땀을 멈추게 한다. 땀으로 습(濕)을 강하게 제거하는 창출과 달리 백출은 비위(脾胃) 기운 소통으로 부드럽게 습을 다스린다. 땀 멈추어 음혈 낭비 막으면서 완만하게 비습(脾濕)을 제거한다. 내가 백출을 애용하는 이유다.

685.

구덩이에 물이 고여 썩었을 때 고인 물을 말려 없애는 것이 창출이라면 백출은 물 고이지 않도록 소통시킨다. 체내 습담(濕痰: 고여서 썩은 물)을 제거하는 방식이 이처럼 다르다. 기운 소통으로 병리적인 습이 생기지 않게 만드는 백출은 음혈(陰血) 부족한 소화불량 환자뿐만 아니라 임신부에게도 유효하다. 습으로 임신부와 태아의 몸이 비대(肥大)하지 않도록 백출이 예방한다. 그래서 임신부 처방에는 백출이 빠지지 않는다.

686.

복령은 백출과 비슷하다. 함께 배합되면 기운 소통으로 부드럽게 습담(濕痰)이 제거되어 소화기가 튼튼해진다(滲濕→健脾). 이러한 효과를 노린 처방이 오령산(五苓散)인데 백출과 복령 외에 저령, 택사 같은 이뇨제가 들어가 음혈(陰血) 부족에는 부담이다. 그렇지만 이뇨의 대표 처방인 오령산을 음혈 부족에도 처방할 때가 있다. 수도분리(水道分利)가 필요한 경우다. 체내 수액 대사의 교란을 바로잡는 수도분리 말이다.

687.

상수도, 하수도 혼란으로 생활용수에 섞인 오수(汚水)를 분리해내는 것이 수도분리(水道分利)인데 오령산이 탁월하다. 저령과 택사가 오염된 물을 소변으로 빼내고, 백출과 복령이 수도를 정비한다. 장염(腸炎)으로 설사한 이후에 생긴 소화불량, 물마시면 속이 더부룩해지는 소화 장애, 급하게 음료 마시고 체한 경우 등이 수도분리로 치료된다. 소화제로 다스려지지 않는 소화기 질환, 특히 보음(補陰), 보혈약(補血藥)으로 야기된 소화 문제를 해결한다.

688.

수도분리(水道分利)가 필요한데 오령산의 이뇨가 걱정이면 백출이나 복령을 단미차(單味茶) 삼아도 좋다. 감고(甘苦)한 백출보다 감담(甘淡)한 복령의 맛이 더 부드럽다. 심심한 맛이다. 복령의 담미(淡味)는 신경쇠약이나 불면 치료에 도움 준다. 신경쇠약 다스림에 있어서 백련차가 고미(苦味)로 청심(淸心)하고, 대추차가 감미(甘味)로 보심혈(補心血)한다면 복령차는 담미로 영심(寧心)한다. 습담(濕痰)으로 속이 울렁거리면서 불안, 초초한 증상에 효과적이다.

689.

율무도 백출, 복령처럼 비위(脾胃)에 정체된 습담(濕痰)을 제거해 소화기를 건강하게 만든다(滲濕→健脾). 복령과 마찬가지로 감담(甘淡)한 맛을 지녔는데 복령의 담미(淡味)가 영심(寧心)한다면 율무의 담미는 보폐(保肺)한다. 습담으로 막힌 폐(肺) 기운을 소통시킨다. 백출, 복령과 달리 율무는 성질이 냉(冷)하다. 그래서 열증(熱症)에 사용 가능하다. 폐(肺)와 장(腸)의 염증(肺癰, 腸癰)에 효과적이다. 습 제거에 있어서 한습(寒濕)보다 열습(熱濕)에 적합하다.

690.

단미차(單味茶) 만들 때 율무를 볶는 것은 냉한 성질을 완화시키기 위해서다. 율무의 약재명이 의이인(薏苡仁)인데 의이인을 볶으면(炒) 소화기 튼튼해지는 건비(健脾) 작용이 강화된다. 설사 멈추는 효능도 생긴다. 그렇다고 보약(補藥) 삼기엔 무리다. 담(痰) 삭히는 작용이 강해서다. 습담(濕痰) 탓에 약해진 소화기가 습담 제거로 강해지는 건비(健脾)는 비위(脾胃) 기운 북돋는 보비(補脾)와 다르다.

691.

의이인의 담(痰) 삭히는 작용은 체내 지방을 분해시킨다. 다이어트에 활용 가능하다. 시중에 판매되는 설탕 범벅 율무차는 해당되지 않는다. 지방 분해는 볶지 않은 생율무가 효과적이니 비만, 지방종, 사마귀, 여드름, 고지혈증, 지방간 등에 생율무를 단미차(單味茶) 삼아도 좋다. 감미료 없이 말이다. 율무는 곡물이니 율무밥 지어 먹어도 괜찮다. 다만 임신부와 아기, 성장기 어린이, 마른 체형의 사람, 음혈(陰血) 부족 환자에겐 권하지 않는다.

692.

연잎은 앞서 단미차(單味茶)에서 설명한 백련차다. 옴니허브 쾌청한 차에서 연잎은 양념이다. 백출, 복령, 의이인과 달리 성질이 조(燥)하지 않다. 습담(濕痰) 제거해 소화기 튼튼하게 만드는 작용(滲濕→健脾)이 없다. 그러나 연잎의 냉(冷)한 성질은 의이인을 돕고, 청심안신(淸心安神) 작용은 복령의 영심(寧心)을 증강시킨다. 아울러 연잎의 삽미(澁味)는 기운 수렴시켜 백출, 복령, 의이인의 설사 그치고(止瀉), 땀 멈추는(止汗) 효능을 강화한다.

693.

촉촉한 차: 습(濕)한 성질의 복합차(複合茶)다. 지황, 맥문동, 둥글레, 오미자로 구성된다. 인체 상중하(上中下)로 음혈(陰血)을 보충한다. 상(上: 心肺)으로 맥문동, 중(中: 胃)으로 둥글레, 하(下: 肝腎)로는 지황이 음혈을 보충한다. 음상부족(陰常不足)한 현대인에게 훌륭한 한방차다. 소화에 부담 없다면 말이다. 소화력 약한 음혈(陰血) 부족 환자에겐 복합차인 촉촉한 차보다 구기자차, 둥글레차, 당귀차 같은 단미차(單味茶)가 적합하다.

694.

지황은 음혈(陰血) 보충의 대표 약재다. 음혈의 근본 원료인 정(精)까지 보(補)한다. 이에 음혈과 정 채우는 처방에 빠지지 않는다. 간혈허(肝血虛)와 신정부족(腎精不足)에 필용(必用) 약재다. 이처럼 효능 우수하지만 현대인에게 조심스럽다. 약질이 끈적거리고 기름져 소화 부담이 우려되어서다. 보약 먹고 소화 장애 호소하는 환자의 십중팔구가 지황 탓일 정도다. 그래서 한의사는 지황의 소화 부담 줄이고자 다양한 방법을 시행한다.

695.

지황 소화를 돕는 방법이 과거엔 통했다. 그러나 지금은 다르다. 부드러운 음식으로 나약해진 위장 탓에 지황 자체를 거부하는 현대인이 많아졌다. 음혈(陰血) 보충 탁월하고, 정(精)까지 채운다 해도 환자 위장에 부담 주면서 울며 겨자 먹기로 처방할 순 없다. 그래서 나는 음혈 보충하면서 소화 부담 줄이고자 건지황(乾地黃)을 처방한다. 지황은 가공 과정에 따라 생지황, 건지황, 숙지황으로 나뉘는데 그중 나는 건지황을 사용한다.

696.

가공 전 상태가 생지황, 불에 쪼여 건조한 것이 건지황, 약술로 아홉 번 찐 것이 숙지황이다. 보음혈(補陰血), 익정(益精) 효능은 숙지황이 가장 우수한데 그만큼 소화 어렵다. 생지황은 성질이 차서 보약 아닌 청열약(淸熱藥)으로 사용된다. 숙지황처럼 끈적이고 기름지진 않지만 너무 찬 성질이 위양(胃陽)을 식히므로 소화력 떨어진 환자에겐 부담이다. 이에 비해 건지황은 끈적이거나 기름지지 않으면서 성질이 크게 차갑지 않다.

697.

건지황은 서늘한[冷] 성질로 청열(淸熱)하면서 동시에 음혈(陰血)을 보충한다. 청열이 생지황보다 약하고, 보음혈이 숙지황보다 부족하지만 생지황, 숙지황에 비해 소화 부담 적다. 환자 소화를 위해 꿩 대신 닭인 셈이다. 그러나 양상유여(陽常有餘) 음상부족(陰常不足)한 현대인에게 청열과 보음을 함께 지닌 건지황이 숙지황보다 훌륭하다. 현대 문명이 발달할수록 건지황의 사용 빈도가 높아질 것이다.

698.

지황은 감고(甘苦)한 맛을 동시에 지니는데 생지황은 고미(苦味) 강하고, 숙지황은 감미(甘味)가 우수하다. 건지황은 쓰고 단맛이 균등하다. 맥문동도 지황처럼 맛이 쓰면서 단데 고미가 약하다. 그래도 성질은 건지황처럼 냉(冷)하다. 감미로 폐(肺)를 윤택하게 하면서 찬 성질로 심열(心熱) 식히는 맥문동은 폐조심열(肺燥心熱) 환자에게 적합하다. 냉각수 부족으로 엔진 과열된 문제를 해결함에 있어서 맥문동만큼 효과적인 약은 없다.

699.

맥문동은 냉각수 보충의 대표 약재다. 과열된 엔진을 진정시키는

청심(淸心) 작용이 있지만 청열약(淸熱藥) 아닌 보음약(補陰藥)으로
분류됨은 냉각수 보충을 통해 엔진 과열을 제어해서다. 맥문동보다
우수한 약재도 있다. 천문동이 그러한데 맥문동보다 찐득거려 소화에
부담이다. 숙지황 대신 건지황을 사용하듯이 나는 천문동보다 맥문동을
애용한다. 소화력 좋은 환자는 천문동과 맥문동을 함께 복용해도
무방하다.

700.

다림질할 때 맥문동 달인 물을 뿌리면 구김이 펴지면서 옷이
깨끗해진다. 오탁(汚濁)을 정화시키는 효능 덕분이다. 맥문동의
이러한 해독은 폐(肺)에 작용한다. 폐와 기관지에 쌓인 오탁을
정화시킨다. 이에 흡연자가 맥문동을 단미차(單味茶) 삼으면 좋다.
금연이 최선이지만 말이다. 간접흡연 만연한 현실에서 비흡연자에게도
맥문동이 절실하다. 어디 흡연 문제뿐이랴. 환경오염으로 혼탁해진
공기 마시며 사는 현대인에게 맥문동은 필수 약재다.

701.

둥글레와 오미자는 앞서 단미차(單味茶)에서 설명했다. 둥글레는
맥문동과 비슷하다. 고미(苦味) 없이 감미(甘味)만 지녔어도 서늘한[冷]
성질을 보인다. 맥문동처럼 폐음(肺陰) 보충하는데 위음(胃陰)도
증진해서 위열(胃熱)로 인한 목마름과 허기짐에 둥글레를 단미로 마실
수 있다. 식사 중에 땀을 줄줄 흘리는 사람이 있다. 이는 위열 탓이므로
둥글레가 도움된다. 둥글레로 진정되지 않는 위열은 황련 등의

청열약(淸熱藥)이 요구된다.

702.

오미자는 옴니허브 촉촉한 차의 양념이다. 다른 약재를 제어할 뿐만 아니라 효능까지 증폭시킨다. 오미자의 강한 수렴이 맥문동, 둥글레, 지황의 보음혈(補陰血)을 강화한다. 아울러 보음혈 과정에서 야기될 수 있는 묽은 변(便溏)이나 설사를 제어한다. 따뜻한 성질로 맥문동, 둥글레의 서늘함[冷]을 완화시킨다. 맥문동, 둥글레, 지황 각각의 단미차(單味茶)보다 오미자가 함께 배합된 복합차(複合茶)의 보음혈 효과가 우수하다.

703.

보음혈(補陰血)이 우수한 복합차(複合茶)가 소화불량 환자에게는 단미차(單味茶)보다 부담일 수 있다. 그러나 한약 처방에 비해서는 경청(輕淸)하다. 네 가지 재료로 구성된 복합차와 달리 한약 처방은 최소 열 가지 이상의 한약재가 배합된다. 그만큼 효과 좋지만 맛이 중탁(重濁)하다. 한약 소화가 어려운 음혈 부족 환자에게 촉촉한 차를 권한다. 복합차도 부담이면 보음혈 약재를 단미차로 권한다. 단미차마저 어려우면 식이요법에 매달려야 한다.

704.

따뜻한 차(熱), 청량한 차(寒), 쾌청한 차(燥), 촉촉한 차(濕) 이상 네 가지 옴니허브 복합차는 한의원에만 공급된다. 한의사가 직접 감별하도록 개발되었다. 처방 보조로 삼기 위해서다. 나는 음혈(陰血) 부족 환자에게 촉촉한 차를 권하는데 심한 음혈 부족으로 한열(寒熱) 편차가 생겼을 때 한(寒)이 심하면 따뜻한 차, 열(熱)에 편중되면 청량한 차로 감별해 드린다. 소화불량 호소하는 환자에겐 쾌청한 차를 권한다.

705.

그날의 차: 한의원에서만 구입 가능한 한열조습(寒熱燥濕) 복합차와 달리 일반 유통되는 한방차도 있다. 그날의 차는 월경에 이상 있는 여성을 위한 복합차로 당귀, 익모초, 회향, 귤피로 구성된다. 익모초는 당귀와 함께 생리불순과 생리통 다스리는 부인과(婦人科) 대표 약재이고, 회향은 자궁을 따뜻하게 한다. 귤피는 양념으로서 자궁의 혈액 순환을 촉진한다. 아랫배가 차면서 생리 주기 불규칙하고 생리통 심한 여성에게 그날의 차를 권한다.

706.

가비온 차: 당귀, 계피, 귤피로 구성된 복합차다. 가벼운 몸을 만든다는 명칭 때문에 다이어트 한방차로 오해 받는데 그렇지 않다. 일반적인 순환제다. 순환이 어려운 냉(冷) 체질에 좋다. 당귀는 혈(血), 귤피는 기(氣)를 돌린다. 기혈 모두 순환시키는데 계피가 몸을 따뜻하게 하므로 양인(陽人)보다 음인에게 적합하다. 순환 장애로 전신이 차면서 잘 부어서 몸 무거운 사람에게 가비온 차를 권한다.

707.

으슬으슬한 차: 으슬으슬 추운 사람을 위한 복합차다. 황기, 도라지, 오미자, 귤피, 현미로 구성된다. 날씨 추우면 인후(咽喉)와 기관지 불편한 사람에게 좋다. 겨울이 힘든 호흡기 질환 환자에게 적합하다. 황기가 면역 증진시키고, 도라지가 폐(肺) 기운을 발산시킨다. 폐기(肺氣) 수렴하는 오미자가 도라지의 발산을 제어하고, 귤피가 도라지를 도와 폐의 습담(濕痰)을 제거한다. 황기와 오미자 때문에 감기 중엔 권하지 않는다.

708.

도라지는 민간요법에서 감기약으로 활용된다. 한약 처방에서도 그렇다. 길경(桔梗)이라는 약재로 외감(外感)에 사용된다. 다른 약재와 배합하면 괜찮지만 도라지를 단미차(單味茶) 삼을 때에는 신중해야 한다. 신미(辛味)로 발산하는 성질이 있어서다. 장기간 마시면 음혈(陰血)이 소모되이 몸이 긴조해진다. 따리시 도리지 단미차는 기래 동반한 기침감기에 권한다. 감기 예방한다며 평소 계속 마시는 것은 바람직하지 않다.

709.

도라지를 단미(單味)로 장기간 사용하면 음혈(陰血)이 소모되지만 으슬으슬한 차에선 괜찮다. 오미자가 제어해서다. 그리고 현미가 음혈을 보충한다. 이것이 복합차의 묘미다. 도리지의 기운 발산을 음혈 낭비 없이 폐기(肺氣) 소통시키도록 만든다. 다만 감기 중에는 사용할 수 없다. 감기약 삼는 도라지가 들어가지만 땀 멈추게 하는 오미자의 수렴과 황기의 고표(固表) 작용 때문이다. 얻는 바 있으면 놓치는 것이 있게 마련이다.

710.

까칠한 날: 피부 미용에 좋은 복합차다. 검정콩, 보리, 감잎, 결명자, 솔잎, 계피로 구성된다. 까칠한 피부는 보음혈(補陰血), 청열(清熱) 작용으로 부드러워진다. 피부에 공급되는 음혈(陰血) 부족해 열(熱) 뭉치면 피부가 거칠어지기 때문이다. 검정콩, 보리, 감잎이 음혈 보충하고, 결명자, 솔잎이 뭉친 열 풀어준다. 계피는 양념이다. 까칠한 날 복합차는 건조한 피부, 염증성 피부, 예민한 피부에 적합하다.

711.

검정콩은 구기자처럼 간신(肝腎) 음혈(陰血)을 보충한다. 대두(大豆) 가 약재명인데 보음혈(補陰血)뿐만 아니라 약독(藥毒) 푸는 해독제로 쓰인다. 오래 먹으면 몸이 무거워진다는 기록이 있는데 그만큼 음혈 보충이 우수하다는 뜻이다. 보리는 비위(脾胃) 음혈을 증진한다. 검정콩에 비해 성질이 서늘[冷]하다. 약재명이 대맥(大麥)인 보리는 음혈 증진으로 피부를 윤택하게 하면서 서늘한 성질로 피부에 뭉친 열(熱)을 풀어준다.

712.

보리를 단미차(單味茶) 삼는 사람이 많다. 보리차를 식수로 마신다.

보리 성질이 냉(冷)하므로 양인(陽人) 체질에 적합하다. 보리차 만들 때 보리 볶는 것은 서늘한 성질을 완화시키기 위해서다. 그런데 나는 체질 상관없이 차(茶)를 식수(食水)로 권하지 않는다. 식수는 생수(生水), 순수한 물이 좋다. 차는 양생, 섭생 차원에서 하루 한두 잔 마시자. 목마름 해소를 위한 식수로는 순수한 물을 권한다.

713.

까칠한 날 복합차에서 감잎은 검정콩과 보리 효능을 증폭시킨다. 감잎의 삽미(澁味)가 기운을 강하게 수렴해 음혈(陰血) 증진을 돕는다. 아울러 감잎은 보리처럼 성질이 서늘하여 피부 열(熱)을 다스린다. 아토피에 감잎의 단미차(單味茶)가 사용되는 이유다. 현대인에게 감잎차는 매실차와 함께 애용될만하다. 양상유여(陽常有餘)한 현대 문명으로 지나치게 발산하는 기운을 삽미로 수렴시켜 음혈을 보호하기 때문이다.

714.

한방에서는 감잎보다 감꼭지를 약재로 사용한다. 감꼭지의 약재명은 시체(柿蒂)다. 감잎보다 수렴작용이 우수해서 기운을 강하게 내린다. 딸꾹질 특효약이다. 건강한 사람에겐 딸꾹질이 문제없지만 고혈압이나 중풍 환자는 다르다. 딸꾹질이 뇌압(腦壓)을 상승시키기 때문이다. 뇌출혈 우려되는 환자의 딸꾹질은 빨리 다스려야 하는데 시체가 효과적이다. 시체가 없으면 감잎차로 대신하지.

715.

결명자는 간(肝)과 대장(大腸)의 열(熱)을 식힌다. 간열(肝熱)로 인한 눈 충혈과 통증, 시력저하, 그리고 대장열(大腸熱)로 인한 변비에 효과적이다. 피부에 뭉친 열은 대장열을 식히는 작용으로 다스려진다. 감미(甘味)를 지녀 음혈(陰血) 보충도 하지만 차가운 성질의 고미(苦味)가 우선한다. 눈 건강을 위해 결명자차 마시는 사람이 많은데 열증(熱症)에 가능하다. 허증성(虛症性) 시력저하에는 구기자가 적합하다. 대변이 묽거나 설사인 사람은 결명자차를 마시면 안 된다.

716.

솔잎은 민간요법으로 피부질환에 활용된다. 혈열(血熱) 다스려 피부 가려움을 진정시키는 효능이 있어서다. 살균 작용도 있어서 감염성 피부질환에 외용(外用: 솔잎 끓인 물을 피부에 바름) 가능하다. 일반 감기뿐만 아니라 유행성 감기에 거풍(祛風) 작용하는 솔잎을 단미차(單味茶) 삼을 수 있다. 소나무 제선충 방역으로 오염된 솔잎이 많아 임의 채취는 바람직하지 않다. 방역 작업이 없던 구역에서 선별 채취된 솔잎을 권한다.

717.

까칠한 날 복합차에서 계피는 양념이다. 보리, 감잎, 결명자, 솔잎의 서늘한 성질을 제어한다. 아울러 피부의 혈액순환을 돕는다. 검정콩, 보리, 감잎이 건조한 피부를 윤택하게 하고, 결명자, 솔잎이 과민한 피부를 진정시킨다면 계피는 창백한 피부를 혈색 있게 만든다. 까칠한 날 복합차는 까칠한 피부뿐만 아니라 까칠한 성격에도 효과적이다. 짜증 잘 부리는 까칠한 성격 역시 음혈(陰血) 부족으로 허열(虛熱)이 뭉쳐 생기는 까닭이다.

718.

우울한 날: 우울증 다스리는 복합차다. 연잎, 대추, 석창포, 산수유, 귤피로 구성된다. 연잎과 대추가 신경쇠약에 효과적임은 앞서 설명했다. 연잎은 고미(苦味)로 심열(心熱) 식히고, 대추는 감미(甘味)로 심혈(心血) 보충해서 마음의 병을 치료한다. 이와 비교해서 석창포는 신미(辛味)로 심담(心痰)을 제거한다. 습담(濕痰)으로 심규(心竅)가 막혀 보고[眼] 듣고[耳] 말하며[舌] 생각[意]하는 감각이 둔해짐을 석창포가 해결한다.

719.

시력 및 청력 저하, 정신 혼린, 긴망증, 치매 등에 석창포기 사용됨은 감각 활성화시키는 성신(醒神) 작용을 통해서다. 석창포의 성신은 심규(心竅)에 막힌 습담(濕痰)을 제거하는 개규(開竅)에서 비롯되는데 한의학에서 심규는 육근(六根: 眼耳鼻舌身意)을 조정하는 곳으로 뇌(腦)와 같다. 이에 석창포의 성신은 뇌기능 활성화를 의미한다. 석창포 외에도 개규성신(開竅醒神)하는 약재들이 있다. 사향, 용뇌, 소합향, 안식향, 섬수, 장뇌, 우황 등이다.

720.

한의대 시절에 나는 개규성신약(開竅醒神藥)을 자주 먹었다. 공황발작이 벌어질 때마다 사향소합원(麝香蘇合元)을 복용했는데 그 처방에 사향, 용뇌, 소합향, 안식향이 들어간다. 시험 칠 때 나타난 공황 탓에, 3일마다 시험 보았던 본과 3학년 때에는 사향소합원을 손에 쥐고 등교했다. 심규(心竅)에 막힌 담(痰)을 뚫으며 학교 다녔다. 공황발작으로 심장이 마구 뛰고, 식은땀 흐르며 공포가 엄습할 때 사향소합원을 먹으면 바로 풀렸다.

721.

수험생이 시험 긴장을 풀려고 복용하는 우황청심원(牛黃淸心元)도 사향소합원처럼 개규성신(開竅醒神) 처방이다. 우황, 사향, 용뇌 같은 성신약(醒神藥)이 들어간다. 그런데 사향소합원과 우황청심원은 다르다. 심규(心竅) 막는 습담(濕痰) 성질에 따라 다르다. 차가운 담[寒痰]이 막는 한폐(寒閉)에는 사향소합원, 뜨거운 담[熱痰]이 막는 열폐(熱閉)에는 우황청심원이 적합하다. 체질적으로 음인(陰人)에겐 사향소합원, 양인(陽人)에겐 우황청심원이 맞다.

722.

우황청심원이 서른 가지 약재로 구성되지만 차가운 성질로 기운 내리는 고미(苦味)가 지배한다. 반면에 열다섯 가지 약재로 이루어진 사향소합원은 신미(辛味)가 지배하여 기운을 발산시키며 돌린다. 같은 개규성신(開竅醒神)인데 지배하는 맛에 따라 이처럼 차이난다.

음혈(陰血) 부족 입장에선 사향소합원이 반갑지 않다. 매운맛이 음혈을 소모시켜서다. 개규성신하는 처방 자체가 약성 강한 탓에 장기 복용할 수 없다. 음혈을 말리는 사향소합원은 더욱 그렇다.

723.

개규성신약(開竅醒神藥)은 감각을 활성화시키지 긴장을 완화하진 않는다. 우황청심원은 배합된 청열약(淸熱藥) 덕분에 긴장 완화 작용이 있어서 중풍(中風) 응급약임에도 일반 의약품으로 사용되고 있지만 사향소합원은 그렇지 않다. 기운을 강하게 돌리면서 음혈(陰血) 소모시키기 때문에 응급약으로만 가능하다. 단계 선생은 음혈 고갈시키는 처방이 많다며 『화제국방』을 비판했는데 사향소합원이 『화제국방』을 대표하는 처방 가운데 하나다.

724.

내가 학칭시절, 공황 발직 때마다 매달렸던 사향소합원은 올비른 선택이 아니다. 장기 복용할 처방은 아니었다. 식울(食鬱)과 폐조심열 (肺燥心熱)로 야기된 공황장애에 있어서 사향소합원은 식울에 효과적이다. 임상에선 소합원을 응급 소화제로도 사용한다. 급체(急滯) 치료에 탁월하다. 소합원이 발작을 진정시킨 것은 식울 풀어서인데 그렇다고 음혈(陰血) 부족으로 폐조(肺燥)한 내가 계속 매달릴 수 없는 약이었다.

725.

사향소합원을 요청하는 공황장애 환자들이 있다. 그런데 나는 처방하지 않는다. 공황 발작을 멈추게 하지만 장기 복용으로 인한 음혈(陰血) 고갈이 염려되어서다. 음혈 마르면 근본 치료가 어려워진다. 나와 같은 시행착오를 환자가 경험하도록 만들고 싶지 않다. 소합원을 손에 쥐고 등교하던 내 모습을 환자가 재연하지 않길 바란다. 음혈 말리지 않고도 식울(食鬱) 푸는 방법이 있는데 폐조(肺燥)를 악화시키면서까지 소합원에 매달릴 이유 없다.

726.

석창포는 개규성신약(開竅醒神藥) 가운데 가장 순하다. 탕제(湯劑)에 쓰이는 유일한 성신약이다. 다른 성신약은 물에 끓일 수 없어서 환(丸)으로 복용 가능하다. 사향소합원과 우황청심원 모두 환약(丸藥)인 이유다. 석창포는 끓일 수 있어서 상대적으로 부드럽게 작용한다. 그래서 우울한 날 복합차에 사용된다. 단미차(單味茶)로도 복용 가능하나 신미(辛味)의 성신약이므로 음혈(陰血) 부족 환자는 신중히 복용해야 한다.

727.

우울한 날 복합차의 양념은 산수유다. 석창포를 제어한다. 음혈(陰血) 말리는 석창포의 신미(辛味)를 산수유의 산미(酸味), 삽미(澁味)가 제어한다. 시큼 쌉쌀한 맛을 지닌 산수유가 기운 수렴으로 음혈을 생성시켜 석창포 피해를 막는다. 산수유의 강한 수렴은 새는 정(精)까지 붙잡는다. 아울러 생식기 음혈을 충족시킨다. 남자에게 좋다며 광고되는 이유다. 이에 우울한 날 복합차는 신경성 성기능 장애에 섭생(攝生) 차원으로 사용 가능하다.

728.

굴피는 석창포의 습담(濕痰) 제거를 증진시킨다. 굴피 도움으로 석창포 효능이 강화되어 우려되는 음혈 소모를 산수유가 보완한다. 이것이 복합차 배합의 묘미다. 우울한 날 복합차에서 석창포와 산수유 빠지고 연잎, 굴피, 대추로 구성된 제품이 옴니허브 수험생 아침차다. 시험 공부하는 학생의 긴장 완화를 돕는다. 석창포가 들어가지 않으니 보완 대상 없어진 산수유도 함께 빠진 것인데 우울한 날 복합차보다 부드럽게 작용한다.

729.

산민한 날: 집중력 강화시키는 복합차다. 검정콩, 지황, 대추, 결명자, 황기로 구성된다. 사람들은 집중력 높이려고 커피 마시는데 카페인 각성(覺醒)은 일시 효과에 불과하다. 정신 차리고자 뺨 때리는 격이다. 집중 못해 몽롱한 사람의 뺨을 카페인으로 계속 때릴 순 없다. 집중 못하는 이유, 정신 몽롱한 원인을 근본적으로 다스려야 한다. 근본 치료법은 수기(水氣) 보충이다. 오행(五行) 가운데 수(水)가 부족하면 집중력이 떨어진다.

730.

집중력은 수기(水氣)에서 나온다. 음혈(陰血)과 정(精)이 충만해야 집중력 있다. 공부에 집중 못한다며 자식에게 홍삼 먹이는 부모 많은데 의미가 없다. 오히려 역효과다. 홍삼은 수기 돕는 약재 아니기 때문이다. 홍삼은 양기(陽氣) 북돋지 음혈과 정을 보충하지 않는다. 수기 부족으로 집중력 결여된 아이를 홍삼으로 양기 높이면 넘치는 에너지를 주체 못해 더욱 산만해진다. 주의력결핍 과잉행동장애(ADHD) 역시 수(水) 고갈이 원인이다.

731.

주의력 결핍되고 과잉 행동 보이는 사람이 적지 않다. 얼마나 많으면 ADHD라는 병명(病名)이 생겼겠는가. 거창하게 병명 붙일 필요 없이 이 문제는 수기(水氣) 부족, 음혈허(陰血虛), 신정(腎精) 고갈이 원인이다. 음상부족(陰常不足)한 현대 문명이 ADHD 환자를 양산하고 있다. 아이들에게 특히 문제됨은 소아 자체가 신진 대사 활발한 양물(陽物)이라 상대적으로 음(陰)이 부족해서다. 여기에 홍삼까지 먹이니 불난 집에 부채질하는 셈이다.

732.

소아 ADHD는 어머니의 태교(胎敎)와 연관된다. 성인 ADHD는 후천적인 문제지만 소아는 태교 오류에 따른 선천 질환일 수 있다. 선천 질환이라고 유전병을 의미하는 것은 아니다. 올바른 태교로 예방 가능하다. 자식의 신정(腎精) 부족을 막는 태교 말이다. 신정은 부모로부터 품부 받는 생명 물질인데 어머니의 그릇된 태교로 이것이 적어지면 체질적으로 수기(水氣) 부족한 사람이 된다. 수기 부족으로 기운 침강(沈降) 어려운 체질이 된다.

733.

기운이 침강(沈降)되지 못하고 승부(升浮)하면 짜증과 화를 잘 낸다. 집중력 떨어져 산만해진다. 언행이 경박하다. 이런 문제가 극에 달하면 질병으로 진단 받는다. ADHD 말이다. 음혈허(陰血虛)와 달리 선천의 신정(腎精) 부족은 후천적인 보충에 한계가 있다. 태교(胎敎)를 통한 예방이 최선이다. 임신부가 담배 피우고, 커피 마시며 매운 음식 탐닉하는 등 태열(胎熱)을 일으키면 자식의 신정이 고갈된다. 나의 태교서적은 이를 알리고자 저술되었다.

734.

산만한 날 복힙차에서 검정콩, 지황, 대추가 수기(水氣) 증진 약재다. 낮은 곳 향해 흐르는 물처럼 수기 증진으로 기운을 차분하게 침강(沈降)시켜 집중력을 높인다. 수기 부족(陰虛) 탓에 생길 수 있는 허열(虛熱)은 결명자가 다스린다. 병리적인 열(熱)을 다스리는 여러 약재 가운데 결명자가 선택된 이유는 눈과 머리를 맑게 하는 효능(淸頭目)이 있어서다. 승부(升浮)된 기운이 눈과 머리에 조성한 열을 결명자가 시원하게 풀어준다.

735.

황기는 양념이다. 검정콩, 지황, 대추를 통한 수기(水氣) 증진 과정에서 문제될 수 있는 부종(浮腫)을 막는다. 황기의 이수소종 (利水消腫) 효능이 물 고이지 않고 잘 흐르도록 만든다. 그리고 기운이 지나치게 침강(沈降)되지 않도록 황기가 승양(升陽)시켜 제어한다. 쉽게 부어서 몸 무거운 사람의 음혈(陰血)을 보충하려면 처방에 황기처럼 소종, 승양시키는 약재를 양념 삼아 추가함이 바람직하다. 염증성 질환이 없다는 전제에서 말이다.

736.

옴니허브 수험생 저녁차도 집중력 강화를 목표로 한다. 산만한 날 복합차에서 대추, 황기 빠지고, 구기자, 치자, 원지가 추가된다. 구기자가 검정콩, 지황과 함께 수기(水氣) 증진시키고, 치자가 결명자와 함께 수기 부족으로 야기된 병리적인 열(熱)을 다스려 승부(升浮)된 기운을 진정시킨다. 아울러 치자는 황기처럼 이수소종(利水消腫) 효능이 있어서 수기가 정체되지 않도록 제어한다. 수험생 저녁차에서는 치자가 황기 역할을 한다.

737.

수험생 저녁차에서 원지는 우울한 날 복합차의 석창포와 비슷하다. 심규(心竅)의 습담(濕痰)을 제거하는 개규(開竅) 작용이 있어서다. 다만 그 성질이 완만해서 개규약(開竅藥)으로 분류되진 않는다. 마음 진정시키는 안신약(安神藥)에 속한다. 영심(寧心) 작용 있는 복령과 같다. 복령(寧心)과 석창포(開竅)의 중간 단계가 원지다. 수험생 보약으로 자주 활용되는 총명탕엔 원지, 석창포, 복령(또는 복신)이 함께 들어간다.

738.

이상으로 옴니허브 제품을 단미차(單味茶)와 복합차(複合茶)로 나누어 설명했다. 이렇게 한방차가 다양한데 커피, 녹차 같은 카페인 음료만 마시지 말자. 한방차는 기호음료로 국한되지 않는다. 건강 증진에 도움 되고, 질병 치료에 보조 삼을 수 있다. 다만 음식 아님을 명심하자. 약성(藥性) 지닌 한약재이므로 한방차 선택에 한의사의 조언이 필요하다. 광고 문구에 현혹되는 일이 없어야 한다. 함부로 식수(食水) 삼지 말아야 한다.

739.

한방차 싫어하는 사람이 있다. 한약 특유의 향과 맛에 익숙하지 않아서다. 소화기 약해 단미차(單味茶)조차 마시기 힘든 환자도 있다. 오미(五味: 酸苦甘辛鹹) 자체가 소화에 부담인 것이다. 이런 경우 담미(淡味)의 곡물차를 권한다. 한약재와 달리 음식으로 익숙하고, 담담한 맛을 지녀 소화에 부담 없는 곡물을 끓인 차 말이다. 현미차가 대표적이다. 살짝 볶은 현미를 끓이면 된다. 구수한 담미(淡味)가 음혈(陰血)을 증진시킨다.

현미는 감미(甘味) 아닌 담미(淡味)인 덕분에 소화력 저하시키는 비습(脾濕)을 조성하지 않으면서 음혈(陰血)을 보충한다. 부드럽게 작용하므로 효과가 미약하지만 체질과 소화에 부담 없이 복용 가능하다. 그래서 우리가 쌀을 주식(主食) 삼는다. 가장 순한 보음혈(補陰血) 약재가 쌀이다. 환자가 회복 과정에서 쌀미음이나 쌀죽을 먹는 이유다. 부드러운 음혈 보충으로 체력 회복의 기초를 마련해준다.

가뭄으로 마른 땅에 갑자기 많은 물을 부으면 땅에 흡수되지 못해 홍수 일으킨다. 체력이 극도로 약한 환자를 강하게 보음혈(補陰血)하면 비습(脾濕)이 생겨 소화 장애가 벌어진다. 습담(濕痰)이 양기(陽氣)를 막는다. 가문 땅은 물 붙기 전에 가볍게 물 뿌려 촉촉이 만들어야 한다. 땅 표면이 촉촉해진 다음에 물 부어야 홍수 없이 흡수된다. 미음이나 현미차로 몸을 촉촉하게 만든 다음 보음혈 약재를 처방해야 약효가 제대로 흡수된다.

임상에서도 쌀을 이용할 수 있다. 한약 먹으면 속 쓰린 환자의 처방에 현미를 넣는다. 현미의 담미(淡味) 덕분에 전체 한약 맛이 부드러워진다. 담담한 맛이 오미(五味)의 소화기 자극을 완화시킨다. 소화기 민감하거나 궤양 있어서 어떤 한약을 먹어도 속 쓰린 환자에게 현미를 처방하자. 나 역시 그렇다. 소화 점막이 민감해 한약 특유의 맛이 거북할 때가 있다. 이에 내가 복용하는 처방엔 현미를 양념으로 추가한다.

743.

멥쌀을 사용하자. 찹쌀은 성질이 열(熱)해서 장기 복용이 부담스럽다. 양인(陽人)은 찹쌀을 오래 먹으면 속에 열이 뭉친다. 『동의보감』에서도 찹쌀을 경계한다. "많이 먹으면 경락(經絡) 막혀서 팔다리를 잘 쓰지 못하고, 풍(風) 생기며, 기(氣)가 동(動)한다." 찹쌀의 열성(熱性)은 조직을 이완시킨다. 팔다리가 약해지는 이유다. 위무력(胃無力), 위하수(胃下垂) 환자는 특히 먹지 말아야 한다. 위장 근육도 이완되어 증세가 심해지기 때문이다.

744.

소화에 좋다며 찹쌀 먹는 환자가 많은데 장기적으론 나쁘다. 위장 활동을 나약하게 만들어서다. 현미차를 끓이거나 처방에 쌀 첨가할 경우 찹쌀 아닌 멥쌀을 선택하자. 찹쌀을 약으로 사용할 때도 있다. 지혈(止血) 목적에서다. 찹쌀의 점성은 피를 멈춘다. 코피나 변혈(便血), 자궁 출혈에 찹쌀 볶아서 끓여 마시면 된다. 출혈 환자의 처방에 볶은 찹쌀을 첨가해도 된다. 다만 단기간 사용해야 한다. 지혈되면 복용을 중지하자.

745.

소화에 지장 없는 것이 중요하지만 너무 잘 되어도 문제다. 찹쌀이 그렇다. 소화가 빨라 문제다. 빠른 소화, 흡수로 혈당 높이니 당뇨 환자는 찹쌀을 먹지 말아야 한다. 발아 곡물도 마찬가지다. 소화에 좋다며 발아 현미로 밥해먹는 사람이 많은데 바람직하지 않다. 발아 현미가 소화제이기 때문이다. 곡아(穀芽)라는 약명(藥名)의 소화제다. 소화제를 밥 삼으면 위장이 무력해진다. 아무리 영양이 풍부해도 소화제를 밥으로 먹어선 안 된다.

746.

뉴욕타임스 매거진이 2010년에 선정한 아이디어 상품엔 음료가 포함되어 있다. 이완 음료가 그것이다. 커피 같은 각성 음료가 지배하는 시장에 이완(relaxation) 음료가 아이디어 상품으로 선정되었다. 이완 음료는 2010년 780억 원의 매출을 올렸고, 연간 26% 매출 성장이 기대되고 있는데 이러한 인기가 시사하는 바가 크다. 음상부족(陰常不足)한 현대인이 기운 침강(沈降)의 필요성을 본능적으로 느끼고 있다.

747.

양기(陽氣) 북돋는 기운 승발(升發)보다 기운 침강으로 음혈(陰血) 보충하는 방법이 현대인들에게 주목받기 시작했다. 문명으로 극에 달한 양상유여(陽常有餘) 문제로부터 벗어나려는 생존 본능이 발동되었다. 현실 감각 빠른 민간요법은 이미 실행하고 있고, 관련된 건강보조식품도 늘어나고 있다. 한의사 역시 동조해야 한다. 양(陽)보다 음(陰), 기(氣)보다 혈(血)을 중시하는 시각을 가져야 한다. 시대 흐름에 발맞추지 않으면 도태된다.

748.

옴니허브 한방차만 보아도 양기(陽氣)보다 음혈(陰血)이 중시됨을 알 수 있다. 기운 수렴으로 음혈 보충하려는 소비자가 많아지고 있음을 반영한 결과다. 이처럼 건강의 무게 중심이 양(陽)에서 음(陰)으로, 기(氣)에서 혈(血)로 이동하는 현실에서 언제까지 카페인 음료만 마실 것인가. 홍삼에 매달릴 것인가. 양기 북돋는 홍삼보다 음혈 보충하는 한방차가 현대인에게 바람직하다. 양기 증진이 요구되는 경우라도 여기에 합당한 한방차 복용이 경제적이다.

749.

전체 음료 시장에서 한방차 비중은 아주 작다. 소비자의 한방차 수요가 시장에 반영되지 않아 커피가 여전히 음료 업소를 지배하고 있다. 밖에서 한방차 마시려면 인사동에나 가야 할 정도다. 음혈 부족한 사람은 미팅이 쉽지 않다. 미팅하려고 카페나 찻집에 가면 카페인 음료만 있어서다. 한방차 없는 경우에 나는 허브티를 선택한다. 허브티 없으면 과일 주스를 고른다. 이마저 없는 곳에선 물 마신다.

750.

허브티로는 카모마일과 라벤더를 권한다. 기운 침강(沈降)하는 허브티 가운데 가장 보편적이다. 항진된 기운을 진정시켜 신경과민, 불안, 불면, 분노, 염증 등을 다스린다. 허브도 생약이므로 허브티 역시 한방차라 할 수 있다. 향기 지닌 방향성(芳香性) 약재가 허브인데 오미(五味)처럼 향(香)도 성질에 따라 기운의 승강(升降), 부침(浮沈)을 이룬다. 카모마일, 라벤더, 일랑일랑, 클라리세이지, 마조람, 샌달우드, 재스민 등이 기운 침강시킨다.

751.

과일 주스로 수입 열대과일을 피하자. 수입 과정에서의 안전도 염려되거니와 열대과일은 성질이 열(熱)해서 양상유여(陽常有餘)한 현대인에게 바람직하지 않다. 과일마다 성질이 다르다. 음양(陰陽)과 온냉(溫冷) 차이가 있어서 체질과 병증에 맞도록 먹어야 한다. 따라서 과일 주스도 한방차처럼 가려 마시자. 각각 과일에 대한 자세한 내용은 '핸드그린 강의실'을 참고 바란다. http://www.handgreen.co.kr/board/board.html?code=arshop_board1

752.

음혈(陰血) 양생법(養生法)

⑥ 카페인은 고미(苦味)를 지녔지만 이뇨(利尿) 작용 때문에 음혈을 말린다. 음혈 부족한 사람은 커피, 녹차, 홍차, 코코아 등의 카페인 음료를 기호품 삼아선 안 된다. 기호음료가 필요하다면 한방차를 권한다. 한의사 조언에 따라 선택된 한방차는 질병 예방과 치료에 보조 수단 삼을 수 있다. 한방차가 부담인 사람에겐 현미차 같은 곡물차를 권한다. 기호음료를 식수(食水)로 마시진 말자. 식수로는 순수한 물이 최고다.

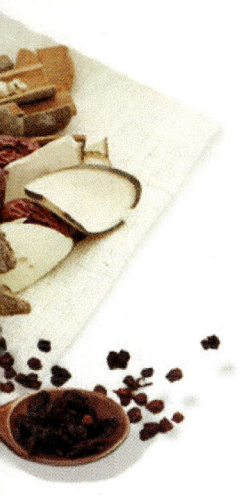

일곱 번째 방법: 성욕 승화시키자

753.

　[방로(房勞)] 타임머신이 있다면 과거의 나를 만나고 싶다. 나에게 조언하고프다. 2002년, 앤티크 가구 사려는 나를 말려서 고질적인 습진 피하련다. 군 제대 후, 복분자술을 만들지 못하게 해서 안구건조 피하련다. 한의대 본과 2학년 기말시험 앞둔 저녁, 탕수육과 커피를 먹지 못하게 해서 공황장애 피하련다. 더 거슬러 올라가 고등학생인 나를 만나고 싶다. 음혈(陰血) 부족의 근본 원인인 방로(房勞) 금하도록 조언히고프다.

754.

　방로(房勞). 방에서 벌어지는 과로. 과도한 성행위로 신정(腎精)이 소모되는 과로가 방로다. 남녀 간의 성관계뿐만 아니라 수음(手淫: 자위행위)도 방로를 야기한다. 방로는 남성에게 나타난다. 사정(射精)으로 정액이 낭비될 경우에 신정이 소모된다. 타임머신으로 고등학교 시절의 나를 만나면 신정의 소중함을 알려주고 싶다. 수음 자제를 조언하고 싶다. 수음으로 신정 소모되면 음혈(陰血) 부족이 심각해짐을 경고하고프다.

755.

스무 살 이전의 나는 병치레가 없었다. 대학 입학 후로 지금까지 쉼 없이 이어지는 잔병들이 스무 살 이전에는 없었다. 정화(丁火) 사주인 내가 스무 살부터 아버지의 무토(戊土) 보호를 받지 못한 결과로 명리(命理) 해석되는데 한의학 관점에선 청소년기의 어떤 문제가 병인(病因)으로 작용해 스무 살, 성년 이후로 만성적인 음혈(陰血) 부족을 야기한 것이다. 나를 괴롭히고 있는 여러 잔병들 모두 혈허(血虛)와 음허(陰虛: 虛熱) 질환이다.

756.

양인(陽人) 모두에게 음혈허(陰血虛) 질환이 나타나는 것은 아니다. 음인(陰人)보다 상대적으로 음혈(陰血) 부족하지만 그렇다고 양인 모두가 음혈허 환자는 아니다. 음혈 부족이 병리 질환으로 나타나려면 어떤 계기가 반드시 있어야 한다. 총알이 장전(음혈 부족)되어도 방아쇠를 당기지 않으면 총상 위험(음혈허 질환)이 없다. 방아쇠 당기는 행위. 순간의 행위가 총상 후유증을 평생 남길 수 있다. 방아쇠 예방이 그래서 중요하다.

757.

장염(腸炎)으로 설사, 과도한 운동으로 탈수, 여름철 일사병이나 열사병, 심한 독감이나 오래된 감기, 수혈 요구되는 수술, 오염된 환경에 노출, 정신적 충격, 육체적 과로 등이 음혈(陰血) 부족의 총알 장전된 사람에겐 음혈허(陰血虛) 질환이라는 총상 입히는 방아쇠다. 총알 없으면 방아쇠를 당겨도 발사되지 않듯이 음혈 충실하면 이상의 행위가 만성 질환으로 연결되지 않는다. 평소 음혈 부족한 사람은 이런 행위가 바로 질병으로 이어진다.

758.

"음혈허(陰血虛) 질환은 음혈 보충하면 쉽게 치유되지 않나요?" 환자로부터 자주 받는 질문이다. 원인을 알면 치료 간단할 것 같지만 그렇지 않다. 총상 깊이에 따라 다르다. 금방 치유되는 총상이 있는가 하면 완전한 회복이 어려운 문제도 있다. 음혈론(陰血論)을 주장하는 내가 음혈허 질환에서 벗어나지 못하는 이유다. 신정(腎精) 고갈에서 비롯한 음혈허 질환은 회복이 어려운 총상이다. 나는 그러한 총상을 청소년기에 당했다.

759.

신정(腎精)은 부모로부터 품부 받는 생명 물질이다. 그래서 선천지정(先天之精)이라 부른다. 음혈(陰血)은 선천지정과 후천지정(後天之精)을 원료 삼아 생성되는데 선천지정(腎精)은 부모로부터 받고, 후천지정은 음식물의 소화, 흡수로 만들어진다. 가벼운 음혈 부족은 영양 섭취를 통한 후천지정의 보충으로 해결되지만 선천지정 고갈에 따른 음혈 부족은 가벼운 문제 아니다. 태어날 때부터 그 양이 정해진 데다가 후천적인 보충이 쉽지 않아서다.

760.

선천지정(先天之精)인 신정(腎精)은 재생 불가능한 원유(原油)와 같다. 땅속 깊이 감추어진 원유처럼 선천지정도 오장(五臟) 중에서 가장 아래 위치한 신(腎)에 저장되어 있다. 태어날 때 부모로부터 품부받아 신에 보관된 선천지정은 살아가면서 조금씩 빼내어 음혈(陰血) 원료로 사용된다. 원유를 휘발유, 등유, 경유 등으로 가공하듯 말이다. 이렇게 빼내어 쓰다가 신정이 모두 소실되면 죽음을 맞이한다. 이에 한의학에서는 신정을 생명 물질로 삼는다.

761.

원유는 언젠간 고갈된다. 신정(腎精)도 그렇다. 원유가 모두 사라지면 현대 문명의 종말을 맞이하듯이 바닥난 신정은 죽음을 부른다. 장수(長壽) 비결은 간단하다. 용량 정해진 신정의 고갈을 늦추는 것이다. 선천적으로 많은 신정을 가지고 태어나 후천적으로 신정 절약한 사람이 장수한다. 장수인(長壽人)은 체력 튼튼하고 태교에 노력한 부모로부터 복(福) 받은 사람이고, 양생(養生) 노력으로 신정을 최대한 아낀 사람이다.

762.

부모로부터 신정(腎精)을 적게 타고나거나 살면서 신정 낭비한 사람은 장수 못한다. 신정이 선천적으로 적은 데다가 후천적으로 낭비하면 단명(短命)한다. 선천의 신정 용량은 부모에게 달렸으므로 개인이 어쩔 수 없지만 후천의 절약은 노력할 수 있다. 그렇다면 어떻게 신정을 절약할까? 신정 절약법은 간단명료하다. 호색(好色)하지 않는 것이다. 수음(手淫)이나 성생활(性生活)로 정(精)을 낭비하지 않는 것이다.

763.

땅속 원유처럼 신(腎)에 저장된 선천지정(先天之精)은 음혈(陰血)로 만들기 위해 조금씩 빼내어진다. 이처럼 신정(腎精) 빼내는 일을 신양(腎陽)이 한다. 신양이 원유시추기인 셈이다. 신양이 빼낸 선천지정과 위양(胃陽)이 음식을 소화, 흡수시켜 만든 후천지정(後天之精)이 합쳐져 음혈이 생성된다. 눈사람 만들 때 연탄재 중심으로 눈 뭉치듯이 선천지정은 후천지정을 모이게 하는 핵(核)이다. 음혈의 핵이 바로 신정이다.

764.

신정(腎精)은 음혈(陰血)의 핵(核) 외에도 자손번식의 역할을 한다. 자식에게 품부되는 신정의 핵이 된다. 원유시추기인 신양은 음혈 생성과 생식이 요구될 때마다 가동되어 신(腎) 깊숙이 보관된 선천지정(先天之精)을 빼낸다. 그런데 문제는 생식을 위한 신정 시추가 자손번식의 목적으로 국한되지 않는다는 점이다. 쾌락에 사용되는 것이 문제다. 사정(射精) 쾌감을 위해 자손번식과 상관없이 수시로 신정을 시추해 낭비하는 문제가 벌어진다.

765.

신정(腎精)은 영원히 샘솟는 물이 아니다. 에너지 절약하지 않으면 원유 고갈되듯이 빈번한 사정(射精)은 신정을 바닥낸다. 인체에는 태양광, 풍력 같은 대체 에너지도 없다. 생명 물질로는, 음혈(陰血) 핵(核)으로는 신정이 유일하다. 신정이 바닥나면 죽는다. 여성이 남성보다 장수하는 이유다. 본능적으로 색(色)을 탐하기 쉬운 남성은 원유시추기 움직임이 바쁘다. 사정으로 쉼 없이 신정을 빼낸다.

766.

성관계를 많이 할수록 장수한다는 언론 보도가 있었는데 어림없다. 왜곡된 정보다. 색(色)을 탐닉해서 장수한 것이 아니다. 평소 건강한 사람이라서 자주 성관계한 것이다. 부모로부터 품부 받은 신정(腎精) 많은, 복(福) 받은 사람이기에 원유시추기를 자주 가동해도 신정이 고갈되지 않았던 것이다. 원유 매장량이 많으면 시추기를 계속 움직여도 괜찮지만 그렇지 않은 경우엔 스스로 생명을 단축한다.

767.

신정(腎精) 매장량은 어려서의 건강으로 파악된다. 잔병치레 없이 성장한 사람의 매장량이 많다. 그리고 부모 건강을 통해 알 수 있다. 부모 모두 약골 아니다. 망진(望診)에서도 확인된다. 귀를 보자. 귀 모양새로 신정 용량이 파악된다. 이(耳)에서 신(腎)을 취상(取象)하는데 콩팥과 귀는 모양조차 비슷하다. 귀가 두텁고, 귓불 크게 늘어진 사람의 신정이 풍부하다. 불상(佛像)을 보라. 부처의 귀가 풍부한 신정을 상징한다.

불상의 귀가 상징하는 바 크다. 신정(腎精)이 풍부해야 성불(成佛)할 수 있다는 가르침을 준다. 정충(精充)이 먼저 이루어져야 기장(氣壯)을 통한 신명(神明)이 가능하다는 도가(道家) 가르침과 같다. 풍부한 신정은 기운을 차분하게 침강(沈降)시켜 깊은 의식(意識) 속에 숨겨진 자아(自我)를 찾게 한다. 불교 유식론(唯識論)은 진아(眞我)로 향한 식(識)의 침강 과정을 알려준다. 전5식→제6 의식→제7 말라식→제8 아뢰야식.

안이비설신(眼耳鼻舌身) 감각에 얽매이는 전오식(前五識) 단계에서 제6 의식과 제7 말라식을 거쳐 깨달음의 경지인 제8 아뢰야식까지 가려면 풍부한 신정(腎精)이 요구된다. 신정의 기운 침강(沈降)이 없으면 5식조차 벗어나기 어렵다. 이에 성불(成佛), 득도(得道)의 옷을 입는 첫 단추가 신정 지킴이다. 그래서 불가(佛家)와 도기(道家)는 금욕을 강조한다. 성욕(性慾) 차단으로 신정 지켜야 의식 침강으로 참된 자아(自我)를 만날 수 있어서다.

첫 단추 잘못 채우면 옷을 입을 수 없다. 신정 풍부하지 않은 상태에서 마음 수행과 수련은 의미 없다. 입지 못할 옷을 만지작거릴 뿐이다. 성불(成佛), 득도(得道)한 사림이 희박함온 수행, 수련이 부족해서가 아니다. 부모로부터 풍부한 신정 받기가 일단 어렵고, 성욕 차단으로 신정 지키기 더욱 어려우며 여기에 덧붙여 수행, 수련까지 해야 하기 때문이다. 이상 세 가지 조건이 동시에 충족되어야 깨달음을 얻는다.

771.

선천 인연[풍족한 신정(腎精)] 없는 후천 노력[성욕(性慾) 차단]과 수행, 수련은 깨달음에 한계가 있다. 선천 인연이 없는 데다가 후천 노력조차 하지 않으면서 수행, 수련에 임하면 주화입마(走火入魔)된다. 문란한 성관계에 빠지는 사이비 종교인들이 그렇다. 신정 부족 상태에서 마음을 모으면 의식 침강(沈降)은커녕 오히려 승부(升浮)된다. 승부된 기운은 감각이 지배하는 전오식(前五識)에 매달려 쾌락을 쫓게 한다.

772.

사람들은 성욕(性慾) 많은 것을 강한 정력(精力)으로 착각한다. 그런데 신정(腎精) 풍부해지면 오히려 성욕이 줄어든다. 색(色)을 탐하는 욕구 자체가 승부(升浮)된 기운이므로 신정의 기운 침강(沈降)이 욕구를 진정시킨다. 성욕 많은 사람은 정력가가 아니라 신정과 음혈(陰血)이 부족한 환자다. 신정 고갈로 기운 침강 어려워지면, 음혈 부족으로 허화(虛火)가 생기면 병적으로 색을 탐한다. 이 문제가 극에 달한 것이 섹스 중독이다.

773.

"폐병(肺病) 환자가 색(色) 밝힌다."는 옛말이 옳다. 여기서 폐병은 폐결핵(肺結核)으로 음혈(陰血) 부족 질환이다. 음혈 부족으로 허화(虛火) 뜨는 질병인데 이 허화가 성욕(性慾)을 일으킨다. 한의학에선 허화의 성욕 충동을 '상화망동(相火妄動)'이라 칭한다. 상화망동은 시추기인 신양(腎陽)을 자극해 원유(腎精)를 마구 퍼내도록 충동질한다. 이렇게 사정(射精)이 빈번해지면 신정은 계속 소모되고, 상화는 더욱 망동해서 성욕 충동이 강해지는 악순환에 빠진다.

774.

이상의 악순환이 반복되어 신정(腎精)이 고갈되면 인체 전반에 경고등이 켜진다. 생명 보존을 위해 신정 낭비 중단하라는 경고다. 이러한 경고등에는 '신허(腎虛)'라는 병명(病名)이 붙는다. 신허이명(腎虛耳鳴), 신허요통(腎虛腰痛) 등이 그렇다. 신허 경고등 무시하고 사정(射精) 쾌감에 계속 매달리면 돌이킬 수 없는 문제가 벌어진다. 회복 불가능한 만성 음혈(陰血) 부족에 빠진다. 음식으로 보충되지 않는 선천지정(先天之精)이 말라 버리는 것이다.

775.

질병 퍼레이드는 이렇게 시작된다. 신정(腎精) 고갈에 따른 만성 음혈(陰血) 부족은 잔병치레를 부른다. 임상에서 크고 작은 증세들을 끊임없이 나열하는 환자들이 그렇다. 보음혈(補陰血)로 몇몇 증상 호전된다고 질병 퍼레이드가 멈추지 않는다. 선천지정(先天之精)인 신정 보충이 어려운 까닭이다. 예방이 최선이다. 색(色)을 탐하지 않는, 성욕(性慾) 통제로 신정을 절약해야 질병 릴레이가 막아진다.

나의 질병 릴레이는 한의대 입학한 스무 살부터 시작되었다. 어린 시절과 청소년기에는 잔병조차 없었다. 초등학생, 중학생 때엔 사교적인 성격으로 친구 많았고, 리더십 지녀 학생회 활동을 했다. 천문학자를 꿈꾼 학생이었다. 그러던 내가 지금은 딴판이다. 자폐 성향으로 혼자 있기 좋아하고, 대인기피로 사람 상대 힘들어한다. 천문학자를 희망하던 내가 이제는 우주와 같은 광활한 풍경에 무서움 느낀다.

이렇게 변한 까닭을 안다. 질병 퍼레이드 시작된 이유, 성격마저 바꾼 원인이 무엇인지 알고 있다. 문제는 그 이유와 원인을 알아도 해결법이 없다는 사실이다. 신정(腎精) 고갈로 만성 음혈(陰血) 부족에 빠진 문제는 양생(養生)과 섭생(攝生)으로 근본 해결이 어렵다. 해결 가능하다면 한의사인 내가 음혈 부족으로 계속 고생하겠는가. 음혈론(陰血論) 연재는 여러분을 나처럼 평생 후회하는 일 없도록 안내하기 위함이다.

원흉은 학업 스트레스. 나의 학창기는 학원, 과외 없던 시절이었지만 학업 스트레스 적지 않았다. 강남 8학군이라 학습 분위기 과열 상태였다. 학생의 열성보다 학부모의 극성이 앞섰다. 나는 중학교 때 영어 교과서 전체를 암기했다. 자발적인 암기가 아니었다. 강압이었다.

정기적으로 부모 앞에서 암송해야 했으니 중학생, 그 어린 학생에게 학업 스트레스가 오죽했겠는가.

779.

고등학교 때에는 더 심했다. 다섯 시간 이상의 수면이 어려웠다. 스트레스 해소조차 허락되지 않았다. 일주일에 TV 한 프로만 볼 수 있었던 상황에서 어찌 스트레스 해소를 바라겠는가. 시간 소요되는 운동과 취미는 어림없었다. 학습 기계처럼 오로지 공부만 했다. 스트레스로 궁지에 몰린 나는 쾌락을 선택했다. 오랜 시간 소요되지 않고 빠르게 쾌락을 주는 수음(手淫)에 집착한 것이다.

780.

"그 덕에 지금 자네가 진료할 수 있는 거야." 어느 선배의 지적이다. 학창기 스트레스를 고백하니 이렇게 말씀하셨다. 옳은 말인지도 모른다. 그러나 나는 만성 음혈(陰血) 부족으로 질병 릴레이에 시달리면서까지 한의사가 되고 싶진 않다. 안정된 직업을 가지지 못하더라도 몸과 마음 건강한 사람이 되고프다. 학업 스트레스 자체를 원망하진 않는다. 신정(腎精) 소모시킨 수음(手淫)을 스트레스 돌파구 삼았던 것이 한(恨)스럽다.

781.

양방에선 인정하시 않는다. 정액(精液)을 단백질 덩어리에 불과 하다고 본다. 언제든 생성 가능한 물질로 여기는 까닭에 수음(手淫)을 건강상 해롭다고 지적하지 않는다. 그러나 한의학에선 다르다. 지나친 수음(手淫)과 성관계가 방로(房勞)를 야기해서 건강을 해친다고 강조한다. 모든 한의서(漢醫書)의 공통된 가르침이다. 단계 선생도 색(色)을 탐해서 벌어지는 방로가 음상부족(陰常不足)의 원인 가운데 하나임을 지적했다.

782.

한의학뿐만 아니다. 동양학 전체가 방로(房勞)를 경계한다. 남녀 성관계를 건강과 종교로 승화하는 가르침도 있지만 이는 풍부한 신정(腎精)을 바탕으로 정충(精充) 이루어진 사람에게 해당된다. 기운의 무게 중심이 인체 하부에 있는 오뚝이 같은 사람에게만 통하는 가르침이다. 여기에 수음(手淫)은 해당되지 않는다. 성관계는 남녀 간의 음양(陰陽)이 교감되지만 자위행위는 그렇지 않다. 수음의 긍정적 승화는 불가하다.

783.

한의사를 비롯해 동양학자 모두 수음(手淫)에 부정적이다. 음양(陰陽) 교감 이루어지더라도 신정(腎精) 소모되는 성관계 역시 긍정하지 않는다. 과민 반응 아니다. 임상에서 확인되기 때문이다. 방로(房勞)로 건강에 문제 생긴 환자가 적지 않다. 과도한 사정(射精)의 악영향이 과학적으로 증명되지 않았고, 정액은 단백질에 불과하다는 양방 견해를 방패삼아 성(性)의 쾌락에 빠진 방로 환자가 많다.

784.

멀리서 찾을 필요 없다. 나 자신이 그렇다. 바로 내가 방로(房勞) 피해자다. 내 귀를 보라. 칼귀다. 귀가 얇은 데다가 귓불 없다. 나의 이(耳)를 취상(取象)하면 부모로부터 품부 받은 선천지정(先天之精)의 빈약을 알 수 있는데 적은 신정(腎精)을 아끼지 못하고 청소년기에 수음(手淫)으로 탕진했다. 내가 스무 살 이후로 지금까지 음혈허(陰血虛)로 고생하는 이유다. 음혈 보충 처방을 열심히 복용해도 해결이 어려운 이유다.

785.

청소년기에 이미 음혈(陰血) 부족 신호가 있었다. 잠자려 누우면 가슴 짓누르는 느낌이 신호였다. 이는 심장 음혈 부족한 심혈허(心血虛) 증세로 수음(手淫)을 멈추라며 몸이 보내는 경고였는데 한의학 모르는 학생이 깨달을 리 없었다. 설사 인식해도 학업 스트레스로 궁지에 몰린 상황에서 중단하기 힘들었을 것이다. 원유시추기가 과열되어 일시적으로 신양(腎陽)에 문제(陰痿) 생길 지경까지 쾌락에 매달렸다.

786.

한의대 입학 후에도 학업 스트레스는 이어졌다. 학습 분량이 훨씬 많아졌다. 수천 년 축적된 한의학 지식을 습득하는 일이 간단하겠는가. 그만큼 시험도 많이 쳐야 했다. 학업과 시험 중압감은 한의대생이라면 누구나 경험한다. 학업 부담에 눈물 흘리는 친구를 본 적 있다. 시험 중에 기절하는 동료도 있었다. 전체 동기 가운데 10%가 진급 포기할 정도로 한의학 공부는 쉽지 않았다.

787.

한의사의 돌팔이 단체 비판을 밥그릇 싸움으로 보는 사람 많은데 여러분도 6년간 고생 해 보면 이해될 것이다. 6년을 눈물 흘리고 건강 해치며 공부해도 어려운 한의학을 학원에서의 간이 교육으로 습득하려는 돌팔이에게 답답한 마음 가질 수밖에 없다. 간단한 치료술 습득은 가능하겠지만 한의학은 술(術)이 전부가 아니다. 기술보다 진료의 관(觀)이 중요한데 그 관은 간단하게 배워지지 않는다.

788.

정확한 진단이 배제된 치료술은 위험하다. 만병통치의 술(術)은 없기 때문이다. 환자 체질과 질병 증세에 따라 치료술이 다른데 어떤 시술을 할지 감별하는 것이 진단이다. 진단을 위해선 한의학 관(觀)이 반드시 필요하다. 관(觀) 형성은 언어 학습과 같아서 적지 않은 시간이 요구된다. 한의대 6년을 한의관(韓醫觀) 형성 과정이라 말해도 과언 아니다. 한의대는 단순히 치료술을 가르치는 곳이 아니다.

789.

알파벳과 몇몇 단어 암기한다고 영어 회화에 능숙하겠는가? 이 질문에 누구나 "아니다."라고 답할 것이다. 그런데 가능하다고 주장하는 사람이 있다. 학원에서 속성으로 배운 기술로 환자 치료에 나서는 돌팔이가 그렇다. 자기 자신과 가족에게 시술하려 배우는 것은 몰라도 이를 돈벌이 수단으로 삼으면 심각해진다. 가족 여행에서는 보디랭귀지 포함된 어설픈 영어 회화가 통하겠지만 공식적인 외교나 사업에서는 크게 문제된다.

790.

나는 한의대 시절에 일부러 치료술을 공부하지 않았다. 술(術)에 매달리면 관(觀) 형성에 방해되어서다. 동기들이 침술과 처방에 열중할 때 나는 인문학을 공부했다. 성리학, 사주 명리학, 관상학, 불교 유식학, 도교 등 동양 철학에 집중했다. 지금 나는 이렇게 형성된 한의관(韓醫觀)으로 진료하고 있다. 음혈론(陰血論)도 연재하고 있다. 구체적인 관 형성 방법이 궁금한 분은 내가 저술한『한의학 어떻게 공부할 것인가』를 참고하기 바란다.

791.

나는 치료술을 졸업 후에 습득했다. 술(術)은 수학 공식처럼 암기하면 쉽게 얻을 수 있다. 반면에 관(觀)은 수학 원리를 이해하는 것과 같아서 간단치 않다. 온종일 공부하고 생각 가능한 학창시절에 한의관(韓醫觀) 기초를 세울 수 있다. 졸업하면 일로 바빠 어렵다. 한의사가 되면 치료술 수집에 열중하느라 한의관 형성할 시간과 여력이 없어진다. 이처럼 관 형성에 적합한 때가 있다.

792.

돌팔이는 관(觀) 자체를 무시한다. 암기로 습득되는 것이 아니기 때문이다. 술(術)만으로 돈벌이 가능해서다. 사실 치료술은 암기도 필요 없다. 계산기 도움을 받으면 간단하다. 수학 공식을 암기하지 않아도 계산기 두들기면 연산 가능하듯 말이다. 혈자리와 약재 나열한 침술, 처방 서적이 한의술(韓醫術) 계산기다. 이러한 자료만 있으면 일반인도 어렵지 않게 침과 뜸 시술하고, 한약을 지을 수 있다.

793.

계산기를 손에 쥐었다고 자신을 수학자로 여기지 마라. 학원 자료 보고 치료술 행한다고 관(觀)에 따라 진료하는 한의사를 가볍게 보지 마라. 원가 비교해서 한약 가격 비판함은 무리다. 진단(觀) 비용이 포함되어서다. 의료용 한약재는 그것을 안전하게 사용하도록 진단하는 비용이 약값에 포함된다. 따라서 비용 문제 삼아 계산기 남용을 합리화시키지 마라. 물론 의료비용 폭리는 한의사라도 비판 받아 마땅하다.

794.

대학 입학하면 학업 스트레스 해소될 줄 알았던 나의 기대는 착각이었다. 시험 치르기 위한 의무적인 공부뿐만 아니라 한의관 (韓醫觀) 형성을 위한 개인 공부가 엄청났다. 대학 6년을 도서관에서 생활했다. 그나마 다행은 고등학생, 재수시절의 입시 공부와 달리 자발적인 학습이 가능했다는 점이다. 억압된 환경이 아니어서 좋았다. 서울 집으로부터 멀리 떨어진 대구에서 한의대 다닌 덕분에 다른 스트레스를 줄일 수 있었다.

795.

대학시절엔 도서관 생활로 수음(手淫)할 시간조차 없었다. 그러나 청소년기에 신정(腎精) 소모시킨 피해가 표출되었다. 귀[耳]에서 시작되었다. 신허(腎虛) 이명(耳鳴)으로 말이다. 예과 2학년 때, 한쪽 귀가 제대로 들리지 않으면서 울림증이 생겼다. 당시엔 귀울림이 신허 이명인지 몰랐다. 청소년기에 매달렸던 수음 때문인지 더욱 몰랐다. 만성 음혈(陰血) 부족에 따른 질병 릴레이의 시작임을 알 리 없었다.

796.

이(耳)로부터 신(腎)이 취상(取象)되므로 환자 귀를 망진(望診)하면 신정(腎精)을 파악할 수 있다. 이는 문진(問診)으로도 가능하다. 질문을 통해 환자 청력(聽力)에 문제가 확인되면 신정 부족이다. 신허(腎虛) 이명(耳鳴)도 여기에 속한다. 귀울림증[耳鳴]은 허실(虛實)이 감별되는데 신허 이명은 허(虛)에 따른 만성 이명이다. 실(實)에 속한 급성 이명은 치료가 쉽지만 신허 이명은 그렇지 않다. 신정 부족이 원인이라 간단하게 치료되지 않는다.

797.

급성 이명(耳鳴)과 달리 신허(腎虛) 이명은 나에게 치료 사례가 적다. 한약으로 신정(腎精)을 보충하려면 상당 시간이 요구되기 때문에 치료 도중 포기하는 환자가 대부분이다. 더구나 완전한 보충이 어려울 성노로 신정 고갈된 이명은 완치 불가능하다. 한의대 예과 때 내가 앓았던 이명은 다행히 치료되었다. 신정 보충 처방인 육미지황탕(六味地黃湯)을 오랜 기간 복용한 덕분에 이명에서 벗어났지만 이것은 신허 질환의 시작에 불과했다.

798.

귀울림에서 벗어나자 허리 통증이 찾아왔다. 허리에 무거운 물건이 매달린 것처럼 묵직한 통증이 생겼다. 신허(腎虛) 요통(腰痛)이었다. 이명(耳鳴)이 요통(腰痛)으로 바뀌었을 뿐 신허가 해결된 것이 아니었다. 신정(腎精)이 부족하면 귀뿐만 아니라 허리에도 문제가 생길 수 있다. 허리에 있는 신(腎)의 해부학적 위치가 연상된다. 남자에게 허리 중요하다는 말은 신정과 허리 관계에서 파생된 속설이다. 속설대로 신정 풍부한 사람은 허리가 강하다.

799.

뱃심 있어야 허리 튼튼하다는 말도 틀리지 않다. 뱃심, 배의 힘은 하초(下焦) 기운 충실해야 생기는데 이것은 정충(精充)을 의미한다. 뱃심 있는 사람은 무게 중심이 아래에 위치한 오뚝이와 같다. 뱃심 없으면 제하동계(臍下動悸)가 확인된다. 배꼽 아래로 만져지는 강한 맥동(脈動)인 제하동계는 대표적인 신허(腎虛) 징표다. 이에 신정(腎精) 부족을 제하동계로 복진(腹診)할 수 있다. 내 배를 복진하면 제하동계가 감지된다.

800.

칼귀에다가 제하동계(臍下動悸)까지 있는 나는 망진(望診)과 복진(腹診)으로 볼 때 전형적인 신허(腎虛) 환자다. 병리(病理) 과정도 그렇다. 질병 릴레이의 시작이 신허 이명(耳鳴)이고, 이것이 신허 요통(腰痛)으로 이어졌다는 사실이 증거다. 20대 초반 젊은이에게 신허는 가혹하다. 앞으로 살아갈 날 많은 사람에게 신정(腎精) 부족은 만성 음혈(陰血) 부족에 평생 시달려야 함을 의미하기 때문이다. 완전한 회복도 기약할 수 없다.

801.

신허 이명→신허 요통→공황장애→안구건조→습진(濕疹)→난시(亂視). 나의 질병 릴레이다. 내 모습은 진료실에서 온갖 아픔들을 쉼 없이 나열하는 신경쇠약 환자와 다름없다. 신정(腎精) 부족에 따른 신허(腎虛)로 만성 음혈(陰血) 부족에 빠지면 나처럼 된다. 중병(重病) 아닌 문제 가지고 엄살 부리는 모습으로 보일지 모르겠다. 그러나 질병들이 꼬리 물고 계속 이어지면 삶의 질이 크게 저하된다.

802.

삶의 질 저하는 우울증을 동반한다. 중병(重病)이 아니더라도 질병 릴레이가 우울증으로 향하면 생명이 위협 받는다. 신병(身病) 비관 자살이 이러한 우울증에서 비롯하기 때문이다. 우울증은 희망이 보이지 않을 때 생기는데 질병 릴레이로 건강에 희망 없을 경우 비관하게 된다. 만성 음혈(陰血) 부족 환자 대부분 신병을 비관하여 우울증에 빠진다. 우울증 자체도 음혈이 부족해서 생기는 질환이기에 더욱 그렇다.

803.

만성 음혈(陰血) 부족 환자는 살얼음판 걷는 신세다. 언제 차가운 물에 빠져 허우적거릴지 몰라 노심초사한다. 이러한 노심초사는 건강염려증을 부른다. 침소봉대해서 작은 문제에도 큰 고통 호소하는 과민증을 보인다. 건강염려증과 과민증은 음혈이 만성으로 부족한 환자에게 나타난다. 질병 릴레이 속에선 건강염려증과 과민증이 생길 수밖에 없고, 우울증으로 쉽게 진행된다. 따라서 만성 음혈 부족을 치료하려면 심리적 배려가 요구된다.

804.

일반 음혈(陰血) 부족과 달리 건강염려증, 과민증 그리고 우울증을 동반한 만성 음혈허(陰血虛) 환자는 의료인이 심리적으로 배려해 주어야 한다. 환자의 노심초사를 공감하면서 호소를 귀담아 들어주는 자세가 필요하다. 그러기 위해선 의료인의 신정(腎精)이 풍부해야 한다. 신정에 부족함 없어야 기운 침강(沈降)으로 차분하게 환자 하소연을 귀담아 듣는다. 기운 승부(升浮)된 의료인은 하소연 많은 환자에게 짜증을 부린다.

805.

나는 반성한다. 환자의 노심초사를 공감하면서도 호소를 귀담아 주지 못함에 반성한다. 반복된 질문에 짜증 부리는 내 모습이 부끄럽다. 이렇게 반성만 되풀이하는데 신정(腎精) 부족으로 기운 침강(沈降)이 어렵다 보니 타인의 말을 차분하게 듣지 못한다. 승부(升浮)된 기운으로 내 말만 한다. 이에 건강염려증, 과민증, 우울증 동반된 만성 음혈(陰血) 부족 환자를 진료할 자격이 나에게 없다.

806.

신정(腎精)은 귀[耳]와 연관된다. 귀 모양새로 신정 상태가 망진(望診)되고, 청력(聽力) 문제되는 질환은 신허(腎虛)인 경우가 많다. 그리고 대화 자세도 그렇다. 대화할 때 타인의 말을 듣기보다 자신 이야기 많은 사람은 신정 부족에 따른 음허(陰虛)로 허화(虛火) 지닐 가능성 높다. 이는 충만된 양기(陽氣)로 자기표현 뚜렷한 것과 다르다. 타인의 말과 의견을 포용하지 못하고 자기주장만 내세우는 것은 단순한 성격 문제 아니다.

807.

성격 탓이라 여긴 것이 병리(病理) 증세인 경우가 적지 않다. 타인에 대한 포용력 부족이 질환에 따른 문제일 수 있다. 성격 바뀌었다는 이야기 듣는 사람이 그렇다. 예전과 달리 "고집 세졌다.", "자기주장 강해졌다.", "타인에 대한 불평, 불만 많아졌다."며 평가 달라진 사람은 신정(腎精) 부족, 음혈허(陰血虛) 환자일 가능성 높다. 현재 우리 사회가 혼탁함은 이러한 환자가 많아진 탓에 대화 소통이 어려워서다. 서로 자기 말만 한다.

폭주노인(暴走老人)도 마찬가지다. 폭주노인은 일본에서 만들어진 용어로 노인 범죄를 가리킨다. 동명(同名)의 책이 출간될 정도로 현재 일본은 폭주노인 급증이 사회 문제다. 사소한 일에 격분하고, 폭력 휘두르며 심지어 살인까지 저지르는 폭주노인은 우리나라도 증가 추세다. 사람들은 폭주노인의 난폭한 언행을 이해할 수 없다지만 나는 원인을 안다. 그 노인들의 성격 문제 아니다. 질병에 걸린 환자라서 그렇다.

폭주노인은 신정(腎精) 부족에 따른 만성 음혈(陰血) 부족 환자다. 음허화동(陰虛火動) 탓에 병적으로 승부(升浮)된 기운이 감각을 폭주시켜 사소한 일에 격노하도록 만든다. 나이 들수록 선천적인 신정이 부족해지는데 설상가상으로 후천적인 음혈 부실이 폭주노인을 만든다. 따라서 폭주노인을 예방하려면 젊은 시절부터 신정을 아껴야 한다. 나이에 따라 자연스레 소모되는 신정은 어쩔 수 없지만 음혈 보충 노력이 후천적으로 요구된다.

노인은 언제나 존재했다. 나이 들수록 신정(腎精) 부족해짐은 노인이면 누구나 그렇다. 그런데 왜 폭주노인 문제가 현대에 부각되었을까? 동서고금 막론하고 존재했을 폭주노인이 우리 시대에 문제되고 있음은 이러한 노인이 급증해서다. 급증한 이유는 현대 문명으로 양상유여(陽常有餘) 음상부족(陰常不足)이 심해진 탓이다. 양기(陽氣) 가득한 문명, 생활, 습관, 음식, 약 등이 노인의 신정과 음혈을 더욱 말려 폭주하도록 만들고 있다.

811.

나도 예외 아니다. 폭주노인 될 가능성이 상대적으로 높다. 청소년기 신정(腎精) 낭비가 장년기 만성 음혈(陰血) 부족으로 이어진 나는 노년기 폭주가 염려된다. 이미 폭주 징후 보인다. 쉽게 흥분하고 격노한다. 분노를 누르지 못하고 언행으로 표출한다. 나이 들수록 심해진 분노 표출은 40대 초반에 이르러 극에 달했는데 이젠 표출 자체가 어렵게 되었다. 어렵다기보다 두려워 삼간다는 표현이 정확하다.

812.

분노 표출의 피해를 바로 경험해서다. 밖으로 쏜 분노의 화살이 나 자신에게 꼽힘을 경험한다. 화살 상처는 구체적인 질병으로 나타난다. 분노를 표출할 때마다 오른쪽 시력이 급격히 떨어지고, 고질적인 피부병이 재발한다. 분노로 조성된 간화(肝火)가 눈과 피부에 뭉침을 매번 경험하니 분노 표출이 두렵다. 피해가 두려워 언행 폭주를 삼가고 있지만 쉽게 분노하는 문제는 여전하다. 만성 음혈(陰血) 부족의 망령이 질기고 무섭다.

813.

만성 음혈(陰血) 부족 환자의 사소한 분노는 소음으로도 야기된다.

작은 소음이 음혈 부족 환자에겐 큰 고통으로 분노를 일으킨다. 음허화동(陰虛火動)으로 폭주된 감각이 자극받아 그런데 유독 청력(聽力) 자극이 크다. 귀[耳]와 연관되는 신정(腎精) 특성이 여기서도 확인된다. 신정 낭비로 만성 음혈 부족에 빠진 사람은 청력 예민해져 사소한 소음에 분노한다. 소음 분노는 폭력과 살인으로 표출되기도 한다.

814.

층간 소음으로 인한 폭력, 살인 사건이 뉴스에 종종 보도된다. 이불 터는 소리 시끄럽다고 이웃집 부인을 총으로 살해한 폭주노인 사건이 일본에서 벌어지기도 했다. 소음에서 비롯된 극단적인 범죄의 뿌리는 만성 음혈(陰血) 부족에 있다. 소음에 마음 불편한 것은 누구나 그렇지만 만성 음혈허(陰血虛) 환자는 몹시 힘들어한다. 가벼운 생활 소음에도 고통 받는다. 스트레스가 극에 달하면 언행으로 분노를 표출한다.

815.

소음에 대한 분노 표출은 나도 경험이 많다. 천방지축 아이로 인해 층간 소음이 끊이지 않는 윗집에 계속 항의해서 이사하도록 만든 일이 있다. 나 역시 이사했다. 가족에게 예민한 모습 보이기 싫어 아파트 꼭대기로 이사했다. 그런데 새로운 소음에 노출되었다. 꼭대기라 층간 소음은 적었으나 엘리베이터 모터 소리가 귀에 거슬렸다. 아파트 꼭대기에 엘리베이터 작동 모터가 있음을 몰랐던 것이다.

아파트 소음 싫으면 단독 주택에 살라는 말을 자주 듣는다. 그러나 나는 도피가 해결책 아님을 안다. 문제 원인이 소음 자체가 아닌 나에게 있음을 깨달은 것이다. 만성 음혈(陰血) 부족을 해결하지 않으면 감각 자극으로부터 자유로운 곳이 없음을 깨달았다. 단독 주택으로 이사 가도 음혈 부족으로 인한 청력(聽力) 과민이 해소되지 않는 이상 다른 소음에 고통 받을 것이 분명하다. 이사로 해결될 문제가 아니다.

도심(都心) 생활하는 스님이 계셨다. 도시 소음이 수행에 방해된 스님은 산사(山寺)로 거처를 옮겼다. 그런데 산사에서도 수행할 수 없었다. 소음 없는 고요의 적막이 마음에 거슬린 것이다. 이 스님에게 문제된 것은 외부 환경이 아니다. 절대 고요마저 불편하게 만든 감각 폭주가 문제다. 음혈(陰血) 부족으로 야기된 기운 승부(升浮)가 이 스님의 번뇌(煩惱)다. 생활 소음의 고통은 피할 일 아니라 기운 침강(沈降)시켜야 하는 치료 대상이다.

나는 음악을 듣지 않는다. 소음으로 여겨서다. 바람 불고, 물 흐르며 새 짖는 자연의 소리가 음악보다 훌륭하게 느껴진다. 과거의 나는 반대였다. 음악을 즐겨 들었다. 청소년기에는 이어폰을 귀에 끼고 살았나. 음악을 들으며 공부했다. 그랬던 내가 이제는 음악을 듣지 않는다. 이어폰을 통한 음악 감상이 청력을 과민하게 만들기 때문이다.

감각 폭주를 진정시키려 멀리하다 보니 지금은 음악이 소음으로 여겨지게 되었다.

819.

음악 감상을 문제 삼는 것이 아니다. 이어폰 사용을 경계하는 것이다. 이어폰을 통한 집중된 소리 자극은 신정(腎精)을 소모시킨다. 아름다운 음악일지라도 신정 소모시키는 소리 자극은 소음과 다름없다. 소음 공해는 가축을 폐사시키고 사람을 병들게 하는데, 이는 신정 훼손의 병리(病理) 현상이다. 음혈(陰血) 보충으로 간단하게 극복되지 않는다. 이어폰의 소리 자극은 신정 말리는 소음 공해다.

820.

나의 청소년기는 신정(腎精) 수난 시기였다. 수음(手淫) 집착에 이어폰까지 끼고 살았으니 말이다. 설상가상이었다. 그 피해로 지금 나는 만성 음혈(陰血) 부족의 멍에를 짊어지고 있다. 출퇴근 지하철에서 나와 같은 멍에 짊어지려는 젊은이를 자주 본다. 이어폰 낀 젊은이를 볼 때마다 말리고 싶다. 타고난 신정이 풍부하거나 방로(房勞)로 소모시키지 않는 사람이면 상관없으나 그렇지 않은 경우 이어폰 사용을 말리고프다.

821.

음악 감상이 취미인 것은 좋다. 그러나 이어폰 감상은 바람직하지 않다. 이어폰 착용했을 때 옆 사람에게 소리 들릴 정도의 고음(高音)

감상은 신정(腎精) 훼손이 더욱 우려된다. 이런 사람들은 명심하자. 몸 상태가 예전 같지 않으면 이어폰 사용을 멈춰라. 특히 청력 문제가 확인될 경우 이어폰부터 버려야 한다. 청력이 과민해졌거나 반대로 저하되었을 때 신정 훼손의 경고(腎虛)임을 깨달아 이어폰 사용과 방로(房勞)를 멈추어야 한다.

822.

"성욕(性慾) 없애는 처방 있나요?" 어느 성직자의 질문이다. 신양(腎陽)을 사(瀉)하거나 상화망동(相火妄動)을 치료해 항진된 성욕을 진정시킬 순 있지만 성욕 자체를 없애기는 불가능하다. 병적으로 신양 훼손된 환자와 오래 수련으로 정충(精充) 이룬 수행자를 제외한 모든 사람, 특히 남성에게 성욕만큼 강한 본능은 없다. 성욕 같은 놈 하나 더 있으면 성불(成佛)할 사람 없다고 석가모니가 말씀하실 정도다.

823.

여성이 남성보다 수련과 수행이 용이하다. 여성에게도 성욕(性慾)이 적지 않은 본능이지만 남성만큼은 아니기 때문이다. 아침에 눈 뜬 후로 잠자기 전까지, 심지어 꿈속에서조차 색(色)을 탐하는 남성과 다르다. 남성보다 신정(腎精)을 지키기 쉬운 여성 수행자가 득도(得道)할 가능성 높은데 실제론 그렇지 않다. 월경(月經) 때문이다. 폐경 이전 매월 벌어지는 월경이 정기적으로 음혈(陰血)을 소모시켜 기운 침강(沈降)을 방해한다.

824.

도가(道家)에서 여성은 소주천(小周天) 자체가 불가능하기 때문에 득도(得道)할 수 없다고 한다. 인체 양(陽) 기운의 중앙 통로인 독맥(督脈)과 음(陰) 중앙 통로인 임맥(任脈)이 연결되어 기운 사이클을 형성하는 것이 소주천인데 여성은 월경 탓에 독맥과 임맥이 연결될 수 없어 소주천이 불가하다. 불가(佛家)도 같은 의견이다. 여성은 성불(成佛)이 어렵다고 경전에 기록되어 있다. 여성이 성불하려면 다음 생에 남자로 태어나야 가능하다고 한다.

825.

월경(月經) 때문에 여성은 쉽게 음혈(陰血)이 부족해진다. 여성에게 음혈허(陰血虛) 질환이 많은 이유다. 그래서 나는 가임(可姙) 여성 처방에 체질과 변증 상관없이 음혈 보충 약재를 반드시 추가한다. 남성의 신정(腎精) 소모는 수음(手淫)과 성관계 차단으로 통제 가능하지만 월경을 통한 여성의 음혈 소모는 인위적으로 막을 수 없어 별도 보충이 필요하다. 불가피하게 매달 소모되는 음혈을 보충하는 노력이 여성에게 요구된다.

826.

여성의 히스테리와 짜증, 감정 기복을 남성은 이해해야 한다. 월경에 따른 음혈(陰血) 부족 때문임을 알아서 핀잔주지 말아야 한다. 음혈 보충이 필요할 뿐이다. 심리 문제를 비롯해 상당수 여성 질환이 그렇다. 생리나 배란 주기에 맞추어 나타나는 질병은 특히 그렇다. 치료에 있어 음혈 보충이 기본적으로 요구된다. 생리 주기가 길거나 생리 양 많은 여성에게 나타나는 질병은 음혈 보충이 치료 성패를 좌우한다.

827.

득도(得道), 성불(成佛)할 수 없다는 가르침은 여성 비하가 아니다. 여성의 특성일 뿐이다. '남자는 하늘, 여자는 땅'이란 말을 남존여비(男尊女卑)로 오해하는 사람 많은데 그런 표현이 아니다. 남자는 양(陽)의 성질, 여자는 음(陰)의 성질을 지녔다는 뜻이다. 서로 상대적인 개념인 음양(陰陽)을 우열(優劣) 관계로 착각하지 마라. 하늘(陽)이 땅(陰) 위에 있으니 월등하다 여기는 것은 저속하다. 여성과 남성은 우열 아닌 음양으로 조화되는 관계다.

828.

남성의 득도(得道), 성불(成佛)도 쉬운 일이 아니다. 성욕(性慾)으로 인해 남성 역시 불가능에 가깝다. 여성에게 월경이 걸림돌이라면 남성에겐 성욕이 문제다. 음혈(陰血)을 소모시키는 월경과 신정(腎精) 말리는 성욕. 후천적으로 보충 가능한 음혈과 달리 신정은 채우기 어려운 선천 물질이기 때문에 월경보다 피해가 크다. 더구나 월경은 폐경(閉經)으로 멈추는 반면에 남자의 성욕은 끝이 없다. 죽을 때마저 성욕 일으키는 것이 남성이다.

829.

폐경(閉經)은 여성의 새로운 시작이다. 생식 능력이 상실되었다고 슬퍼하지 마라. 정기적인 음혈(陰血) 소모가 자연스레 해결되었으니 나쁜 소식이 아니다. 덕분에 여자가 남자보다 장수(長壽)한다. 여성은 월경 멈추는 폐경 이후 영적(靈的)으로 크게 성장할 수 있다. 신앙생활에 열중하는 아주머니들이 많은 이유다. 자기성찰의 수련과 수행도 용이해진다. 기운 침강(沈降)으로 세상을 관(觀)하는 힘이 생긴다. 여성에겐 폐경 이후가 인생의 황금기다.

830.

남자의 황금기는 성적(性的) 능력 가장 왕성한 20, 30대다. 남성 문제는 여기서 시작된다. 성적 능력과 성욕(性慾)이 병행하지 않아서다. 나이 들어 성적 능력이 감퇴해도 성욕은 그대로일 수 있다. 음혈(陰血)이 부족해지면 성적 능력이 떨어진 상황에서 성욕만 증폭된다. 커진 욕구를 성기능이 뒷받침 못하는 경우가 중년 이후 남성에게 많다. 그래서 비아그라가 인기다. 성기능과 함께 성욕도 줄면 발기부전제를 사용할 이유가 없다.

831.

나이 들수록 성관계에 관심 없어진다는 생각은 젊은이의 고정관념이다. 성기능 떨어지는 것은 맞지만 그렇다고 성욕(性慾)이 사라지진 않는다. 75~95세 호주 남성 2,700명 이상을 대상으로 성관계 실태를 조사한 결과, 40% 이상이 횟수에 불만 있어서 더 잦은 관계를 원한다고 응답했다. 48% 이상은 인생에 있어서 성관계가 중요하고 답했는데 90~95세 남성 가운데 5분의 1이 성관계가 필요하다고 응답했다.

　나이 90 넘어서도 중시되는 성욕(性慾)을 10대 청소년과 20대 젊은 남성이 금하길 바라는 것은 무리다. 평생 건강을 좌우하는 신정(腎精)을 지키기 위해 수음(手淫)과 성관계를 절제하라는 나의 지적을 귓등으로 들음이 당연하다. 성욕 차단이 얼마나 어려우면 자신의 성기(性器)를 자르는 수행자가 있었겠는가. 이에 음혈론(陰血論)은 금욕(禁慾)을 주장하지 않는다. 실현 불가능한 최선책보다 실천 가능한 차선책을 권한다.

　성욕(性慾) 승화(昇華)가 차선책이다. 이것이 금욕(禁慾)보다 효과적이다. 물 흐름을 무리하게 막기(禁慾)보다 다른 방향으로 물길 바꾸는 방법(昇華)이 부작용 없다. 금욕은 신정(腎精)을 지키는 최선책이지만 실천 어려운 만큼 부작용이 우려된다. 억지로 참으면 기운 울체되는 것이나. 하초(下焦)에 기운이 울체되면 습열(濕熱) 조성된다. 성욕이라는 거대한 물 흐름을 억지로 차단하면 물이 넘쳐 홍수(下焦濕熱)가 벌어질 수 있다.

　전립선염이 하초습열(下焦濕熱) 질환의 하나다. 비세균성 전립선염의 원인이 하초습열이다. 성욕(性慾)을 억누르다가 전립선염에 걸린 수행자를 신료한 적 있다. 염증이 없더라도 금욕에 따른 하초습열로 산증(疝症)이 나타나는 경우가 흔하다. 아랫배와 고환이 당기면서 아픈 것이 산증인데 나도 여러 번 경험했다. 성욕을 강제로 누를 때마다 경험했다. 참자니 습열이 문제고, 해소하자니 신정(腎精)이 소모되는 진퇴양난에 빠졌다.

835.

정기적으로 사정(射精)해야 건강에 좋다는 이야기는 신정(腎精) 지키는 측면에선 틀리지만 습열(濕熱) 예방 차원에선 맞다. 그렇다고 과도한 수음(手淫)과 성관계를 합리화시키지 말자. 빈대 잡으려고 초가삼간 태울 순 없다. 습열 예방하려고 생명 물질인 신정을 낭비해서야 되겠는가. 신정 지키면서 습열도 예방하는, 현명한 방법을 모색해야 하는데 성욕(性慾) 승화(昇華)가 그 방법이다. 성 에너지를 다른 행동으로 전용하는 것이다.

836.

승화(昇華, sublimation)는 정신분석학 용어다. 프로이드는 유아기의 성적(性的) 본능과 충동이 7~8세가 되어 성적 잠복기로 들어서면서 사회생활에 필요한 행동으로 전향됨을 승화라는 용어로 표현했다. 성기(性器) 접합을 갈구하는 리비도(Libido), 즉 성욕(性慾)을 사회화시키는 승화로 신정(腎精)을 아끼면서 습열(濕熱)까지 예방할 수 있다. 성욕 사회화는 어떻게 가능할까? 프로이드는 예술가의 승화작용이 일반 사람보다 강하다고 주장했다.

837.

성(性) 에너지는 예술을 비롯해 다양한 형태로 사회적인 승화(昇華)가 가능하다. 운동과 취미, 학습, 유희 등으로 가능하다. 개인 성향에 따라 선택하면 된다. 나는 글쓰기를 승화 삼는다. 바쁜 진료 중에도 책 다섯 권을 저술한 나를 두고 사람들은 공부 많이 하는 한의사로 평가하는데 나에게 글쓰기는 성욕 승화다. 사회화된 수음(手淫)이다. 승화 대상인 성욕이 존재하는 한 나의 저술은 계속될 것이다.

838.

트위터의 음혈론(陰血論) 연재도 그렇다. 책으로 출간될, 저작권 있는 내용을 인터넷에 공개함은 승화(昇華) 극대화가 목적이다. 트위터를 승화에 이용하고 있다. 나에게 트위터는 배설 도구다. 사람들은 대화와 소통이 목적이라지만 나는 트위터가 글과 생각의 배설 창구라고 생각한다. 다른 유저들의 트윗에서도 느껴진다. 자기 생각을 망설임 없이 글로 배설하기 바쁘다. 트윗에 담긴 정치 성향이 한쪽으로 편중된 것만 보아도 알 수 있다.

839.

배설은 반드시 필요하다. 제대로 먹으려면 우선 잘 싸야 한다. 개인 내지 사회적 스트레스를 풀어내는 배설 창구가 현대인에게 절실한데 그 역할을 트위터가 훌륭히 해내고 있다. 트위터 같은 SNS(Social Networking Service)가 인기인 것은 그만큼 인터넷이나 모바일을 자위 수단으로 삼는, 항진된 성욕을 승화하려는 현대인이 많아서다.

인터넷 게시판이나 블로그는 배설 도구로 삼기 어렵다. 배설물이
보관되어 쌓이기 때문이다.

840.

배설 행위가 절실하다고 배설물이 소중한 것은 아니다. 배설물은
집착 없이 버려야 한다. 승화(昇華) 목적으로 쓰인 글 역시 그렇다.
글 쓰는 행위 자체를 중시하는 나에겐 배설물 쌓이지 않는 트위터가
요긴하다. 현재의 글에 밀려서 썼던 글들 모두 과거에 묻히니 글
쓰는 행위만 존재한다. 생식 목적이 아닌 쾌락을 위한 수음(手淫)과
성관계는 부끄러운 모습이므로 쌓지 말아야 한다. 결과물에 집착하면
허탈해진다.

841.

트위터를 소통 수단으로 삼지 않는 까닭에 나의 맞팔률은 제로다.
글 쓰는 행위만 중시하므로 배설물 비판에 반박을 자제한다. 어차피
배설물은 무얼 먹느냐에 따라 달라진다. 내일의 배설물이 어제
것과 다를 수 있다. 배설물 논쟁은 나에게 무의미하다. "당신 글이
옳은가?"라고 따지면 그렇지 않다고 답한다. 다만 나의 배설물은
내 몸속에서 현재까지의 경험으로 충분히 소화, 흡수되어 만들어진
결과다.

842.

배설물에 불과하다는 말이 음혈론(陰血論) 연재를 접하는 여러분의

마음을 불쾌하게 만든 것은 아닌지 모르겠다. 내 책의 독자들 역시 불쾌할지 모른다. 그러나 배설물이란 표현은 나의 독백이지 독자 여러분을 욕보이려 던진 말 아니다. 나는 트위터와 책에 담긴 나의 글들을 배설물로 여기는 까닭에 옳다고 집착하지 않는다. 임상 경험 더 쌓이고, 공부 깊어지면 수정될 수 있는 내용이라 생각한다.

843.

나에겐 글쓰기가 수련이자 수행이다. 평소 승부(升浮)된 기운이 글 쓰는 중엔 침강(沈降)된다. 사정(射精)의 쾌감이 키보드 누르는 손가락에서 느껴진다. 이와 같은 승화(昇華)를 청소년기에 했으면 얼마나 좋았을까. 그러나 방법을 알아도 실천하기 어려웠을 것이다. 공부 이외의 그 어떤 행위도 허락되지 않아서다. 공부 자체를 승화 삼으라며 강요받았을 것이다. 수음(手淫) 야기하는 스트레스 주범이 어찌 승화 도구 되겠는가.

844.

공부도 성욕(性慾)의 승화(昇華) 방법일 수 있다. 즐기는 공부라면 말이다. 한의대 시절, 내가 공부를 승화 삼았다. 시험공부는 스트레스였지만 한의학과 인문학에 대한 자발적인 학문 탐구는 성욕의 사회화를 가능하도록 만들었다. 한의학과의 인연 덕에 신정(腎精) 낭비를 비로소 줄일 수 있었다. 대학생이 되어서도 승화 방법을 찾지 못했으면 지금 나는 신정 고갈로 더욱 고생했을 것이나. 생존이 어려웠을지도 모른다.

845.

청소년에게 공부를 승화(昇華) 방법으로 강요하지 말자. 대학시절, 학문 탐구에 쾌감 얻었던 나도 시험공부에는 엄청난 스트레스를 받았기에 그런 강요가 얼마나 무모한지 안다. 부끄러움 무릅쓰고 내 과거를 공개한 것은 청소년기의 자식을 둔 부모에게 승화의 중요성을 알리기 위해서다. 신정(腎精) 낭비를 막아 자식의 평생 건강을 지키고자 함이다. 부모에게 자식 건강보다 중요한 것이 있겠는가. 입신양명(立身揚名)도 건강해야 가능하다.

846.

신정(腎精)이 소중한 것은 사실이지만 그렇다고 자녀에게 금욕(禁慾)을 요구하진 말자. 강박적인 금욕은 습열(濕熱) 문제를 야기해서다. 울증(鬱症)의 트라우마(trauma)를 일으킬 수 있다. 이는 성인이 되어 심리적 발기부전과 같은 성기능 장애로 이어진다. 신정이 평생 건강의 바탕임을 알리면서 성욕(性慾)의 승화(昇華) 방법을 스스로 찾도록 돕자. 수음(手淫) 차단의 강요 대신 승화를 통한 자연스런 절제로 유도하자.

847.

음혈(陰血)을 보충해주자. 성욕(性慾) 동(動)하게 만드는 음허화동(陰虛火動)을 예방하자. 음혈이 풍족해지면 기운 침강(沈降)으로 감각 폭주가 진정되어 색(色)을 탐하는 욕심이 줄어든다. 성욕이라는 거대한 흐름의 물길을 다른 방향으로 분산시키는 승화(昇華)도 중요하지만 음혈 풍부하면 성욕의 흐름량 자체를 줄일 수 있다. 음혈 보충과 함께 성욕 승화(昇華)로 신정(腎精) 낭비가 막아진다. 청소년기의 이러한 노력이 평생 건강을 좌우한다.

848.

나는 청소년 보약(補藥)으로 음혈(陰血) 보충하는 처방을 내린다. 남학생은 성욕(性慾) 진정, 여학생은 월경(月經) 소모를 줄이기 위해서다. 부모들은 집중력 강화, 체력 증진, 성장에 도움 주는 처방을 희망하는데 나는 성욕 진정과 월경 보충이 청소년 보약의 바탕이라 생각한다. 열심히 음혈 보충해도 모자란 판에 자식의 양기(陽氣) 북돋느라 바쁜 부모가 많다. 홍삼으로 말이다. 청소년의 양기 증진은 성욕으로 불타는 집에 부채질하는 것이다.

849.

성(性) 에너지 넘쳐 안절부절 못하는 남학생을 홍삼으로 부채질하면서 어찌 차분히 앉아 공부에 집중하길 바라는가. 이처럼 양기(陽氣) 북돋아 원유시추기인 신양(腎陽)을 자극하는 상황에선 성욕(性慾) 승화(昇華) 어림없다. 승화 삼아 운동, 취미, 봉사 활동해도 머릿속은 성충동으로 가득 찬다. 부모들은 건강보조식품으로 판매되고 있는 홍삼과 같은 양기 북돋는 약재를 함부로 자식에게 복용시키지 말아야 한다.

850.

여학생은 성(性) 에너지 통제가 유리해 신정(腎精) 낭비가 적지만 정기적인 월경(月經) 탓에 음혈(陰血) 소모가 문제된다. 여학생의 음혈 보충이 남학생 이상으로 요구되는 이유다. 생리기간 길거나 생리 양 많은 여학생은 특히 그렇다. 월경은 생리 현상이라 성욕처럼 절제 가능하진 않다. 그러나 제어 방법이 전혀 없는 것은 아니다. 빅토라스 컬빈스카스 박사가 저술한 『월경신화(Menstrual Myth)』에 그 방법이 제시되어 있다.

851.

컬빈스카스 박사는 월경이 여성의 생물학적 필수요건이 아님을 주장한다. 자연적이지 못한 식생활이 야기한 문명 현상에 불과하다고 주장한다. 건강한 원시부족의 여성과 야생동물에겐 월경이 존재하지 않음을 증거 삼는다. 배란기 야생 암컷의 생식기는 약간 충혈되면서 점액질로 촉촉해질 뿐 월경이 없다. 반면에 가축은 월경을 한다. 인간이 주는 가공된 먹이와 인위적 환경 때문이라고 컬빈스카스 박사는 『월경신화』에서 말한다.

852.

자연생활을 하는 원시부족 여성도 야생동물과 같은 모습이다. 파로 섬의 여성은 월경을 하지 않는다. 사모예데와 만테게짜 여성은 월경 양이 극히 적어서 관광객들은 이들에게 월경이 없다고 생각한다. 티에라 델 푸에고의 원시 여성에게 월경은 아주 드문 경우를 제외하곤 없다.

그린랜드 여성은 일 년에 두세 번 소량의 월경을 한다. 문명생활을 하는 여성들만 매달 월경을 한다고 컬빈스카스 박사는 주장한다.

853.

『월경신화』에 대한 많은 논쟁이 있지만 나는 컬빈스카스 박사의 주장에 공감한다. 임상에서 확인되기 때문이다. 완전 채식으로 식생활 개선한 여성의 생리 양 감소와 생리기간 단축을 목격하고 있다. 이를 두고 채식 부작용으로 염려하는 분들이 계신데 전혀 그렇지 않다. 채식 덕분에 문명 질환으로부터 멀어지고 있다는 반가운 신호다. 월경신화에서 해방된 여성은 음혈(陰血) 걱정도 함께 사라진다.

854.

결국 인간의 욕심 문제로 귀결된다. 남자의 성욕(性慾)과 여자의 식욕(食慾)이 건강 열쇠를 쥐고 있다. 성충동에 휩싸인 남성의 승화(昇華)와 매달 월경하는 여성의 자연식(自然食)이 신정(腎精)과 음혈(陰血)을 지키는 핵심이다. 보약(補藥)은 보조 수단에 불과하다. 한의사의 보약 처방보다 청소년 자녀가 욕심을 제어하도록 돕는 부모의 교육이 더 중요하다. 남학생은 성욕 승화, 여학생은 자연 친화적인 식생활을 하도록 도와야 한다.

855.

자녀에게 욕구 제어를 바라기 어렵다. 부모도 못하는 일을 어찌 요구하겠는가. 부모가 모범 보이자. 욕심 통제를 솔선수범하자. 말로 이루어지는 지적보다 행동을 통한 모범이 효과적이다. 예컨대 TV 앞에 앉아 있는 부모가 아이의 TV 시청을 제한할 수 없다. 부모도 함께 멀리해야 가능하다. 식욕(食慾) 역시 마찬가지다. 부모가 가공식품을 즐기면서 자녀만 자연식하길 바랄 수 없다. 부모가 모범 보이면 자녀가 자연스레 따라온다.

856.

모범 보일 수 있는 것은 식욕(食慾)뿐만 아니다. 성욕(性慾)도 그렇다. 욕구 특성상 행위를 통한 모범은 불가하지만 간접 암시가 가능하다. 음주 습관으로 암시 가능하다. 우리나라의 경우 접대 문화에서 비롯하는 음주 습관이 성(性) 풍속을 반영하기 때문이다. '2차'라는 이름으로 자행되는, 성(性) 접대가 한국 남성들의 왜곡된 성욕을 보여주고 있다. 주색(酒色) 맞물린 접대가 현재 우리나라의 밤 문화다.

857.

주색(酒色)의 접대 문화가 얼마나 심각하면 외신(外信) 보도까지 있었겠는가. 우리나라를 폄하하는 보도라고 하지만 사회 생활하는 주변 남성들을 보면 과장이 아니다. 내가 한의대 졸업한 지 얼마 지나지 않아서의 일이다. 여성이 술 따르는 업소에서 2차 흥정을 하는 친구 모습에 놀란 적 있다. 회사 접대 시에 늘 있는 일이라 동창과의 만남에서조차 자연스레 성충동을 보인 것이다. 더구나 결혼을 앞둔 친구라 충격이었다.

858.

더 큰 충격은 주색(酒色) 문화에 부끄러움을 모른다는 점이다. 사회생활하려면, 접대하려면 어쩔 수 없다며 당당하다. 남편의 성(性) 접대는 외도 아닌 업무로 받아들이는 부인이 있을 정도다. "술 마시고 새벽에 들어온 남편이 부인에게 잠자리 요청하면 2차를 다녀오지 않은 것이고, 혼자 조용히 잠들면 2차 다녀온 것이다." 오죽하면 이런 유머가 있겠는가. 이는 가족 윤리뿐만 아니라 자녀 교육에도 문제된다.

859.

술 취해 새벽마다 들어오는 아버지를 보고 자녀가 무슨 생각을 하겠는가. 주색(酒色)이 공존함을 알면 얼마나 큰 충격을 받겠는가. 이러한 충격은 성충동으로 왜곡되어 성욕(性慾) 승화(昇華)를 방해한다. 부모의 성욕 제어 모범은 부부관계 멀리하는 것이 아니다. 주색의 밤 문화에서 벗어나는 것이다. 수음(手淫)에 빠진 아들을 지적하기에 앞서 아버지 자신부터 성 접대에서 발피한 모범을 보이자.

860.

주(酒)와 색(色)은 동전의 앞뒷면이다. 술 좋아하는 사람치고 색 밝히지 않는 남자 없다. '주색(酒色)'이라는 용어가 있을 정도로 술과 색이 함께하는 것은 술이 성충동을 야기해서다. 술의 양기(陽氣)가 원유시추기인 신양(腎陽)을 항진시켜 신정(腎精)을 퍼내도록 충동질한다. 여성이 술 따르는 입소에서 성 접대가 흥정되는 이유다. 따라서 신정을 아끼려면 술 자체를 멀리해야 한다. 술은 성욕(性慾)

승화(昇華)의 가장 큰 방해물이다.

861.

성관계 전에 성욕을 고취하려고 일부러 음주하는 부부들이 있는데 옳지 않다. 임신 계획하는 부부는 절대 금해야 한다. "신혼여행 가서 술 마시지 말자." 어느 명문 종가의 가훈으로 지혜로운 가르침이다. 음주 상태의 임신은 태교(胎敎)에서 어긋나기 때문이다. 음주 임신은 태교 첫 단추부터 잘못 끼우는 일이므로 절대 금하자. 이와 관련된 자세한 내용은 내가 저술한 태교서적을 참고하기 바란다.

862.

술 마시고 들어와 아내에게 성관계 요구하지 말자. 가임(可姙) 여성은 남편 요구를 거절해야 한다. 남편과의 불화가 야기되어도 단호히 거절하자. 애당초 결혼 전부터 약속할 필요 있다. 음주 상태에선 부부관계 하지 않기로 말이다. 이것을 외도 핑계로 삼는 남자는 가장(家長)으로서 자격 없다. 올바른 자녀 얻고자 아내와 함께 태교에 힘쓰는 것이 가장의 일이다. 가장의 자격 조건에는 성욕 절제도 포함된다.

863.

술 자체도 문제다. 담배와 마찬가지로 음혈(陰血)을 소모시키기 때문이다. 성욕(性慾) 고취를 위한 음주가 아니더라도 술 마시면 음혈이 소모된다. 색(色)을 탐하지 않는 순수 애주가(愛酒家) 역시 음혈 부족에서 벗어날 수 없다. 술은 인체 상초(上焦)를 건조(肺燥心熱)하게 만들면서 하초(下焦)에 열(小腸濕熱) 조장하는 양성(陽性) 물질이다. 주변을 보라. 술집이 얼마나 많은가. 양성 물질인 알코올이 현대인의 양상유여(陽常有餘)에 부채질하고 있다.

864.

도수에 따라 술 피해가 달라진다. 도수 높은 술은 폐조심열(肺燥心熱), 낮은 술은 소장습열(小腸濕熱)을 일으킨다. 불가피하게 음주할 경우 심폐(心肺) 기능 약한 사람에겐 도수 낮은 술, 장(腸) 기능 나쁜 사람에겐 도수 높은 술을 권한다. 약(藥) 삼으라는 뜻이 아니다. 약술이라며 음주를 합리화하는 애주가 많은데 음혈(陰血)이 부족하지 않은 사람에 한해서 순환제로 소량 마실 수 있다. 진짜 약술일지라도 과(過)하면 독(毒)이다.

865.

맥주를 술 아닌 음료로 여기면 곤란하다. 와인을 보약(補藥) 삼으면 곤란하다. 음혈(陰血) 지키는 입장에선 독주(毒酒)와 다름없다. 지나치면 중독 일으키는 술에 불과하다. 어떤 물질을 두고 장점만 부각하면 세상에 명약(明藥) 아닌 것이 없다. 장점 이상으로 단점이 많아 이를 경계해야 하는 경우가 적지 않은데 맥주와 와인 역시 그렇다. 알코올, 니코틴, 카페인 등의 중독성 물질은 장점 많을지라도 삼가야 한다.

866.

커피숍에서 만나 카페인 음료 마시고…… 술집으로 자리 옮겨 담배 피우며 술 마시고…… 고취된 성욕(性慾)에 이끌려 색(色)을 탐하고……. 사회생활을 하는 현대 남성들이 장수(長壽)하기 어려운 이유다. 음혈(陰血)과 신정(腎精) 소모가 연이어지기 때문이다. 금욕(禁慾)해도 장수 못하는 사람 많다는 반문(反問)이 있다. 금욕해도 건강이 그 모양이냐는 비아냥거림을 나는 듣고 있다. 건강치 못한 금욕은 자발적인 것이 아니라서 그렇다.

867.

아파서 금욕(禁慾)하는 환자의 건강이 수행, 수련을 목적으로 금욕하는 도인(道人)과 같을 수 없다. 도인의 금욕은 자아완성의 수단이지만 환자의 금욕은 생존을 위한 발버둥이다. 내가 그렇다. 내가 성인군자, 도인이라서 식욕(食慾)과 성욕(性慾), 명예욕을 통제하는 것이 아니다. 욕심대로 살고 싶어도 체력이 허용치 않는다. 욕심 부리려면 그만 한 체력이 있어야 가능하다. 솔직히 나는 욕심 많아도 건강한 사람이 부럽다.

868.

자식에게 공부만 강요하는 부모들은 현재 나의 모습을 타산지석으로 삼기 바란다. 열심히 공부한 덕분에 주목받는 사람이 되었지만 행복하지 않다. 강요된 공부의 반작용으로 건강 잃어서다. 행복도 아픈 곳 없어야 누린다. 불행한 자식을 안쓰러운 마음으로 지켜보는 부모처럼 불행한 사람은 없다. 부디 공부보다 성장기, 청소년기 자녀 건강을 챙기기 바란다. 건강보조식품이나 보약(補藥)으로 해결된다고 착각마시라.

869.

음란물 넘치는 인터넷 탓에 청소년의 신정(腎精)이 위협받는 현실에서 부모의 현명한 대처가 요구된다. 그렇지 않아도 성충동 왕성한 시기에 학업 부담 가중되면 음란물 자극으로 수음(手淫)에 쉽게 빠진다. 공부하지 말라는 뜻이 아니다. 운동, 취미, 여가생활을 적극 허용해서 자식의 성욕 승화(昇華)를 유도하자. 승화 시간 아깝다고 생각지 말자. 남학생에겐 이러한 승화가 건강보조식품과 보약(補藥)보다 중요하다.

870.

음혈(陰血) 양생법(養生法)

⑦ 신정(腎精)은 부모로부터 물려받은 선천의 생명 물질로 음혈(陰血)의 핵(核)이다. 후천적으로 보충되기 어려운 까닭에 최대한 아껴야 하는데 지나친 수음(手淫)과 성관계로 방로(房勞)하면 고갈된다. 신정이 말라 만성 음혈 부족으로 연결되면 질병 릴레이가 평생 이어진다. 성욕(性慾)을 억지로 참기보다 승화(昇華)시켜 절제하자. 자식의 승화를 위해 부모의 모범이 요구되니 아버지부터 주색(酒色)의 왜곡된 성문화에서 벗어나야 한다.

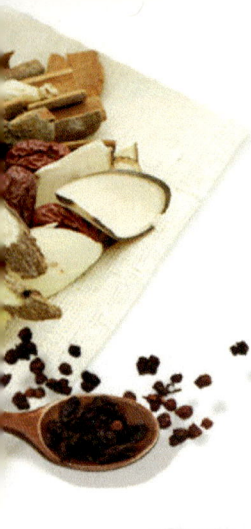

여덟 번째 방법: 말 아끼자

871.

[다언(多言)] 음혈(陰血) 부족 환자 중엔 말 많으면 힘든 유형이 있다. 폐음(肺陰) 부족한 폐조(肺燥) 환자가 그렇다. 말 많을수록 폐음이 소모되기 때문이다. 폐조한 사람은 말 많은 환경 자체를 싫어한다. 말하기 싫으면 타인의 말을 들으면 되겠지만 이것마저 힘들어한다. 심열(心熱)해서다. 냉각수 부족(肺燥)한 자동차 엔진이 가열(心熱)되듯이 폐조는 심열을 동반하는데 심열한 사람은 타인의 말을 귀담아 듣지 않는다.

872.

심열(心熱) 때문에 타인 말을 귀담지 않고, 자신의 말만 내뱉으면서 폐조(肺燥)한 탓에 말 계속하면 체력적으로 힘든 것이 폐음(肺陰) 부족 환자의 모습이다. 현대인의 대화 소통이 어려운 이유가 이러한 폐조심열 환자가 많아서다. 나 역시 그렇다. 내 안의 것을 밖으로 배설하기 바쁘다. 그런데 그 배설물이 말로 이루어질 경우 체력 소모가 크게 느껴진다. 폐음 마르는 것이 느껴진다. 글을 통한 배설과 전혀 다르다.

심열(心熱)해서 말을 마구 내뱉다가 폐조(肺燥)로 체력 저하되어 갑자기 입 다물고 자폐(自閉)에 빠짐은 정상적인 대화 자세가 아니다. 괴팍한 성격으로 오인받는다. 이처럼 폐조심열(肺燥心熱) 환자는 대화에 있어 왜곡된 모습을 보이는데 증세 심해지면 대인기피에 빠져 사교생활 단절된다. 마음 편히 대화 나눌 수 있는 친구가 나에게 한 명뿐인 이유다. 지금 나는 그 친구에게 한의원을 양도할 계획이다.

"모르는 사람이 내 자동차에 타는 것 싫어. 문제는 내 직업이 택시 운전수라는 점이지." 어느 개그맨의 유머가 나의 일상에서 벌어지고 있다. 낯선 사람의 탑승을 싫어할 수 있다. 그러나 운전수가 그러면 곤란하다. 말없이 침묵하고픈 순간은 누구나 가진다. 그러나 상담과 대화가 직업인 사람이 침묵하면 곤란하다. 나는 이러한 곤란 속에서 진료하고 있다. 이제 친구의 도움으로 곤란에서 벗어나려 한다.

내 이름으로 인터넷을 검색하면 비방 글들이 있다. 괴팍한 성격으로 불친절하다는 내용이다. 상담하다가 갑자기 얼굴 표정 굳으면서 침묵에 빠지니 이런 욕먹는다. 내가 모든 환자를 그렇게 대하는 것은 아니다. 불필요한 대화 끌고 나가는 환자, 같은 질문 반복하는 환자, 한방 치료 불신하는 환자, 허세 부리는 환자에게 그렇다. 이런 분들과의 대화는 마치 벽에게 말하는 것 같아 입 열기 싫어진다.

876.

심열(心熱) 동(動)해서 열심히 설명하다가 어느 순간 허공에 외치는 기분이 들면 폐음(肺陰) 마르는 허탈감에 빠져 표정과 말이 굳어진다. 이것은 내 문제다. 환자 탓 아니다. 어떤 환자든 성실히 상담하는 것이 의료인의 도리다. 내 문제이기 때문에, 폐조심열(肺燥心熱) 문제임을 알기 때문에 이를 해결하고자 한의원을 친구에게 양도한다. 욕심대로 한의원을 지금처럼 운영하는 것은 내 양심이 허락하질 않는다.

877.

2001년 『먹지마 건강법』 출간 이후로 언론과의 접촉이 많았다. 신문, 방송, 잡지와의 인터뷰가 연이어졌다. 바쁜 진료에도 불구하고 인터뷰에 임한 것은 식이요법의 중요성을 대중에게 알리기 위해서였다. 이렇게 3년을 보내고 나서야 비로소 깨달았다. 언론을 통한 정보 전달은 인스턴트 같아서 영양 없이 사라짐을 말이다. 말로 이루어지는 인터뷰가 빈 허공을 향한 외침과 다름없음을 느낀 것이다.

878.

한의원 홍보가 목적이면 정보 전달의 영양가는 중요치 않았을 것이다. 그러나 광고를 노리지 않는 입장에서 공허함을 느낀 이상 인터뷰에 계속 응할 수 없었다. 현재 내가 모든 언론 접촉을 거절하는 이유다. 그렇지 않아도 폐음(肺陰)이 부족한데 의미 없는 인터뷰로 에너지를 낭비하기 싫다. 3년간 인터뷰로 소모된 폐음이 너무 아깝다. 그 에너지를 환자 상담에 활용했으면 얼마나 좋았을까. 어리석었던 지난 모습에 반성한다.

879.

내 책을 보고 학문적 조언을 바라는 분들이 있다. 『한의학 어떻게 공부할 것인가』를 읽은 분들이다. 긍정적인 평가와 관심에 감사드린다. 그러나 진료를 위한 내원이면 몰라도 조언이 목적이면 정중히 거절한다. 학술적인 대화 역시 무의미하기 때문이다. 글과 달리 말이 전하는 정보는 피상적이다. 폐음(肺陰)이 풍족하다면 피상적인 정보라도 나열하겠지만 나에겐 그런 여력이 없다. 찾아와도 반기지 않는 내 모습이 당혹스러울 것이다.

880.

내가 세상에 전하고픈 메시지는 글 속에 모두 담겨 있다. 나로부터 무언가 얻기 바란다면 나의 말을 듣고자 하지 말고, 내 글을 살피면 된다. 음혈론(陰血論)도 그러한 글 가운데 하나다. 여러분도 그동안의 연재를 통해 아실 것이다. 부끄러운 과거사까지 시시콜콜하게 적을 정도로 나는 나의 모든 메시지를 글 속에 담는다. 공익을 위해 나 자신의 창피한 모습도 공개하는 것은 말이 아닌 글이기에 가능하다.

881.

말보다 글을 앞세우는 내 방식이 옳다고 주장하지 않겠다. 폐조심열 (肺燥心熱) 환자에게는 이 방법이 최선임을 알린다. 폐음(肺陰) 부족으로 대화가 어려워 자폐(自閉)에 빠진 환자들에게 해결책을 알려

드린 것이다. 말이 힘들면 글로 대신하자. 트위터 같은 SNS 덕분에 말 아닌 글로 타인과 소통 가능하니 얼마나 다행인가. 자신의 메시지를 대중에게 글로 전달하려면 과거엔 책을 출간해야 했으나 지금은 인터넷으로 언제, 어디서든 가능해졌다.

882.

히키코모리(ひきこもり). 집에서 나가지 않는 사람을 가리키는 일본의 신조어다. 2005년 일본 정신과 의사인 사이토 다마키가 자신의 저서를 통해 처음 소개했다. 그는 히키코모리가 질병이나 장애 아닌 개인적, 사회적 요인으로부터 비롯된 상태로 정의 내렸다. 우리나라도 히키코모리, 은둔형 외톨이가 증가 추세인데 나는 다마키 박사와 달리 그들을 환자로 진단한다. 폐조심열(肺燥心熱) 환자라고 본다.

883.

혼자 일하는 직업이 아닌 이상 사회생활은 타인과의 접촉으로 이루어진다. 그 접촉은 듣고 말하는 대화가 중심이다. 폐조(肺燥)로 대화 자체가 힘겨우면 사회생활을 기피해 은둔형 외톨이가 된다. 폐조와 동반하는 심열(心熱)은 인터넷으로 풀어낸다. 히키코모리를 일본에서 문화의존증후군으로 분류하는 이유다. 일본에선 히키코모리를 인터넷 문화와 연결 지어 인터넷 탓에 타인과의 대화가 단절된 것을 원인으로 삼는다.

내 생각은 다르다. 은둔하다 보니 인터넷에 매달린 것이지 인터넷 때문에 히키코모리가 양산된 것은 아니다. 심열(心熱)을 풀어내는 가장 쉬운 도구가 인터넷인 까닭이다. 인터넷에 난무하는 언어폭력은 은둔형 외톨이의 소행일 가능성 높다. 사회에서 받은 스트레스를 폐조(肺燥)한 탓에 대화로 풀지 못하고, 키보드를 통해 인터넷에 쏟아낸다. 인터넷을 청심환(淸心丸) 삼는 것인데 그렇게 풀어도 공허하다. 폐조 문제가 해결되지 않아서다.

히키코모리는 윤폐(潤肺)시켜야 한다. 폐음(肺陰)을 지속적으로 보충해야 한다. 자동차 냉각수 채워지면 과열된 엔진 식듯이 폐(肺)가 윤택해지면 심열(心熱)이 자연스레 풀린다. 인터넷에 매달릴 이유가 없어진다. 인터넷에 집중해도 독설과 악플의 언어폭력이 아닌 창조적인 일을 할 수 있다. 은둔형 외톨이 모두가 사회 부적응의 패배자는 아니다. 비록 폐조(肺燥)로 은둔하더라도 심열 승화시켜 창의력을 발휘할 수 있다.

모든 은둔자가 인터넷 폐인은 아니다. 심열(心熱)을 인터넷 아닌 다른 것으로도 풀 수 있다. 이는 성욕(性慾) 승화(昇華)와 같다. 폐조(肺燥)로 인한 심열은 병리 증상이지만 창조적인 에너지로 승화 가능하다. "각혈(咯血)해야 비로소 진정한 시인(詩人)이 된다."는 농담이 있을 정도로 과거 문인(文人)들에게 폐결핵 많았는데, 폐조심열의 대표 질환인 폐결핵을 앓았던 그들은 병리적 심열을 창조적 예술로 승화시킨 훌륭한 은둔자들이었다.

887.

영양 개선으로 폐결핵 같은 극단적 상태는 줄었지만 폐조심열(肺燥心熱) 예술가는 여전히 많다. 학자도 많다. 입 다물고 세상에 등 돌려 예술과 학문에 집중하는 은둔자들이다. 예술가와 학자라서 폐조심열에 걸린 것이 아니다. 폐조심열 성향을 지녔기에 예술과 학문처럼 입 다문 대상에 흥미를 느끼는 것이다. 예술, 학문뿐만 아니라 혼자 조용히 삼매(三昧)로 유도하는 것에 폐조심열 환자들은 관심을 보인다.

888.

한의대 시절, 한의학으로 삼매(三昧)를 경험했던 나는 계속된 공부를 위해 졸업 후 학교에 남을지 고민하다가 포기했다. 학생들 앞에서 강의하기 싫어서였다. 강의가 말로 이루어지니 폐조(肺燥)한 나로선 부담이었다. 그땐 지금처럼 임상에서 환자와의 대화가 강의 이상으로 많을지 몰랐다. 그래서 학교에 남지 않은 것이 후회된다. 일주일에 몇 시간만 강의하고 연구실에 은둔하면서 학문으로 심열(心熱) 푸는 기회를 놓쳐 후회된다.

889.

　체질적으로 폐조심열(肺燥心熱)한 사람은 직업 선택이 중요하다. 폐음(肺陰) 보충해도 금방 마르기 때문이다. 상초(上焦)에 기운 몰린 양인(陽人) 체질 가운데 그런 사람이 많다. 폐조심열한 사람은 말 많이 하는 직업을 선택해선 안 된다. 서비스업, 영업사원, 강사, 선생님, 상담원 등의 직업에 부적합하다. 모르고 선택하면 체력이 버티질 못한다. 은둔자가 타인과 지속적으로 대화하는 것은 무척 힘든 일이다.

890.

　폐조심열(肺燥心熱) 환자는 어린아이 돌보는 일을 특히 못한다. 쉼 없이 말하는 어린이를 상대하기 어려워한다. 아직 말 못하는 아기 역시 마찬가지다. 우는 소리에 힘들어한다. 계속된 대화를 요구하는 어린이는 폐조(肺燥) 때문에, 우는 아기는 심열(心熱) 탓에 피하려 한다. 아이 학대하는 보모나 어린이집 보육인이 심심찮게 보도되는데 그들은 폐조심열 환자일 가능성 높다. 자신의 체질과 몸 상태를 파악 못해 직업을 잘못 선택한 것이다.

891.

　체질에 어긋난 직업은 그만두면 된다. 그러나 부모는 다르다. 폐조심열(肺燥心熱) 부모는 힘겨운 자녀 육아에서 벗어날 방법이 없다. 자식이기에 폐조(肺燥)해도 계속 말 상대해야 하고, 심열(心熱)해도 울고 짜증내는 모습을 피할 수 없다. 이러한 정신적 인고(忍苦)는 육체의 질병을 부른다. 전쟁과 같은 육아로 음혈(陰血)이 말라 고통을 호소하는 폐조심열 부모를 임상에서 자주 접한다. 나는 그들에게 동병상련(同病相憐)을 느낀다.

892.

둘째 아이 계획 없냐는 질문에 나는 그럴 체력이 못 된다고 답한다. 체질적으로 폐조심열(肺燥心熱)한 나로서 자식 두 명을 육아할 엄두가 나질 않는다. "아빠, 나는 왜 동생 없어?" 딸아이가 물으면 이렇게 답하련다. "아빠의 폐음(肺陰)이 부족해서 그래." 국가에서 출산을 장려하더라도 부모는 정신적, 육체적으로 감당할 수 있을 만큼 출산해야 한다. 감당키 어려우면 가정의 불행이 시작된다. 이로 인해 이혼하는 가정도 적지 않다.

893.

나는 음혈(陰血) 부족한 부모의 증가를 저출산 원인으로 본다. 이것은 이혼 급증과 미혼 여성의 결혼기피로 연결된다. 음혈 부족으로 폐조심열(肺燥心熱)해서 아이 한 명조차 감당 못하는 부모가 늘고 있다. 음혈허(陰血虛)에 따른 예민한 성격과 저질 체력은 육아 과정에서 쉽게 짜증내고 화나도록 만든다. 이에 부부 사이 멀어지고, 사소한 문제로 싸우다가 이혼을 선택한다. 이처럼 불행한 모습을 목격한 미혼 여성들은 결혼을 기피한다.

894.

가지 많은 나무에 바람 잘 날 없듯이 자식 많을수록 정신적, 육체적

에너지 소모가 크다. 가지 많은 만큼 열매 더 열리니 삶이 풍요로울 순 있다. 그러나 그 풍요도 가을을 맞이해야 누린다. 나무 기둥이 가지를 감당 못해 가을 이전에 부러지면 소용없다. 국가 입장에선 많은 열매 바라는 것이 당연하다. 이에 따르는 애국심도 중요하지만 부부는 자신들의 경제력뿐만 아니라 정신과 체력이 감당되는 범위 내에서 자녀 계획을 하자.

895.

출산 장려는 행복 증진과 병행되어야 한다. 음혈(陰血) 부족한 부부에겐 출산 장려가 행복과 반비례할 수 있다. 부부 가운데 한 명이라도 폐조심열(肺燥心熱) 환자가 있으면 육아 탓으로 가정에 불화가 생길 가능성 높아진다. 따라서 정부는 출산 장려를 위해 경제적 지원과 제도적 뒷받침뿐만 아니라 젊은이들의 음혈, 특히 폐음(肺陰)을 보호해 주어야 한다. 금연 유도하는 담뱃값 인상마저 주저하는 우리 정부에게 무리한 기대를 하는 것일까?

896.

정부는 폐음(肺陰) 부족한 국민을 이해 못한다. 말 많은 것 싫어하는 폐조심열(肺燥心熱)의 국민 정서를 파악 못하고 있다. 정치에 염증 느끼는 국민이 많은 것도 그래서다. 위정자(爲政者)들의 말이 너무 많다. 소통을 위한 말은 좋지만 허언(虛言)과 실언(失言)이 많아 문제다. 허언과 실언이 반복되면 국민들, 특히 폐조심열한 사람들은 귀 막고 입 다문다. 위정자가 자세한 말로 설명, 설득하려 해도 국민과 소통 어려운 이유다.

897.

위정자(爲政者)가 말 많음은 당연하다. 말 좋아하는 사람이 정치에 입문해서다. 정치를 하기에 말 많아진 것이 아니고, 애당초 말 많은 사람이 정치에 뜻을 품는다. 선천적으로 폐음(肺陰) 풍부한 사람들이 그렇다. 다언(多言)으로 폐음이 계속 소모되어도 넉넉한 음혈(陰血) 덕에 힘든 줄 모른다. 정치인이 장수(長壽)하는 이유다. 국민들로부터 욕 많이 먹어 오래 사는 것이 아니다. 풍족한 음혈로 장수 체질인 사람 가운데 정치인이 나와서다.

898.

직업에 따른 평균 수명을 조사한 결과 정치인이 장수(長壽)하는 2위 직업을 차지했다. 1위인 성직자 다음이다. 혹자는 이를 두고 오래 살려면 정치하자 하는데 인과(因果) 바뀐 생각이다. 정치해서 장수한 것이 아니기 때문이다. 장수할 사람들이 정치에 입문해서다. 말 많이 해도, 많은 사람들을 만나도 체력적으로 힘들지 않는 사람들이 정치를 해서다. 정치는 음혈(陰血)이 풍부해야 수행할 수 있는 직업이다.

899.

학창시절, 나는 정치인을 꿈꾸었다. 한의사로서 정치에 입문하기로 말이다. 그러나 그 꿈은 나이 들어 사라졌다. 음혈(陰血) 풍부한 사람만 정치할 수 있음을 깨닫고 꿈 접었다. 폐조심열(肺燥心熱)한 사람은 정치할 수 없고, 해서도 안 된다. 긴 말 싫어하고, 남의 말 귀담지 않는 사람이 정치해서야 되겠는가. 정치인 되어도 체력이 버티질 못한다.

국민에겐 다행이다. 폐조심열한 위정자(爲政者)가 정권 잡으면 독재로
흘러서다.

900.

정치 생명 긴 정치인에겐 공통점이 있다. 타인의 언행에 쉽게 발끈
하지 않는다. 발끈해도 뒤끝 없이 마음 푼다. 이런 정치인을 국민들은
능구렁이 같다고 말한다. 겉으로 자기 표정 숨기고, 속으로 이해득실
계산한다며 욕하는데 그런 까닭에 정치 생명이 길다. 능구렁이는
수기(水氣)를 대표하는 동물 중에 하나다. 능구렁이 같다는 말은 수기,
즉 음혈(陰血) 풍족한 사람이란 의미다. 음혈이 풍부할수록 정치 생명이
길어진다.

901.

타인 말에 쉽게 발끈해서 허언(虛言)과 실언(失言) 내뱉는 정치인은
오래 정치할 수 없다. 정치적으로 성공해도 미무리가 아름답지 못하다.
성격 예민한 음혈(陰血) 부족 환자나 폐조심열(肺燥心熱)한 사람이
정치해선 안 되는 이유다. 깊은 바다처럼 수기(水氣)가 풍부해 비판마저
웃으며 포용할 수 있는 사람이 큰 정치인이다. 이런 정치인은 말 많아도
수기에서 비롯하는 깊은 마음의 침묵을 지닌다.

902.

Altum Silentium. '대 침묵'을 의미하는 라틴어로 가톨릭 신학교에
걸려 있는 문구다. 밤 여덟 시부터 아침 여덟 시까지 말하지 않는

침묵이다. 조계사 경내에서도 비슷한 문구를 보았다. '묵언(黙言).' 입 다물라는 뜻이다. 이처럼 종교에서 침묵을 강조하는 이유가 있다. 말을 할수록 기운이 위로 떠서 자아 성찰을 방해하기 때문이다. 말로 소모되는 폐음(肺陰)을 지켜 심열(心熱)을 진정시키기 위함이다. 심열로 생기는 번뇌, 망상을 막으려는 것이다.

903.

성직자가 장수(長壽) 1위 직업인 비결은 침묵에 있다. 성직자의 침묵은 말 아끼는 침묵으로 국한되지 않는다. 마음의 침묵이 포함된다. 자신을 내세우지 않는 마음의 침묵이 있어야 세상의 슬픔을 포용할 수 있다. 이것이 종교의 존재 가치다. 이에 말 많은 성직자는 종교 가치를 훼손한다. 말 많으면 허언(虛言)과 실언(失言)하기 마련이고, 이런 성직자가 마음의 침묵을 가질 리 없어서다. 발끈해서 내뱉기 좋아하는데 어찌 세상을 포용하겠는가.

904.

박수치고, 노래 부르고, 소리 지르며 울부짖음은 신앙의 본 모습이 아니다. 몸과 마음의 침묵으로 자신을 관(觀)하는 것이 올바른 신앙 자세다. 성직자에게 요구되는 자질은 말로 이루어지는 설교와 설법이 아니다. 마음의 침묵으로 중생의 고통을 포용하는 행동이다. 때문에 성직자 역시 정치인처럼 음혈(陰血) 풍부한, 폐조심열(肺燥心熱)하지 않는 사람이 선택해야 한다. 성직자도 몸과 마음 건강해야 할 수 있는 직업이다.

음혈(陰血) 부족으로 신경 예민해 사소한 일에 짜증 부리는 사람이
어찌 타인의 슬픔을 포용하겠는가. 폐조(肺燥)로 인한 심열(心熱)로
번뇌 망상 많은 사람이 어찌 자신을 관(觀)하겠는가. 이런 사람이
성직자가 되면 파계(破戒)로 환속(還俗)하기 쉽다. 신도에게 구원을
이야기하면서 자신도 구원받지 못해 고통 받는다. 내가 성직자를
동경하면서도 실천에 옮기지 않았던 이유다. 애당초 자질이 없어서다.
근기(根機)가 못된다.

폐조심열(肺燥心熱) 환자가 입 다무는 것은 마음의 침묵이 아니다.
자폐(自閉)일 뿐이다. 행동하는 성직자와 큰 정치인이 가진 마음의
침묵은 풍부한 수기(水氣)에서 비롯한 것이지만 폐조심열의 침묵은 말
많으면 힘들어지므로 입 다무는 모습에 불과하다. 과묵한 내 모습에
마음 깊어 보인다는 분들이 계신데 착오다. 폐음(肺陰) 부족으로 말하기
귀찮은 것이다. 그러다가 심열(心熱) 동(動)하면 쉼 없는 말로 나 자신을
쏟아낸다.

복(福)이 많아 선천적으로 폐음(肺陰) 풍부한 사람도 아끼는 것이
좋다. 체질 문제만 아니면 신정(腎精)과 달리 후천적 보충이 어렵지
않지만 계속 말하는 상황에선 폐조심열(肺燥心熱)을 피할 수 없다.
성직자가 정치인보다 오래 사는 이유다. 성직자는 수행 명목으로 침묵의

시간을 오래 가질 수 있지만 정치인은 다르다. 국민이 듣길 원하면 말 많이 할 수밖에 없다. 마음의 침묵은 가져도 입 다물 순 없다.

908.

음악을 소음으로 여기는 내가 요즘 TV 가요 프로를 본다. 음악이 좋아서가 아니다. 노래 부르는 사람의 깊은 수기(水氣)를 느낄 수 있어서다. 가수도 성직자, 정치인처럼 수기, 즉 음혈(陰血)이 풍족해야 할 수 있는 직업이다. 가수뿐만 아니라 배우도 마찬가지다. 노래 부르는 일, 연기하는 일 모두 풍부한 음혈이 바탕되어야 가능하다. 나는 가요 프로, 드라마, 영화를 보면서 연예인의 수기를 부러워한다.

909.

연예인을 선망하는 사람 많은데 그 직업은 끼와 재능만으로 어렵다. 풍부한 음혈(陰血), 특히 폐음(肺陰)이 요구된다. 노래도 말과 같아서 계속 하려면 폐음이 필요하다. 밤새우는 촬영으로 대사를 반복하는 연기도 그렇다. 폐조심열(肺燥心熱)해서 되풀이되는 노래와 대사에 짜증 부리면 연예인할 수 없다. 연예인을 망진(望診), 문진(聞診)해 보면 일반 사람보다 폐음이 풍부하다. 연예인 체질이 확인된다.

910.

사람의 기색형태(氣色形態)를 관(觀)하는 망진(望診)에 있어서 연예인은 분장 탓에 기색 확인이 어려워 형태만 볼 수 있다. 그러나 부족한 부분은 성음(聲音)으로 문진(聞診)하면 된다. 노래와 대사

발성으로 건강 상태가 파악된다. 특히 폐음 진단은 망진보다 문진이 정확하다. 목소리를 들어 보면 폐음 상태를 알 수 있다. 얼굴 기색(氣色)과 피부 윤택, 주리(腠理: 살결) 조밀을 살피는 폐음 망진이 어려운 경우 목소리 문진한다.

911.

피부 건조로 폐음(肺陰)의 자가 진단이 가능하다. 폐음 부족하면 피부가 건조하다. 피부 건조한 환자 치고 폐음 풍부한 사람 없다. 내 피부가 그렇다. 굉장히 건조하다. 피부 만지면 바삭거릴 정도다. 나의 조부(祖父)님도 피부가 무척 건조해 겨울이면 건조성 소양증으로 고생하셨다. 조부님은 결핵으로 돌아가셨다. 결핵은 폐음 부족한 사람에게 나타나는 질환이다. 폐조심열(肺燥心熱)한 나 역시 결핵을 조심해야 한다.

912.

"손원장 자네는 결핵을 제일 경계해야 해." 스승의 말씀이다. 처음엔 무슨 뜻인지 몰랐으나 지금은 안다. 나의 폐음(肺陰) 부족을 망진(望診), 문진(聞診)하신 것이다. 폐음 부족의 확실한 진단 대상이 바로 나다. 전형적인 폐조심열(肺燥心熱) 환자라 그렇다. 피부 건조뿐만 아니라 얼굴 기색(氣色)도 폐조심열을 나타낸다. 하얗고 붉은 얼굴 말이다. 하얀 것은 폐조(肺燥), 붉은 것은 심열(心熱)의 상(象)이다. 이마가 특히 붉은데 심열이 성(盛)해 그렇다.

내 목소리도 폐조심열(肺燥心熱)하다. 말의 시작은 강하지만 끝이 약하게 늘어진다. 목소리의 강한 시작은 심열(心熱), 늘어지는 끝은 폐조(肺燥)의 상(象)이다. 말끝이 명료하지 못하고 얼버무리는 사람은 폐음(肺陰)이 부족하다. 이와 같은 성음(聲音) 특성은 초경후당증(初硬後溏症)과 비슷하다. 처음에만 단단하다가 풀어지는 대변이 초경후당이다. 소장(小腸) 습열(濕熱)하고, 대장(大腸) 진액(津液) 부족해 나타난다.

폐조심열(肺燥心熱)은 소장 습열, 대장 진액부족과 상통한다. 폐조는 대장의 진액 부족으로, 심열은 소장 습열로 이어진다. 폐(肺)- 대장(大腸), 심(心)-소장(小腸)이 장부상통(臟腑相通)해서다. 때문에 폐음(肺陰) 부족 환자의 대변은 처음엔 굳는 듯싶다가 묽게 풀어진다. 폐음 부족이 더 심해지면 변비로 나타난다. 얼버무린 목소리는 입으로 방출되는 초경후당이다. 이에 목소리 문진(聞診)으로 환자의 배변 상태까지 파악할 수 있다.

나는 사진 찍히는 걸 싫어한다. 거울 보기 싫다. 폐조심열(肺燥心熱) 한 몰골이 측은해서다. 녹음된 목소리도 듣기 거북하다. 목소리로 확인되는 폐음(肺陰) 부족이 마음 불편하다. 진료실에서 상담받는 환자들은 힘없이 늘어지는 내 목소리가 얼마나 답답할까. 하기 싫은

일 억지로 하는 목소리라고 지적한 분도 계시다. 나의 폐조심열 문제는 목소리뿐만 아니라 경직되어 상기(上氣)된 얼굴에도 나타난다. 나는 환자에 대한 예의가 부족하다.

916.

폐조심열(肺燥心熱) 목소리는 매사 무기력하고, 예의 없는 사람으로 보이게 만든다. 폐조만 하면 무기력에 그칠 터인데 동반된 심열로 발끈해서 예의까지 없어 보인다. 이는 혈허(血虛)와 음허(陰虛)의 차이점이다. 안색(顔色) 망진(望診)에 있어 얼굴이 창백하면 혈허이나 창백을 바탕으로 붉은 기운이 보이면 음허하다. 폐조심열은 폐음 부족으로 나타나는 음허 질환이다. 무기력(肺燥) 속에서 날카로움(心熱)이 불쑥 튀어나온다.

917.

이러한 모습과 목소리에 환자 이상으로 나 자신이 곤혹스럽다. 이에 결단 내린다. 무기력에서 벗어나 예의 되찾고자 폐조심열(肺燥心熱) 치료하려다. 그 과정이 지금 내가 연재하고 있는 음혈론(陰血論) 내용이다. 음혈론은 나의 투병 기록인 셈이다. 과거에 탕진된 신정(腎精)은 되찾기 어렵지만 새는 음혈을 최대한 막고자 노력 중이다. 특히 폐음(肺陰) 지키려 발버둥 친다. Altum Silentium. 대 침묵을 동경하는 이유다.

한의원 양도는 대 침묵을 위한 선택이다. 나를 필요로 하는 환자들이 있어서 진료를 그만두진 않는다. 원장 아닌 근무의(勤務醫)로서 일주일에 2일만 진료한다. 나머지 시간엔 무얼 할 것인지 묻는 질문에 이렇게 답한다. "대 침묵의 시간입니다." 침묵을 통한 폐음(肺陰) 충전 시간이다. 폐음이 충전되면 나의 글쓰기는 멈출 것이다. 음혈(陰血)이 풍부해지면 성욕(性慾)과 심열(心熱) 승화(昇華)가 필요 없어지기 때문이다.

'관자재(觀自在).' 양도될 한의원의 새로운 명칭이다. 자유자재로 관(觀)한다는 의미다. 근무의로서 한의원 이름 짓기가 월권이지만 원장에게 강력히 권했다. 우리의 진단 방식이 담겨서다. 환자의 기색형태(氣色形態)를 눈으로 보는 망진(望診)이 관자재라는 이름에 담겨 있다. 관자재 한의원. 망진(觀) 자유자재(自在)인 한의원이라는 뜻이다. 자유자재로 망진하는 능력을 가지고픈 희망이기도 하다.

관자재(觀自在)에는 내 욕심이 포함된다. 침묵을 뜻하기도 해서다. 관(觀)은 침묵을 의미한다. 자유자재로 보려면 입 다물어야 하기 때문이다. 말 계속 지껄이면 관할 수 없다. 관하는 힘은 기운 침강(沈降)에서 비롯하기 때문이다. 말은 기운 승부(升浮)시켜 관을 방해한다. 망진(望診)하는 한의사가 말 적은 이유다. 망진을 가르쳐주신 스승도 과묵한 분이다. 제자 질문에 대답조차 하지 않으실 정도로 말이다.

921.

"책 찾아 봐." 제자들의 질문에 스승은 이렇게 답하신다. 기초 없는 질문에 그렇다. 기초 지식 부족한 사람의 질문에 답하려면 부연 설명이 길어지기 때문이다. 질문자의 학식이 부연 설명조차 이해 못하면 질문과 대답이 꼬리 물고 이어지는데 망진(望診)으로 환자를 관(觀)하는 입장에서 곤혹스러운 일이다. 책 찾아보라는 말씀은 귀찮아서가 아니다. 대답 알아들을 정도로 학식을 먼저 쌓으라는 뜻이다.

922.

그 뜻을 알아차린 나는 일부러 스승에게 질문하지 않았다. 망진(望診)으로 환자를 관(觀)하는 스승의 기운 침강(沈降)을 방해하지 않는 것이 오히려 공부에 도움되었다. 망진에 집중하는 스승의 모습을 관할 수 있어서다. 스승은 환자를 관하고, 나는 스승을 관했다. 대화가 필요 없는 이와 같은 관법(觀法)이 오늘의 나를 만들었다. 현재 실력을 만족하진 않지만 질문만 쏟아내는 제자였다면 지금 수준도 어려웠을 것이다.

923.

한의학은 도제(徒弟) 교육이 필요하다. 함께 생활하듯이 스승과 제자의 밀착 관계가 요구된다. 그래야 제자가 스승의 모든 행동을 관(觀)할 수 있다. 잠시 모여 말로 가르침이 전해지고, 질문과 대답만

왕래하면 학문이 깊어질 수 없다. 말로 이루어지는, 기운 승부(升浮)된 교육은 학문의 질을 저하시킨다. 술(術)의 병행이 요구되는, 한의학과 같은 실용학문은 관해서 얻어지는, 기운 침강(沈降)된 교육이 중요하다.

924.

한의대 졸업 후, 한의학에 회의감 품는 후학이 있는데 피상적으로 공부해서 그렇다. 한의원 경영이 어려운 것도 마찬가지다. 한의학 공부가 겉으로 이루어지면 임상에 자신 없어지고, 이런 모습은 바로 환자에게 전달된다. 진료가 명료하지 않은 한의원에 누가 내원하겠는가. 임상에 자신감 보이고, 실력 있으면 광고와 영업하지 않아도, 간판 걸지 않아도, 불경기라도 환자가 찾아오기 마련이다.

925.

현재 한의계가 침체된 이유가 여럿이지만 나는 기운 승부(升浮)된 교육 탓에 임상 능력 떨어진 한의사가 적지 않음을 주요 원인으로 본다. 이러한 한의사로부터 치료에 실패한 환자는 실력 있는 한의사가 있음을 모르고 한의학 자체에 실망한다. 그 한의사도 자신의 실력 부족을 인정치 않고, 한의학의 한계라며 회의감에 빠진다. 한의계의 침체는 이와 같은 문제가 누적된 결과다. 정부 지원과 제도 개선만으로 해결되지 않는다.

926.

졸업하자마자 임상에 뛰어들지 말고, 스승부터 찾자. 시험 치르기 위한, 한의사 자격증 따기 위한 기운 승부(升浮)된 교육은 한의대 6년으로 충분하다. 스승을 찾아 기운 침강(沈降)된 관법(觀法)으로 깊이 있게 공부하자. 한의대 학습처럼 스승을 만나고도 말과 머리로 공부하려 들면 안 된다. 스승의 움직임, 자세, 눈빛까지 관(觀)으로 파악해서 온전한 자기 것으로 만들어야 한다.

927.

어떤 스승과 인연 맺느냐에 따라 임상 방향이 달라진다. 관(觀)하는 힘에 따라 실력 깊이가 달라진다. 임상 방향과 실력 깊이가 천차만별이어도 스승을 통해 관법(觀法)으로 공부한 한의사에겐 공통점이 있다. 임상에 자신감을 보인다. 이러한 자신감은 환자에게 전달되고, 이에 아픈 사람들이 모인다. 자신감과 치료율은 별개일 수 있다. 그러나 자신감 가진 한의사는 치료에 실패해도 자기 부족을 인정한다. 한의학을 탓하진 않는다.

928.

"제 실력 부족이지 한의학으로 불가능한 것은 아닙니다. 임상 경험과 능력이 저보다 많은 한의사의 도움을 받으시기 바랍니다." 치료 실패한 환자에게 말씀드린다. 경험 부족으로 자신 없는 환자는 그 방면에 실력 있는 한의사에게 안내한다. 관(觀)한다고 세상 모두 정확히 보이는 것은 아니다. 이는 돋보기와 같다. 일정 부위만 자세히 보는 돋보기로 세상 전체를 보면 오히려 어지럽다.

929.

관법(觀法)의 인식 도구로 세상 전체를 해석할 순 있지만 그 해석이 절대적이진 않다. 한의학에서는 해석 정확도가 쉽게 판가름 난다. 치료율로 말이다. 제 아무리 치밀한 해석일지라도 환자 치료로 증명되지 않으면 무용지물이다. 때문에 한의학 돋보기를 가졌다고 자만하지 말자. 자신이 경험한 영역만 자세히 보일 뿐이다. 다른 영역은 그 방면에 경험 풍부한 한의사의 돋보기가 우수하다.

930.

도제(徒弟) 교육의 맹점이 여기에 있다. 스승 중심으로 무리 지어 배타적인 모습을 보인다. 스승 돋보기만 최고로 여겨 타인 돋보기를 무시한다. 그래서 논쟁이 벌어진다. 한의학 논쟁은 긴 말 필요 없다. 다언(多言)할 이유 없다. 치료율로 검증하면 간단하다. "그 방식으론 환자 치료율이 몇 퍼센트입니까?" 번잡스레 논쟁하지 말고, 데이터에 따른 수리(數理)로 판명하자. 치료율 높은 돋보기가 승리다.

931.

나는 돋보기 논쟁을 거부한다. 폐음(肺陰) 부족으로 다언(多言)이 부담스럽거니와 내 돋보기가 완벽하다 여기지 않아서다. 나의 것을 다른 한의사에게 강요하지 않는다. 내 돋보기 모양새가 어떤지, 그것으로 어떤 영역을 보는지, 얼마나 자세히 보이는지 설명할 뿐이다.

제품 안내서처럼 말이다. 영역마다 효과적인 돋보기가 따로 존재함을 인정한다. 같은 영역이라도 더 자세히 보이는 돋보기가 존재함을 인정한다.

932.

다른 한의사의 돋보기가 더 우수해도 내 것 버릴 생각은 없다. 관법(觀法)의 돋보기 만들려면 적지 않은 세월이 소모되기 때문이다. 내 돋보기는 20년 걸렸다. 다른 훌륭한 돋보기보다 덜 자세히 보여도 내 눈에는 나의 것이 익숙하다. 조용히 입 다물고, 기운 침강(沈降)시켜 20년 동안 절차탁마 만든 돋보기를 어찌 버리겠는가. 내 것의 한계를 인정하더라도 타인이 만든 돋보기로 바꿀 생각 없다. 솔직히 엄두가 나질 않는다.

933.

나는 내 돋보기로 자세히 볼 수 없는 환자에겐 실력 부족을 밝힌다. 그 방면에 우수한 돋보기 지닌 한의사에게 안내한다. 그 한의사의 돋보기를 빌리면 되지만 익숙하지 않은 것을 어설프게 사용할 수 없다. 환자의 건강과 생명이 달려 있는데 어찌 빌려 사용하겠는가. 다른 훌륭한 돋보기가 있다면 그것을 가장 잘 사용하는 한의사에게 안내하는 것이 도리다. 관법(觀法)에서는 타인에 대한 피상적인 흉내를 경계해야 한다.

돋보기 논쟁은 돋보기 가진 사람의 일이다. 관법(觀法)으로 한의학에
어느 정도 문리(文理) 트인 한의사의 일이다. 돋보기조차 없는 사람은
논쟁의 말싸움으로 기운 승부(升浮)할 시간에 조용히 입 다물고 기운
침강(沈降)해서 자신의 돋보기를 만들어야 한다. 스승과 환자를
관(觀)하는 눈과 돋보기 깎는 손만 있으면 된다. 입은 필요 없다. 질문
많은 사람 치고 공부 잘하는 사람 없다. 다언(多言)은 공부에 방해된다.

관자재(觀自在)는 불교 용어다. 자비(慈悲)로 중생을 구제해 왕생으로
인도하는 관세음보살의 다른 이름이 관자재보살이다. 관자재보살은
천수천안(千手千眼)이다. 모든 중생의 괴로움을 샅샅이 보기 위해
천개의 눈을 지니고, 왕생의 길로 일일이 인도하기 위해 천 개의 손을
가진다. 이처럼 천수천안이지만 입은 하나다. 중생의 괴로움을 살피고,
인도하는 데 천구(千口)일 필요 없다. 보살의 입이 천개면 중생은 오히려
고달프다.

천수천안(千手千眼) 관자재보살은 인격화된 신(神)이 아니다.
하늘 어딘가에 천개의 손과 눈을 지닌 존재가 우리를 굽어 살핀다고
생각하면 착각이다. 불교에서 가르치는 관자재보살은 인간 의식(意識)
깊이 잠재된 불성(佛性)이다. 관자재보살이 우리 모두의 마음속에
있다. 중생의 괴로움을 구제해 왕생의 길로 인도하는 것은 인격화된

신이 아니라 중생 스스로의 의식이다. 관자재보살은 그러한 의식의 의인화(擬人化)다.

937.

자신을 구원하는 것은 자기 자신이다. 의식(意識) 깊이 숨어 있는 본성(本性)을 찾아야 구원받는다. 보이지 않는 본성을 가르치려는 방편에서 관자재보살 같은 의인화된 형상을 만들었는데 이를 우상(偶像)이라 비판하면 난센스다. 본성 찾기 위한 도구에 불과하다. 관(觀)하는 힘으로 자신의 의식을 탐구하는 수행자에게 불상(佛像)은 조각품에 지나지 않는다. 겨울에 목상(木像)을 불쏘시개 삼은 선지식(善知識)이 그래서 등장했다.

938.

고통스러운 현실을 구원하는 자기 본성(本性)은 어떻게 찾을까? 그 답은 천수천안(千手千眼) 관자재(觀自在)보살의 명칭에 있다. 천 개의 눈으로 자신을 관(觀)하고, 천 개의 손으로 실천하는 행동이 답이다. 여기에 덧붙여 입 다물어야 한다. 불교에서 면벽(面壁) 수도하고, 천주교에서 묵상(黙想) 기도하는 이유다. 다언(多言) 피해야 자신의 불성(佛性)과 하나님을 관할 수 있다. 그리고 관하는 것으로 그치지 않고, 실천해야 한다.

939.

타인의 물음에 입을 통한 말이 아닌 실천하는 손으로 대답하자.

어떡하면 복(福) 받고, 고통에서 구원받는지 묻는 질문에 백 마디의 말보다 선행(善行)과 선업(善業) 쌓는 행동으로 보이는 모범이 훌륭하다. 선한 행동 없이 다언(多言)에 바쁜 종교인은 앵무새와 다름없다. 앵무새에게 세상과 자신을 관(觀)하길 바라는 것은 무리다. 말 많은 사람은 의식(意識)이 가볍다. 말로 기운 승부(升浮)시키는 까닭에 의식 깊을 수 없다.

940.

의료인도 성직자처럼 구원을 요청받는 직업이다. 치료의 구원을 환자에게 요청받는다. 그러나 질병에서 구원하는 것은 환자 자신이다. 중생의 질병을 구제하고, 수명 연장하는 약사여래불이 환자 의식(意識) 속에 존재하기 때문이다. 관자재보살처럼 말이다. 질병이 어디서 비롯되었는지 자기 몸을 관(觀)해야 한다. 관에 따른 행동으로 실천해야 한다. 그러면 약사여래불, 즉 자연치유력이 구원해준다.

941.

음혈(陰血) 부족 환자를 예로 들어 보자. 병원 치료도 필요하지만 자기 몸부터 관(觀)해야 한다. 자신의 생활과 습관 가운데 병인(病因)이 있는지 살펴야 한다. 매운 음식 좋아하는 생활과 담배 피우고 커피 즐기는 습관 보이면(觀) 바로 실천(行)해야 한다. 고추의 캡사이신, 담배의 니코틴, 커피의 카페인 차단하는 행동 말이다. 이러면 관자재보살이 약사여래불로 안내해준다. 자연치유력의 약사여래불이 환자 의식(意識)에 등장한다.

환자 의식(意識)에 약사여래불이 존재하지 않으면 병원 치료를 받아도 치유되지 않는다. 치유되어도 재발한다. 몸에 내재된 자연치유력 없이는 그 어떤 의료 시술도 무용지물이다. 오래되고 중(重)한 병일수록 자연치유력이 크게 요구되는데 약사여래불(자연치유력의 극대화)은 저절로 왕림하지 않는다. 관자재보살의 안내를 받아야 온다. 병인(病因) 찾는 천안(千眼: 觀)과 병인 차단하는 천수(千手: 行)가 약사여래불을 안내한다.

고통 받는 중생은 멀리 있지 않다. 내 몸의 병든 세포, 조직, 기관이 지옥 중생이다. 이에 환자는 지옥 중생을 극락으로 인도하는 지장보살 되어야 한다. 환자 입장에서 지장보살은 병든 부위(지옥 중생)를 건강(극락)하게 만드는 투병(鬪病)의 의인화(擬人化)다. 지장보살은 몸 세포 하나하나 살피는 환자 자신이니 지장보살의 마음으로 음식과 생활, 습관을 삼가야 지옥 중생을 극락으로 인도할 수 있다. 건강이 극락이다. 아프면 지옥이다.

건강 극락, 아픔 지옥을 진료실에서 매일 목격한다. 내가 앓지 못한 질병은 환자를 통해 간접 경험한다. 환자는 나에게 구원 요청하지만 니는 그들의 관자재보살, 약사여래불, 지장보살이 아니다. 환자 자신만 가능하다. 나의 역할은 그러한 사실을 알려주는 것이다. 환자의 관(觀)을 돕고, 행(行)하는 방법을 전달할 뿐이다. 나의 조언과 치료는 환자 스스로 되어야 할 관자재보살의 천수천안(千手千眼) 가운데 하나의 눈과 손에 불과하다.

945.

의료인이 제시하는 한 개의 눈과 손으로 치유되지 않는데 의료에만 의존함은 무리다. 환자 스스로 천수천안(千手千眼) 관자재보살이 되도록 나머지 999개의 눈과 손을 발휘해야 치유된다. 환자 생활 속에 숨어 있는 병인(病因) 모두를 어찌 의료인이 관(觀)해서 찾겠는가. 설사 찾아도 어찌 대신 행(行)하겠는가. 온갖 의료기관 전전해도 치유되지 못했다고 하소연하는 환자에게 말씀드린다. "이제 스스로 관하고 행하셔야 합니다."

946.

환자 스스로 관(觀)하고 행(行)하려면 다언(多言)부터 피해야 한다. 의료인에게 폭풍 질문으로 일일이 답을 얻어도 근본 문제는 해결되지 않는다. 환자 자신이 관행(觀行)하지 않으면 타인의 조언은 실천으로 이어지지 않는다. 같은 질문이 반복되는 이유다. 관행 부족한 환자일수록 대화가 반복된다. 내 책을 보고 내원한 환자의 질문을 들어보면 책에 답 있는 경우가 대부분이다. 책 내용대로 관행했더라면 이미 치유되어 내원할 필요조차 없었으리라.

947.

"과식하면 속이 왜 불편할까요?" 이 질문의 대답은 명료하다. 많이 먹지 않으면 된다. 포식해서 불편한 것은 누구나 그렇다. 나는 진료실에서 이처럼 답이 내제된 질문을 적지 않게 받는다. 관(觀)이 결여된 물음이라 안타깝다. 기운 승부(升浮)한 문명 탓에 다언(多言)해진 현대인은 생각보다 말이 앞선다. 폐음(肺陰) 풍부한 의료인과 달리 폐조심열(肺燥心熱)한 나는 응대할 여력 없다.

948.

다언(多言) 경계가 대화 금지는 아니다. 대화는 사람을 인간답게 만든다. 기울(氣鬱) 환자에겐 훌륭한 치료 도구이기도 하다. 다언 경계는 불필요한 대화, 소모적인 대화, 싸움과 반목의 대화를 피하는 것이다. 사회와 인간관계가 복잡해짐에 따라 현대인은 다언을 강요당한다. 현대 문명 때문에 음혈(陰血)이 늘 새는데 설상가상으로 폐음(肺陰)까지 마르고 있다. 다언을 강요하는 현실이 폐조심열(肺燥心熱) 환자를 양산하고 있다.

949.

다언(多言)을 줄이려면 솔직한 자세가 필요하다. 모르는 것을 밝히는 솔직함 말이다. 아는 척하면 말이 많아진다. 반박으로 변명이 길어진다. 통찰력 가진 자는 모든 걸 아는 사람이 아니다. 자신의 알고 모름을 정확히 언급하는 사람이다. 투자 귀재로 오마하의 현인이라 불리는 워런 버핏은 국내 기자간담회에서 대북 문제와 한국 대기업의 지배구조를 묻는 질문에 이렇게 답했다. "해당 분야는 나에게 통찰력(insight)이 없어서 모르겠다."

950.

긴 말 없이 모른다는 대답에서 그의 관(觀)하는 힘을 느꼈다. 오지랖 넓게 다언(多言)하는 사람은 정작 자기 분야에 깊이가 없다. 버핏 회장의 솔직함은 그의 전문 분야인 기업 투자에 통찰력 깊음을 반증한다. 자신의 돋보기를 모든 세상에 들이댈 시간이 부족한 상황에선 관심 분야만 자세히 보고, 그 외는 모른다고 답해야 다언을 피할 수 있다. 다언으로 낭비되는 시간에 관심 영역을 더 자세히 살필 수 있다.

951.

의료인은 솔직하기 어렵다. 환자 질문에 답할 의무가 있어서 모른다고 말하기 쉽지 않다. 특히 한의사가 그렇다. 과학적 데이터가 없으면 원인 불명이라 밝히는 양방과 달리 한방은 어떠한 질문에도 답이 가능하다. 그 답이 환자를 관(觀)해서 얻은 결론이면 괜찮지만 모른다고 말할 수 없어서 만들어진 것이면 곤란하다. 한약 판매를 위한 영업용 발언이면 곤란하다. 그런데 환자는 전자인지 후자인지 모른다.

952.

모두 안다는 대답은 후자일 가능성 높다. 이에 모른다는 한의사를 실력 없다 여기지 말자. 솔직함은 자신감 결여와 다르다. 알고 모름의 확실한 표현도 자신감이고 실력이다. 아는 것(知)에 자신 있으므로 모르는 것(不知)을 솔직히 밝힌다. 자신의 돋보기(觀)로 자세히 들여다보는 영역이 있다는 증거다. 영역 안은 알고, 밖은 모른다고 답하는 것이다. 음혈론(陰血論) 돋보기를 지닌 나에겐 음혈 문제가 영역 안이다.

953.

음혈(陰血) 양생법(養生法)

⑧ 다언(多言)하면 음혈 가운데 폐음(肺陰)이 마른다. 폐음 부족은 심열(心熱)을 동반하는데 이를 폐조심열(肺燥心熱)이라 한다. 폐조심열한 사람은 폐음을 지키려는 본능 탓에 말 많은 것을 싫어한다. 피부건조, 안구건조, 피부소양증, 호흡기 질환 등의 폐조(肺燥) 문제와 신경쇠약, 노이로제, 심계항진, 부정맥, 심혈관 질환 등의 심열(心熱) 문제를 지닌 사람은 말 아껴야 한다. 말을 아끼면 관(觀)하는 힘이 생긴다.

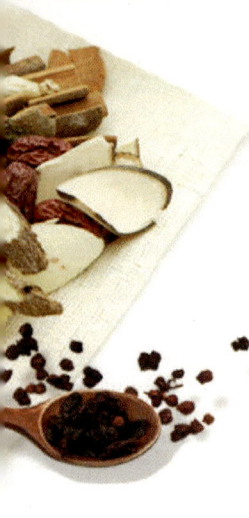

아홉 번째 방법: 5층 이하에서 거주하자

954.

[고거(高居)] 내가 사는 동네가 재개발된다. 재개발 계획을 보니 답답하다. 아파트가 18층에서 35층 사이로 재건축되기 때문이다. 주민들은 신났다. 초고층 아파트가 들어서면 녹지(綠地)가 많아진다며 말이다. 자치 당국에서도 친환경단지로 탈바꿈된다는 보도 자료를 발표했다. 도대체 무엇이 친환경인가. 공원과 녹지 많으면 친환경인가? 고층의 거주 공간 자체가 친환경이 아닌데 주변이 환경 친화면 무슨 소용이랴.

955.

녹지로 따지면 골프장 옆 주거지가 가장 친환경일 것이다. 그러나 골프장 주변은 주거에 적합지 않다. 잔디 관리를 위해 농약, 제초제가 사용되는 까닭이다. 친환경 단지는 거주 공간부터 자연과 인간 친화적이어야 한다. 단언컨대 5층 넘어가는 주거지는 친환경 아니다. 5층 이상에서 고거(高居)하는 사람은 건강에 역행한다. 음혈(陰血)이 마르기 때문이다. 땅에서 멀어질수록, 지기(地氣)에서 멀어질수록 음혈이 마른다.

나무 자라는 높이까지가 환경 친화적인 공간이다. 5층 이하 높이다. 독일 건축학자의 주장인데 음양관(陰陽觀)으로 음혈론(陰血論) 강조하는 나 역시 공감한다. 땅[地]에서 멀어져 하늘[天]에 가까울수록 음(陰)보다 양(陽)이 성해 양상유여(陽常有餘) 음상부족(陰常不足) 문제를 일으킨다. 이는 임상에서 확인된다. 고거(高居)하는 사람에게 음혈 부족 질환이 많다. 음혈 보충이 어려운 환자를 보면 고층 거주자가 많다.

"초고층 주상복합 아파트에 사시나요?" 쉽게 치유되지 않는 음혈허(陰血虛) 환자에게 질문한다. 아무리 음혈 보충하고, 허열(虛熱) 진정시켜도 호전이 느린 환자에게 묻는다. 5층 넘어가는 아파트 모두 문제지만 탑상형 커튼월(curtain wall: 통유리) 구조에 거주하는 사람이 심하다. 발코니 확장한 통유리 구조……. 현재 우리나라 초고층 주상복합 아파트의 모습인데 이처럼 발코니 없이 유리로 탑을 이룬 건물에 거주하면 음혈이 바짝 마른다.

요즘 실내 풍수(風水)가 주목받고 있다. 건강과 재물 부르는 풍수 인테리어에 관심 가지는 사람이 많다. 나는 실내 풍수에 있어서 발코니를 제일 중시한다. 고층일수록 발코니가 반드시 필요하다. 금기(金氣)를 지녀서다. 발코니 없는 집은 양기(陽氣)가 성해

화왕(火旺)하다. 자동차에 비유하면 과열된 엔진 식히는 냉각장치가 발코니다. 음혈 부족한 사람, 폐조심열(肺燥心熱) 환자는 고거(高居)할 경우 발코니 있는 집을 선택하자.

959.

탑 모양의 초고층 주상복합 아파트에는 발코니가 없다. 확장 공사된 것이다. 2005년 발코니 확장이 법으로 허용되면서 이런 공사가 유행이다. 일반 판상형 아파트도 발코니 확장을 하고 있다. 거주민은 실내가 넓어졌다며 반기는데 실내 풍수에 역행하여 건강엔 바람직하지 않다. 발코니가 없으면 햇볕 그대로 받아들여 집 안을 달군다. 태양 복사열이 실내에 축적되는 화왕(火旺) 문제가 벌어진다. 이를 예방하는 것이 금기(金氣)의 발코니다.

960.

발코니는 그늘을 만들어 직사광선의 화왕(火旺)을 물리적으로 막는다. 발코니의 진가는 화왕이 극에 달한 화재 시에 발휘된다. 불길의 상층 전달을 차단하면서 피난처를 제공한다. 발코니 없는 건물의 화재는 불길이 벽을 타고 빠르게 번진다. 음(陰) 제어를 받지 못한 양(陽)이다. 2010년 10월, 부산 해운대 초고층 아파트에서 발생한 화재가 그렇다. 발코니 확장된 커튼월 건물의 화재는 불길이 상층으로 거침없이 번진다.

발코니 설치는 공간 낭비가 아니다. 화기(火氣) 치성을 막는 소중한 공간이다. 발코니 확장은 자동차 실내 공간을 넓히고자 냉각장치 떼어낸 것과 같다. 냉각장치 없이 과열된 엔진을 어찌 식히려는가. 엔진 폭발하면 자동차 멈출 수밖에 없다. 발코니 확장된 건물에서의 고거(高居)는 폐조(肺燥: 발코니 확장-냉각장치 제거)로 심열(心熱: 실내 온도 상승-엔진 과열)을 가중시킨다. 이 문제는 여름에 극명하다.

여름철 엄청난 전기료가 그 증거다. 발코니 없는 건물이 직사광선을 받아들여 실내를 온실로 만든 탓에 에어컨 사용이 급증한다. 고층 건물의 화왕(火旺)은 햇볕 열(熱)에 국한되지 않는다. 햇빛 광(光)도 문제다. 햇빛에 눈이 부셔 선글라스 끼고 거실 청소한다는 이야기를 들은 적 있다. 이는 문명의 빛 자극으로 간혈(肝血) 소모 많은 현대인에게 큰 부담이다. 고거(高居) 환경과 안과(眼科) 질환의 연관성을 조사할 필요가 있다.

태양 열(熱)과 광(光) 자극은 방향 차이가 있다. 북향(北向)은 화왕(火旺) 우려가 적다. 이에 초고층 주상복합형 아파트를 고를 때 일부러 북향을 선택하는 사람이 있다. 우리 한의원도 주상복합형 오피스텔 건물의 북향에 위치한다. 탑상형은 아니지만 유리 외장재로 포장된 커튼월 구조라 남향(南向)을 피했다. 여름마다 이 건물의 남향 거주민은 더위로 난리다. 직사광선의 온실효과로 화왕(火旺)이 심각한데 한의원은 북향이라 덜하다.

964.

그러나 북향(北向)은 환기 부족의 피해가 부각된다. 커튼월(통유리) 구조는 환기가 어렵다. 한쪽 면에만 창이 있어서다. 외부 바람이 적게 들어오고, 들어온 바람은 쉽게 나가지 못해 환기율이 40%에 그친다. 환기 위해선 반대편에도 창이 있어야 하는데 초고층일수록 그렇지 못하다. 북향이라 햇볕 차단된 상태에서 환기마저 힘들면 실내공기가 악화된다. 곰팡이 문제가 벌어진다. 물가의 초고층 아파트에서 그 피해가 확인된다.

965.

해안, 강변, 호수 주변의 초고층 아파트는 환기 어려운 경우 습기(濕氣) 문제가 생긴다. 몸이 무겁고, 관절과 근육 여기저기 아픈 사람은 이러한 환경에서 습사(濕邪) 침범 없는지 확인해야 한다. 확인되면 실내 환기부터 개선하자. 한쪽 면만 창 있는 상황에선 자연 환기를 기대할 수 없다. 인위적인 강제 환기가 요구된다. 한의원이 물가에 위치하진 않지만 북향(北向)인 까닭에 환기 장치를 설치했다. 기계로 강제 환기시키고 있다.

966.

우리 집은 자연 환기가 용이하다. 반대편에 창 있는 판상형인 데다가 복도형 아파트라 환기율이 높다. 전 주인이 발코니를 확장한 탓에 여름철 화왕(火旺) 문제가 있지만 바람 소통의 환기가 화울(火鬱)을 풀어준다. 환기 돕는 아파트 복도가 소간해울(疎肝解鬱) 처방인 소요산(逍遙散) 역할을 한다. 사생활 보호 차원에서 복도형 아파트가 소외되고 있는데 복도는 기운 소통의 공간이다. 사람과 바람이 왕래하는 해울(解鬱) 장소다.

967.

양상유여(陽常有餘) 현대인은 냉각장치(발코니)와 해울(解鬱) 장소(복도)를 불필요한 공간으로 여긴다. 발코니, 복도 제거된 고거(高居)는 화왕(火旺), 화울(火鬱)을 가중시켜 음혈(陰血)을 바짝 말린다. 음혈이 부족하면 발코니와 복도 있는 집을 선택하자. 그런데 이러한 집이 점차 사라지고 있다. 재개발과 재건축으로 그 자리에 커튼월 구조의 초고층 건물들이 바벨탑처럼 세워진다. 서로 높이 경쟁하며 말이다.

968.

현대인의 양상유여(陽常有餘) 음상부족(陰常不足) 병리(病理)를 오행(五行) 해석하면 목항화왕(木亢火旺), 토울(土鬱), 금쇠수고(金衰水枯)인데 이것이 초고층 건물에도 나타난다. 태양 열(熱)과 광(光)에 따른 화왕(火旺)은 앞서 설명했고, 목항(木亢) 역시 벌어진다. 바람(木風)에 의한 진동(振動)으로 말이다. 바람에 흔들리는 건물 진동이 목항을 일으킨다. 햇볕의 온실 효과뿐만 아니라 건물 진동도 거주민 건강에 적지 않은 피해를 준다.

969.

초고층 건물은 주변 바람이 거세다. 실내로 유입되는 바람이 적은 탓에 건물 밖을 감싸고 몰아치는 바람이 강하다. 이러한 골바람은 센바람을 더욱 세게 하고, 약한 바람은 오히려 정체시킨다. 지상 최대 풍속이 초속 3미터라면 41층 높이에서는 초속 12미터로 바람세기 네 배다. 이에 건물 흔들리며 진동(振動)한다. 규칙적인 진동에는 몸이 적응한다. 그러나 바람에 따른 건물 진동은 불규칙하다. 가속도까지 붙는다.

970.

불규칙하게 가속된 진동은 건강에 해롭다. 감각으로 느끼지 못해도 뇌(腦)는 스트레스를 감지한다. 오행(五行) 관점에서 이러한 스트레스는 목항(木亢)으로 해석된다. 목항은 긴장으로 경직된 상태다. 불규칙한 진동 속에 생활하는 사람은 이를 멈추려는 본능으로 몸과 마음을 경직시킨다. 유연치 못한 나무가 바람에 부러지듯 목항으로 경직된 사람은 외부 스트레스에 과민 반응한다. 임신부의 경우 유산(流産)까지 야기될 수 있다.

971.

일본 동해대학 의학부의 공중위생학 논문에 따르면 10층 이상 고거(高居)하는 임신부의 유산율이 19.4%로 1, 2층(8.9%)보다 두

배 이상 높다. 10층 이상에서의 조산율은 22.2%, 이상 분만율은 30.8%나 된다. 유산율은 고층 거주 기간에도 영향을 받아서 1년 이하는 5.7%인 반면에 5년 이상은 무려 21.4%다. 동해대학 오사카 후미오 교수의 논문은 고층 거주자의 목항(木亢) 문제를 증명한다. 임신부의 목항이 태동불안(胎動不安)으로 이어진다.

972.

한의학에선 유산(流産) 징후를 태동불안(胎動不安)이라 부른다. 태아 움직임이 불안정하다는 의미인데 태동이란 표현엔 숨은 뜻이 있다. 진동(振動)과의 연관성을 암시한다. 외부 진동이 유산을 야기한다는 사실이 태동불안 명칭에 담겨 있다. 진동에 따른 태동불안은 임상에서 확인된다. 임신 초기에 자동차로 장거리 이동 후, 유산 징후 보이는 임신부가 적지 않다. 자동차의 덜컹거리는 진동으로 태동불안이 야기된 것이다.

973.

나는 초기 임신부에게 장거리 운전뿐만 아니라 오랜 차량 탑승도 피하라고 당부 드린다. 불규칙한 진동(振動)으로 인한 태동불안(胎動不安)을 예방하기 위해서다. 그런데 고거(高居)는 난처하다. 피할 수 있는 문제 아니기 때문이다. 애당초 결혼 전, 신혼집을 선택할 때 초고층 건물은 제외하자. 태동불안까진 아니더라도 음혈(陰血) 말리는 고층 거주가 임신부 건강에 유익할 리 없다. 태아를 위해서도 그렇다.

974.

목항화왕(木亢火旺)은 면역항진을 일으킨다. 면역 항진된 알레르기와 자가 면역은 목항화왕의 대표 질환이다. 현대인의 면역은 부족보다 항진 문제가 많은데 이는 주거 환경과 무관치 않다. 문명 탓으로 생긴 목항화왕을 환경오염이 가중시킨다. 특히 고거(高居)는 그 자체가 목항화왕을 일으키는 데다가 환기 어려움으로 실내 오염이 심화된다. 고층일수록 오염물질이 쌓여 항진된 면역을 자극한다. 상처에 소금 뿌리듯 말이다.

975.

탑상형 초고층 건물은 중앙에 계단과 엘리베이터가 위치한다. 이와 같은 중앙의 수직 통로는 화재 시 굴뚝 역할을 해서 불길과 연기가 건물 전체에 퍼지도록 만드는데 이는 오염물질의 전달 통로이기도 하다. 2007년 국립환경과학원 자료에 따르면 고층일수록 포름알데히드, 벤젠, 톨루엔 같은 휘발성 유기화합물 농축이 심하다. 수직 통로를 통해 상부로 휘발되어 꼭대기부터 쌓인 유해가스 농도가 저층의 두 배다.

976.

이런 상황에선 알레르기와 자가 면역을 약물과 식이관리로 치료하기 어렵다. 항진된 면역을 자극하는 오염부터 피해야 한다. 아무리 한약 먹고, 식이관리해도 호전되지 않는 면역항진은 주거 환경을 면밀히 살피자. 고거(高居) 문제가 아닌지 고민해 보자. 직접 경험하지 않으면 실내 오염의 해로움을 모른다. 건강한 사람도 안심치 말라. 축적된 오염

속에선 없던 알레르기도 발병한다. 면역 체계가 어그러지면 원상 복구가 쉽지 않다.

977.

『희관씨의 병든 집』이라는 책을 저술할 정도로 실내 오염에 관심 많은 나도 지난겨울, 돌이키기 힘든 실수를 범했다. 실수 대상이 자식이라 마음 아프다. 각막 손상될 만큼 심한 알레르기 결막염이 아이에게 생겼다. 실내 오염 탓이다. 초등학교 입학을 맞이해 꾸며준 방이 화근이었다. 도배와 바닥, 가구 모두 친환경 제품이라 안심했는데 문제는 달리 있었다. 책이 문제였다. 한쪽 벽면 전체를 차지한 책이 아이 방을 오염시켰다.

978.

구입한 책들의 바람 샤워가 부족했다. 종이와 잉크에서 나온 휘발성 유기화합물이 실내를 오염시켜 딸아이 면역을 항진시켰다. 알레르기 비염으로 시작되었을 때 감지해야 했는데 내가 아둔했다. 코감기로 착각한 것이다. 눈 부위 아토피를 동반한 알레르기 결막염으로 악화되어서야 비로소 시크하우스(sick house)를 감지했다. 외풍(外風)이 심한 아이 방 창문을 비닐로 밀폐해 환기 못한 것이 오염을 가중시켰다.

979.

창문 비닐을 벗겨 매일 환기시키고, 아이는 외풍을 피해 거실에서

생활하고 있다. 각막 손상과 극심해진 면역 항진을 신속히
진정시키고자 양방 치료 병행하는 딸아이를 보면서 실내 오염의
무서움을 뼈저리게 느낀다. 과거 나 역시 오염된 가구의 피해자
아니던가. 그 상처는 8년 지난 지금도 나에게 고통이다. 내 방심으로
나와 같은 고행(苦行)을 걷게 만든 아이에게 미안하다. 여러분은 이런
실수 없기 바란다.

980.

재건축으로 초고층 아파트 들어서면 이 동네 떠나련다. 지은 지
30년만 지나도 재건축하자고 아우성치는 우리 현실에서 초고층
아파트의 미래를 생각해 본 적 있는가? 프랑스 파리에 그 미래가 있다.
1960년대 세워진 파리 13구역 초고층 아파트 말이다. 50년 지난 지금,
슬럼화로 도시 흉물이다. 초기엔 중산층이 살다가 모두 떠났다. 주거에
쾌적성 없고, 건강에 문제 생겨서다. 게다가 유지 보수비용이 엄청났다.

981.

중산층 떠난 자리를 차지한 도시 빈민은 보수비용을 감당 못한다.
재건축도 어렵다. 초고층 건물의 재건축은 쉬운 일이 아니다. 파리
13구역의 흉물은 지금 우리나라에 바벨탑처럼 세워지고 있는 탑상형
주거지의 미래 모습이 아닐까? 초고층 옹호론자들은 토지 이용 증가를
주장하나 이는 이익 극대화라는 자본 논리에 부합된 것이다. 높이
지을수록 건설 이익이 급증해서다. 이익에 매몰되어 거주민 건강을
무시하면 안 된다.

982.

이익 극대화를 노려 조망권을 강조하고 있다. 초고층 아파트라는 상품을 조망권으로 포장했다. 높은 건물에서 내려 보이는 풍경을 상품 가치로 삼는데 정작 중요한 집의 가치는 거주민 건강 아닌가? 내려 봐야 풍경 등장하고, 정면엔 하늘만 보이는 초고층이 정신 건강에도 좋을 리 없다. 안개 많은 동네일 경우 더욱 그렇다. 조망권 강조는 그것이 고거(高居)의 유일한 장점이기 때문이다. 포장 유혹에 소탐대실(小貪大失)하지 말자.

983.

아파트를 불필요하게 여기진 않는다. 나 역시 아파트에 살고 있다. 14층 아파트에 산다. 고거(高居)가 두려우면 단독주택이나 빌라에 살지 왜 아파트 꼭대기에 사느냐는 이야기를 듣는다. 안전 강박인 나는 치안 용이한 아파트를 선호한다. 그리고 층간 소음이 싫어 꼭대기 층을 선택했다. 방범 가능하면서 고거도 피할 수 있는 타운 하우스에 거주하고 싶지만 고가(高價)라 엄두 내지 못한다. 미래의 희망이다.

984.

아픈 곳 없이 건강한 사람에겐 고거(高居) 말리지 않는다. 음혈(陰血)이 풍족해 고층의 목항화왕(木亢火旺)에 영향 없는 사람은 괜찮다. 체질적으로 음혈이 부족하거나 질병 있는 환자, 어딘가 건강치 못한 사람에게 조언하는 것이다. 음혈론(陰血論) 연재를 보고 나를 금욕주의자로 여기는 분들 계신데 오해다. 환자에게 섭생법(攝生法)을 제시한 것이지 금욕 강요는 아니다. 건강한 사람에게 음혈 양생(養生)이 무리임을 나는 안다.

985.

나는 채식주의자가 아니다. 육식을 멀리하지만 신념을 가지고 채식하진 않는다. 건강 수단일 뿐이다. 따라서 육식을 경멸하는 채식주의 시선에 반대한다. 건강한 사람은 육식 괜찮다. 다만 건강에 적신호가 켜지면 채식해야 빨리 치유된다. 육식으로 악화되는 경우가 많다. 건강한 사람이 채식하면 질병 예방이 가능하나 환자 아닌 일반 사람에게 채식 요구는 무리다. 생명 존중의 종교적 신념 없이 건강한 사람의 채식은 불가능에 가깝다.

986.

아파트 거주민 많은 현실에서 고거(高居) 지적이 편치 않다. 내 글 읽는 독자들의 불편한 심기가 트위터에서 느껴진다. 마치 육식 애호가가 채식서적 읽는 기분일 것이다. 무엇 하지 말자는 글은 쓰기 어렵다. 주목받기 힘들어서다. 그런데 음혈론(陰血論)은 인기 노린 글 아니다. 모든 사람의 집중을 바라지 않는다. 음혈론은 치료의 글이므로 환자의 집중을 바란다. 금욕주의자로 오해받을 정도의 치밀한 지적은 빠른 치유를 위해서다.

987.

더 치밀히 지적하면 현대 건축물 자체가 고거(高居) 상관없이 문제다. 콘크리트 때문이다. 단층 건물이라도 콘크리트 집은 건강치 못하다.

초고층 아니라서 진동의 목항(木亢)과 태양의 화왕(火旺)은 피하지만 토울(土鬱)을 막진 못한다. 콘크리트가 토울시켜서다. 반면에 목재 건물은 토울을 푼다. 목재가 목극토(木克土)해서 토(土: 脾胃) 울체를 예방한다. 현대인에게 토울 질환(소화기 질환) 많은 이유가 콘크리트 환경과 무관하지 않다.

988.

토울(土鬱)은 소화기 질환으로 국한되지 않는다. 당뇨병과 암(癌)도 토울 질환이다. 도시 벗어나 산속 생활로 암 투병에 성공한 사람들은 맑은 공기와 물, 음식뿐만 아니라 콘크리트 토울에서 벗어난 덕분이다. 난치병으로 치밀한 투병을 희망하면 콘크리트 아닌 주거지를 모색해야 하는데 도시에서 찾기 불가능하다. 시골에서도 목재 주택은 드물어졌다. 사방이 온통 콘크리트로 뒤덮인 회색빛 토울 천지다.

989.

아파트 조경 공사를 보았다. 콘크리트 바닥, 외곽에 담긴 흙더미에 나무들이 심겨졌다. 거대한 콘크리트 화분인 셈이다. 순수한 땅에 이루어진 조경이 아니었다. 콘크리트 화분은 땅 기운을 차단시키니 조경 자체가 자연과 거리 먼 토울(土鬱)이다. 콘크리트 위에 조성된 마당에선 땅 기운 받지 못한다. 강과 하천도 마찬가지다. 콘크리트 물길에선 온전한 수기(水氣) 느낄 수 없다. 자연 물길이 아닌 거대한 콘크리트 수로(水路), 어항이다.

음혈(陰血) 양생법(養生法)

⑨ 음혈 부족 환자는 고거(高居) 피하자. 초고층에 거주하면 목항화왕(木亢火旺)으로 음혈이 더욱 마른다. 바람에 따른 건물 진동은 목항, 태양의 직사광선은 화왕 문제를 일으킨다. 5층 이하 건물이 바람직한데 고층 거주 불가피한 경우 발코니와 복도 있는 건물을 권한다. 저층이라도 콘크리트로 건축되면 토울(土鬱)을 피할 수 없다. 목재 건물이 가장 자연과 인간 친화적이다.

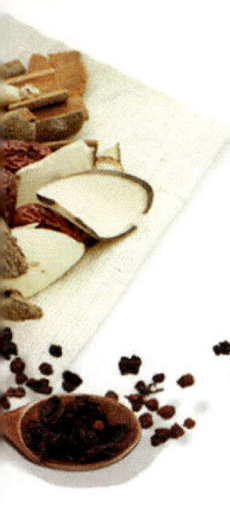

열 번째 원인: 지구 온난화

991.

이상으로 음혈(陰血) 지키는 아홉 가지 방법을 설명했다. 트위터로 1년 가까이 연재된 내용이다. 나 자신을 포함한 수많은 음혈 부족 환자를 위해 수행하는 마음으로 매일 연재했다. 현대인의 음혈을 소모시키는 원인은 크게 아홉 가지. ① 빛 공해, ② 전자제품 범람, ③ 니코틴 중독, ④ 캡사이신(고추) 탐닉, ⑤ 염분 과잉, ⑥ 카페인 중독, ⑦ 방로(房勞), ⑧ 다언(多言), ⑨ 고거(高居). 처음 계획은 열 가지 설명이었다. 언급하지 않은 마지막 하나는 '지구 온난화'다.

992.

열 번째 원인인 지구 온난화가 연재에서 제외된 것은 대안이 없어서다. 피할 수 없는 문제를 거론하고 싶지 않다. 대안 없이 제기된 문제는 공포만 조장하는데 그 불안과 공포가 대중을 병들게 만든다. 이에 환경 운동은 대안 제시를 목표 삼아야지 대중 공포를 이용해 세력 키우기에 힘쓰면 안 된다. 나는 식이(食餌) 전문가지만 물에 대해선 언급하지 않는다. 안전하게 건강한 물이 없는 까닭이다.

993.

"마음 편한 대로 선택하세요." 어떤 물을 마시면 좋을지 묻는 질문에 이렇게 답한다. 수돗물, 생수, 정수기물, 약수 등 문제되지 않는 것이 없다. 뚜렷한 대안 없는 현실에서 무얼 식수 삼을지 노심초사할 바에는 마음 가는 대로 선택하면 된다. 지구 온난화도 마찬가지다. 나는 이산화탄소 배출 감소를 해결책으로 여기지 않는다. 이산화탄소 증가는 지구 온난화의 원인 아닌 결과일 뿐이라는 일부 주장에 공감한다.

994.

지구 온난화는 태양 영향에 따른 주기(週期) 현상이다. 지구의 아주 큰 기후 사이클(Cycle) 가운데 하나다. 오행(五行)으로 해석하면 목(木)을 지나 화(火)에 이르러 화기(火氣) 극심한 상태로 결국 금(金)을 거쳐 수(水)로 넘어간다. 화 기운이 금으로 넘어가는 금화교역(金火交易) 시엔 큰 변혁이 나타난다. 기상이변, 태풍, 지진, 화산폭발, 쓰나미 등이 그렇다. 변혁은 종말이 아니다. 더욱 발전된 시작을 준비하는 과정이다.

995.

현재 지구는 금화교역(金火交易)에 놓여 있다. 지구 온난화가 증거다. 이는 이산화탄소 배출 감소로 해결될 문제가 아니다. 여름 지나 가을 맞는 자연 현상은 인간의 발버둥으로 막지 못한다. 지구 온난화가 목항화왕(木亢火旺)으로 인체 음혈(陰血)을 소모시키는 강력한 요인이지만 해결책이 없다. 그래서 열 번째 원인으로 설명하지 않겠다.

피할 수 있는 것에 노력하자. 불가항력인 문제는 순응할 수밖에 없다. 정신 건강을 위해서 말이다.

996.

생명의 터전인 지구 자체가 화기(火氣) 치성한데 인간이라고 예외겠는가. 양상유여(陽常有餘) 음상부족(陰常不足)은 현대인의 숙명이다. 양기(陽氣) 진정과 음혈(陰血) 보충이 질병 치유와 건강으로 향한 지름길이다. 금화교역(金火交易)의 변혁을 준비하는 방법이기도 하다. 양인(陽人) 체질은 특히 그렇다. 그동안 연재하면서 트위터로 가장 많이 받았던 질문이 두 가지다. "음혈이 구체적으로 무엇입니까?", "양인 체질인지 어떻게 알 수 있나요?"

997.

20년 경험으로 감히 정의 내리면 한의학은 균형의학이다. 넘치면 덜어내고, 부족하면 채워서 균형 이루는 의학이다. 균형은 상대 개념으로 비교 대상이 공존하는데 이를 음양(陰陽)이라 칭한다. 음양은 물질뿐만 아니라 기능, 현상까지 포괄하는 인식(認識) 도구다. 음양관(陰陽觀)을 강조하는 한의사가 여전히 존재함은 음양이 인간의 생리, 병리 균형을 가장 적절하게 표현해서다. 음양관을 버리면 균형 잡기 어려워진다.

998.

혈(血), 기(氣)도 음양(陰陽) 균형을 이룬다. 혈(陰)과 기(陽)는 인체 구성 물질로 양기(陽氣) 넘치면(火熱) 음혈(陰血) 마르고, 음혈 지나치면(濕痰) 양기 막힌다. 음혈과 양기가 저울 양쪽에 놓여 오르락내리락하는데 현대인은 문명과 습관, 음식 탓에 양상유여(陽常有餘) 음상부족(陰常不足)하다. 넘친 양기를 진정하고, 소모된 음혈을 보충해야 건강 균형을 이룬다. 이것이 음혈론(陰血論) 주제다.

999.

혈(血), 기(氣)가 균형 잡으면 서로 도와 상생(相生)한다. 혈에서 기가 생성되고, 기가 혈을 만든다. 증기기관처럼 말이다. 가열된 물(血)에서 생긴 증기(氣)가 기계(몸) 돌리고, 다시 모인 증기가 물을 이룬다. 그러나 균형이 깨지면 물과 증기가 음양(陰陽) 대립한다. 지나친 증기가 물로 모이지 않는다. 기계 움직임은 항진된다. 물로 변하지 않는, 넘친 증기 탓에 과속(過速)으로 움직이는 기계가 현대인의 병리(病理) 모습이다.

1000

음혈론(陰血論) 상편(上篇)의 마지막 트윗이다. 하편은 1001부터 시작된다. 상편에서는 음혈 소모의 아홉 가지 원인을 설명했고, 하편에선 음혈 부족으로 야기되는 각각의 질병을 자세히 이야기할 계획이다. 상편에서 다루지 못한 체질 감별부터 언급하련다. 상편 출간 이후 독자 반응에 따라 하편 연재를 시작하려는데 폐조심열(肺燥心熱)로 조급한 성정(性情) 지닌 내가 그 때까지 트위터(@sonyoungki)에 글 쓰는 승화(昇華) 행위를 중단할 수 있을지 모르겠다.

손영기

서울 종로, 관자재 한의원에서 특진 한의사로 근무 중이다.
노장(老莊) 자연주의 사상에 환경 문제를 접목한 마이너스 건강법을 제시하며,
음식 및 환경, 생활 개선을 통한 자연 치유를 강조해 왔다.
블로그(http://hanbang-manual.tistory.com)와 트위터(@sonyoungki),
페이스북을 통해 한의학 대중화에 힘쓰고 있다.
저서로는 『먹지마 건강법』, 『나는 풀 먹는 한의사다』, 『희관씨의 병든 집』,
『한의학 어떻게 공부할 것인가』, 『0.3% 슈퍼키드, 엄마 뱃속에서 결정된다』가 있다.

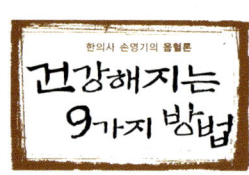

초판발행 2011년 9월 1일
초판 3쇄 2019년 1월 11일

지은이 손영기
펴낸이 채종준
펴낸곳 한국학술정보(주)
주소 경기도 파주시 회동길 230 (문발동)
전화 031 908 3181(대표)
팩스 031 908 3189
홈페이지 http://ebook.kstudy.com
E-mail 출판사업부 publish@kstudy.com
등록 제일산-115호(2000. 6. 19)

ISBN 978-89-268-2531-0 03510 (Paper Book)
       978-89-268-2532-7 08510 (e-Book)

이 책은 한국학술정보(주)와 저작자의 지적 재산으로서 무단 전재와 복제를 금합니다.
책에 대한 더 나은 생각, 끊임없는 고민, 독자를 생각하는 마음으로 보다 좋은 책을 만들어갑니다.